U0337337

中医典籍丛刊

外台秘要方

（上）

唐·王 焘 撰

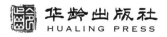

华龄出版社

HUALING PRESS

责任编辑：郑建军
责任印制：李未圻

图书在版编目（CIP）数据

外台秘要方／（唐）王焘撰. —— 北京：华龄出版社，
2021.9

ISBN 978-7-5169-2010-7

Ⅰ．①外… Ⅱ．①王… Ⅲ．①方书-中国-唐代
Ⅳ．①R289.342

中国版本图书馆 CIP 数据核字（2021）第 097767 号

书　　名：外台秘要方
作　　者：[唐]王　焘　撰

出版发行：华龄出版社
地　　址：北京市东城区安定门外大街甲 57 号　邮编：100011
电　　话：010-58122255　　　　　传真：010-84049572
网　　址：http：//www.hualingpress.com

印　　刷：河北华商印刷有限公司
版　　次：2021 年 8 月第 1 版　2021 年 8 月第 1 次印刷
开　　本：880mm×1230mm　1/32　　　印张：54
字　　数：750 千字
定　　价：138.00 元（全三册）

出版说明

　　《外台秘要方》又名《外台秘要》，共四十卷，唐代王焘撰，是一部大型医学方书。书名《外台秘要》，《校正外台秘要序》中说，外台者，刺史之任，秘要者，秘密枢要之意。作者王焘（690—756 年）出身于名门望族，自幼体弱多病，长大后喜好医术，曾在皇家藏书处"弘文馆"任职二十余年，大量阅读了唐代以前的医学典籍，并做了详尽的摘录。后因故被贬职到房龄，遇赦后出任大宁太守，当地流行病盛行，百姓缺医少药，十有六七难逃一死，他便按随身携带的经方为百姓治病，救人无数，自此便发愤编写医书，于 752 年编成《外台秘要方》。在编纂过程中，作者博采群书，删繁就简，"凡古方纂得五六十家，新撰者向数千百卷，皆研其总领，核其指归"。书中分科立病，以门别证，据证列方，条理清晰，便于查阅。全书共收载了方、论、法等 6900 多首，每处引文都标明书名或人名，使后之学者，皆知所出。《外台秘要方》是继孙思邈《千金方》之后的一部重要医方著作，后代医家认为"不观《外台》方，不读《千金》论，则医所见不广，用药不神"。

　　本次整理出版的《外台秘要方》，以明崇祯十三年（1640 年）经余居刊本为底本。整理过程中，以保持原本原貌为原则，对原书不删节，不改动。原书为繁体竖排，现改为简体横排，并加现代标点，以便读者的阅读与研究。

重刻《外台秘要方》序

　　程子敬通，醇儒也，而旁通于医。吾于医固未之学，而一接程子，指脉说病，则目无全人，微言高论，叠见层生，闻未闻，解未解。程子之于医几乎道。又见其医人也，虽极贱贫，但一接手，则必端问详审，反覆精思，未尝有厌怠之色。其疑难者，多至盈时，惟恐少误，无惑而后动。其心行复如是，是其人一第而为宰官。推是道也，用是心也，以往其谋国，以善万里生民之寄，岂可及哉？有唐王刺史《外台秘要方》一书，更五代至宋，孙中丞一较正行之，及今而绝。程子不忍图令其流布人间，而为余言。余因问程子：如欲知医，何道而能精？曰：必好学。将何学？曰：先读书。读书可以医乎？曰：读书而不能医者有之矣，决未有不读书而能医者也。呜呼！天下事皆然耳，独医也乎？余因问程子：以子之道，医世之人，当吾世而既日不暇给，及身后而书不尽言，言不尽意，吾惧其不传也。盍得其人而传之，何以书？程子曰：师之求弟，甚于弟之求师。有来学者，吾愿尽所学焉尔。而无如今之来学者，未尝求学，徒以求行也。是道也，非苦心十年不可得。而今之学者，来辄问曰：欲就师授，十日足乎？一若是其呕也。吾虽欲传，其何从而传？呜呼！天下之学大抵然耳，独医也乎？古之君子，其于道也，其始也，急求人而已，及其求人不可得，则不得不有事于书，以冀其长存天地之间。其于书也，不必自著书，而彰隐继绝，图存古人之书。古人之书，其赖有心之后人，以获行世者多矣。初不必后人之尽有心，尽好学而能读也，而其书则不忍以不存，以为万有一人焉。有心好学而一能读是书也，则是一书为遂不虚存也。更百世而当有人焉，出而视今日之敬通程子，亦犹程子之视唐宋王刺史、孙中丞两先生也。则今日之及程子之门，而欲以十日尽学其所学者，程子其亦可以谢之而无所负矣。

　　赐进士出身翰林院庶吉士奉命参佐军务钦授山东道监察御史郡人金声撰

自 序

盖闻上古之世，方不如医，中古之世，医不如方。甚矣，医与方之并重也。世降而方愈凌杂，莫不各据一家言，彼此互相是非。间有二三验方，亦惟是父师传之子弟，绝不轻以示人。而其镌行于世者，率皆依样葫芦，时或改头换面，以博名高则已矣。余独取《外台秘要》付之剞劂者何？请得而备言之。盖自神农氏深明药性，著《本草经》三卷而未有方也。轩辕氏日与岐伯雷公剖析病机，著《素问》《灵枢经》各九卷，而未有方也。商周之间，如伊尹、如和、如缓、如跗，皆以医名，而未有方也。越人受长桑君之禁方，所传于世者，《八十一难经》及治虢太子尸厥耳。而其为带下医、小儿医、耳目痹医，俱未悉其所以为方也。仓公受公乘阳庆之禁方，所可晓者，莨菪子汤、苦参汤耳。其他火齐汤、下气汤、阳剂刚石、阴剂柔石，亦未悉其所以为方也。若夫刳肠、湔胃无论，其方不传，即令华元化方传至今而亦难乎效其为方也。惟是仲景氏出有《卒病论》以治伤寒，著方一百一十三；有《金匮要略》以治杂病，著方一百一十二，医方是开先焉，盖鼻祖也。又得叔和王氏为之诠次，俾仲景之微旨益以彰明，叔和氏不更立方，即述仲景之方为方者也。皇甫士安之《甲乙经》，特重针刺而无方。巢元方之《病源》，每病必有源，源必立论而无方，览者咸以无方致憾。迨唐，有孙真人者，初著方三十卷，晚复增三十卷，自珍其方曰《千金》，医方较明备焉，盖大宗也。乃前后乎孙真人者，人则有深师、崔尚书、孙处士、张文仲、孟同州、许仁则、吴升若而人，方则有《广济》《录验》《删繁》《肘后》《延年》

《小品》《必效》若而方。门分派别，编帙浩繁，从未有综而辑之者。独刺史王焘先生，前居馆阁二十年，采撷群书，汇成方略，上溯炎昊，下及诸家。《伤寒》壹遵仲景，发论率冠《病源》，虽置针法不言，而大唐以前之方靡有遗佚，《千金》则居多焉。卷凡四十，方余六千，盖集医方之大成者。题曰《秘要》，悉皆秘密枢要也。自宋皇祐诏谕刊布后，无复锓梓，以广其传，岂非沿习时尚，而探源证本者之寡其俦哉？夫天下何事不宜师古？文则六经之外，必追秦、汉；字则篆籀而后，必法钟、王。至于医而何独不然？昔祖讷云：辨释经典，小有异同，不足以伤风教；汤药小小不达，则后人受弊不浅。此余呕欲以《外台秘要方》公诸海内之深意也。向购写本，讹缺颇多，因复殚力校雠，遇有疑义，则旁引类证，录于篇侧。其无文可征者，不敢强释，以俟解人。十载始竣厥工。客阅而谓余曰：奥义之难析也，圆机之莫辨也，浅识可以漫试乎？余曰：用其所信，阙其所疑可也。又谓：世代之推迁也，风气之殊尚也，陈辙可以适时乎？余曰：不师其法而师其意可也。且谓同病而异方也，同方而异治也，毫厘不几千里乎？余曰：三部微妙，别之在指；五脏精华，察之在目。合色脉而后定方，求其曲当可也。总之，以方为方，方遂一成而不易；以矩为方，方乃万变而不穷。诚究心于平昔，会其所以立方之意；斟酌于临时，施其确然对症之方。果属热而当寒，何不参之河间？湿而宜燥，何不参之东垣？可汗、可吐而可下，何不参之子和？阴阳乖错，荣卫失调，何不参之丹溪？博洽前方，勿执我见。期于实有拯救，不愧前贤济民利物之心，则请以《外台秘要方》一书为医家之筌蹄也，亦奚不可？

新安后学程衍道敬通父谨识

序

论《周官》者曰：先王于民物皆有医，而不及王后世子公卿大夫则何也？曰：万民之瘼，治于已然，自王而下，力足致医。唯是编户齐民，不幸有风霜雨雪之感，力难自医，是乌可以无备。梁陶景序《肘后百一方》亦云：夫生民之所大患，莫急乎疾疢。疾疢而不治，犹救火而不以水也。今夫师药之值，郊郭已希，况穷村迥陌，遥山绝浦？其间夭枉，焉可胜言？葛氏自谓其书可以施于贫家野居。然而缙绅君子，或滋滋禄外邑，将命远途，或祗值禁闱，或羁束戎阵，惊急仓卒，唯闻拱手，孰若探之枕笥，而随在医师？若夫虞挚之咏疾愈，则曰：讲和缓之余论，寻越人之遗方，考异同以求中，稽囊术以简良。嵇含之赋寒食散，则又曰：尔乃酌醴操散，商量部分，进不访旧，旁无顾问。伟斯药之通神，建殊功于今世。夫疾不愈于无方，而一散著夫神绩。洵陈孝廉不就黄太尉之辟，而其精于方药，至以心识分铢不假称量。盖凝玄契之有不可告语人者。新安地多高士，每营精必求其传。如程君衍道者，以良医之心代良宰相，其夙愿已。丙子客过我籍二颂之，适季儿病脾，爰命偕客，以一苇遥访，不意下榻信宿，遂霍于一已。想董苏门墙，亦无多让。乃其心尤以足下事半覆于庸人，而疾疢为最。期复见巫岐面目，使人得以尽年。姑以王司马《秘要方》为振领，刻而布之海内。今天下事之待疏泄，事事待补救。伊耆作方书，有熊究息脉，陶唐用之以平洚水，有虞用之以殄凶人，却浊除毒，其义一也。刻成而拉余言弁其首。余无暇尽读《秘要》，程君刻《秘要》之意，则余得而明之。况乎治已然与治未然，凡抱尊体而重民命之意者，又乌可不相与以讲求之哉！

　　　　　　　　　　　　　　东阁大学士礼部尚书方逢年撰

较正唐王焘先生《外台秘要方》序

　　夫外台者，刺史之任也。秘要者，秘密、枢要之谓也。唐王焘台阁二十余年，久知弘文馆，得古今方，上自神农，下及唐世，无不采摭，集成经方四十卷，皆诸方秘密枢要也。以出守于外，故号曰《外台秘要方》，凡一千一百单四门，以巢氏《病源》、诸家论辨各冠其篇首，一家之学不为不详。王氏为儒者，医道虽未及孙思邈，然而采取诸家之方，颇得其要者，亦崔氏、孟诜之流也。且古之如张仲景、《集验》、《小品方》最为名家，今多亡逸，虽载诸方中，亦不能别白。王氏编次，各题名号，使后之学者皆知所出，此其所长也。又谓针能杀生人，不能起死人，其法亡之且久，故取灸而不取针，亦医家之蔽也。此方撰集之时，或得缺落之书，因其阙文义理不完者多矣。又自唐历五代，传写其本，讹舛尤甚，虽鸿都秘府，亦无善本。国家诏儒臣校正医书，臣承命，以其书方证之重者，删去以从其简；经书之异者，注解以著其详，鲁鱼豕亥，焕然明白。臣谓三代而下，文物之盛者，必曰西汉，止以侍医李柱国校方技，亦未尝命儒臣也。臣虽滥吹儒学，但尽所闻见，以修正之，有所阙疑，以待来哲。总四十卷，并目录一卷。恭惟主上盛德承统，深仁流化，颁此方论，惠及区宇，赞天地之生育，正万物之性命，使岁无疵疠，人不夭横，熙熙然歌乐于圣造者也。

　　　　　　　前将仕郎守殿中丞同校正医书臣孙兆谨上

重订唐王焘先王《外台秘要方》

　　宋皇祐三年五月二十六日，内降劄子，臣寮上言，臣昨南方州军，连年疾疫瘴疠，其尤甚处，一州有死十余万人。此虽天令差舛致此扎瘥，亦缘医工谬妄，就增其疾。臣细曾询问诸州，皆阙医书习读，除《素问》《病源》外，余皆传习伪书舛本，故所学浅俚，诖误病者。欲墍圣慈，特出秘阁所藏医书，委官选取要用者，校定一本，降付杭州，开板模印，庶使圣泽及于幽隐，民生免于夭横。奉圣旨，宜令逐路转运司，指挥辖下州府军监，如有疾疫瘴疠之处，于《圣惠方》内写录合用药方，出榜晓示，及遍下诸县，许人抄劄。仍令秘阁简《外台秘要方》三两本，送国子监，现校勘医书官仔细校勘。闻奏，劄付孙兆。准此。至治平二年二月二日，准中书劄子校正医书，所状医书内有《外台秘要方》一项。今访闻前校正官孙兆校对已成，所有净草见在本家，欲乞指挥下本家取赴本局，修写进册，所贵早得了当，候指挥奉圣旨，依所申施行。至四年三月日进呈讫。

《外台秘要方》序

　　昔者农皇之治天下也,尝百药,立九候,以正阴阳之变诊,以救性命之昏扎,俾厥土宇,用能康宁,广矣哉!洎周之王,亦有冢卿,格于医道,掌其政令,聚毒药以供其事焉。岁终稽考而制其食,十全为上,失四下之。我国家率由兹典,动取厥中,置医学,颁良方,亦所以极元气之和也。夫圣人之德,又何以加于此乎?故三代常道,百王不易,又所从来者远矣。自雷、岐、仓、缓之作,彭、扁、华、张之起,迨兹厥后,仁贤间出,岁且数千,方逾万卷,专车之不受,广厦之不容。然而载祀绵远,简编亏替,所详者虽广,所略者或深,讨检则功倍力烦,取舍则论甘忌苦,永言笔削,未暇尸之。

　　余幼多疾病,长好医术,遭逢有道,遂蹑亨衢,七登南宫,两拜东掖,便繁台阁二十余载,久知弘文馆图籍方书等,繇是睹奥升堂,皆探其秘要。以婚姻之故,贬守房陵,量移大宁郡,提携江上,冒犯蒸暑,自南徂北,既僻且陋,染瘴婴痾,十有六七,死生契阔,不可问天,赖有经方,仅得存者,神功妙用,固难称述。遂发愤刊削,庶几一隅。凡古方纂得五六十家,新撰者向数千百卷,皆研其总领,核其指归。近代释僧深、崔尚书、孙处士、张文仲、孟同州、许仁则、吴升等十数家,皆有编录,并行于代。美则美矣,而未尽善。何者?各擅风流,递相矛盾,或篇目重杂,或商较繁芜。今并味精英,钤其要妙,俾夜作昼,经之营之,捐众贤之砂砾,掇群才之翠羽,皆出入再三,伏念旬岁。上自炎昊,迄于圣唐，括囊遗阙，稽考隐秘，不愧尽心焉。

客有见余此方曰：嘻，博哉！学乃至于此耶？余答之曰：吾所好者寿也，岂进于学哉？至于遁天倍情，悬解先觉，吾常闻之矣。投药治疾，庶几有瘳乎！又谓余曰：禀生受形，咸有定分，药石其如命何？吾甚非之，请论其目。夫喜怒不节，饥饱失常，嗜欲攻中，寒温伤外，如此之患，岂由天乎？夫为人臣、为人子，自家刑国，由近兼远，何谈之容易哉！则圣人不合启金縢，贤者曷为条玉版？斯言之玷，窃为吾子羞之。客曰：唯唯。呜呼！齐梁之间，不明医术者，不得为孝子。曾闵之行，宜其用心，若不能精究病源，深探方论，虽百医守疾，众药聚门，适足多疑，而不能一愈之也。主上尊贤重道，养寿祈年，故张、王、李等数先生继入，皆钦风请益，贵而遵之。故鸿宝金匮，青囊绿帙，往往而有，则知日月所照者远，圣人所感者深，至于嗇神养和、休老补病者，可得闻见也。余敢采而录之，则古所未有，今并缮缉，而能事毕矣。若乃分天地至数，别阴阳至候，气有余，则和其经渠以安之，志不足，则补其复溜以养之，溶溶液液，调上调下。吾闻其语矣，未遇其人也。不诬方将，请俟来哲。

其方凡四十卷，名曰《外台秘要方》，非敢传之都邑，且欲施于后贤，如或询谋，亦所不隐。是岁天宝十一载，岁在执徐，月之哉生明者也。

总目录

上 册

第一卷 ……………………………………… 1

第二卷 ……………………………………… 35

第三卷 ……………………………………… 76

第四卷 ……………………………………… 113

第五卷 ……………………………………… 144

第六卷 ……………………………………… 175

第七卷 ……………………………………… 215

第八卷 ……………………………………… 259

第九卷 ……………………………………… 303

第十卷 ……………………………………… 341

第十一卷 …………………………………… 377

第十二卷 …………………………………… 404

第十三卷 …………………………………… 444

第十四卷 …………………………………… 483

中 册

第十五卷 …………………………………… 527

第十六卷 …………………………………… 568

第十七卷 …………………………………… 610

第十八卷 …………………………………… 655

第十九卷 ………………………………… 694

第二十卷 ………………………………… 729

第二十一卷 ……………………………… 764

第二十二卷 ……………………………… 797

第二十三卷 ……………………………… 847

第二十四卷 ……………………………… 894

第二十五卷 ……………………………… 929

第二十六卷 ……………………………… 967

第二十七卷 ……………………………… 1007

第二十八卷 ……………………………… 1046

下　册

第二十九卷 ……………………………… 1083

第三十卷 ………………………………… 1130

第三十一卷 ……………………………… 1171

第三十二卷 ……………………………… 1229

第三十三卷 ……………………………… 1276

第三十四卷 ……………………………… 1337

第三十五卷 ……………………………… 1388

第三十六卷 ……………………………… 1428

第三十七卷 ……………………………… 1467

第三十八卷 ……………………………… 1508

第三十九卷 ……………………………… 1545

第四十卷 ………………………………… 1611

目　录

上　册

第一卷 ……………………………………… 1

　诸论伤寒八家合一十六首 ……………… 1

　论伤寒日数病源并方二十一首 ………… 7

　《肘后方》七首 ………………………… 13

　《深师方》四首 ………………………… 14

　《小品方》四首 ………………………… 15

　《集验方》五首 ………………………… 16

　《千金方》六首 ………………………… 17

　《千金翼方》一十三首 ………………… 19

　《崔氏方》一十五首 …………………… 23

　《张文仲方》一十首 …………………… 27

　《古今录验方》八首 …………………… 29

　杂疗伤寒汤散丸方八首 ………………… 31

第二卷 ……………………………………… 35

　伤寒中风方九首 ………………………… 35

　伤寒结胸方七首 ………………………… 39

　伤寒呕哕方一十四首 …………………… 42

　伤寒咽喉痛方八首 ……………………… 44

伤寒吐唾血及下血方三首 ……………………… 46

伤寒衄血方四首 ………………………………… 46

伤寒烦渴方九首 ………………………………… 48

伤寒癖实及宿食不消方二首 …………………… 50

伤寒春冬咳嗽方三首 …………………………… 51

伤寒攻目生疮兼赤白翳方六首 ………………… 52

伤寒口疮方二首 ………………………………… 53

伤寒手足欲脱疼痛方七首 ……………………… 54

伤寒虚羸方四首 ………………………………… 55

伤寒不得眠方四首 ……………………………… 56

伤寒小便不利方九首 …………………………… 57

伤寒下痢及脓血黄赤方一十六首 ……………… 59

伤寒蜃疮方一十首 ……………………………… 63

伤寒阴阳易方八首 ……………………………… 65

伤寒劳复食复方二十五首 ……………………… 67

伤寒百合病方七首 ……………………………… 71

伤寒狐惑病方四首 ……………………………… 74

第三卷 …………………………………………… 76

天行病发汗等方四十二首 ……………………… 76

天行病方七首 …………………………………… 89

天行呕逆方七首 ………………………………… 92

天行呕哕方七首 ………………………………… 93

天行喉咽痛方二首 ……………………………… 95

天行衄血方四首 ………………………………… 95

天行口疮及口干苦方四首 ……………… 96

天行咳嗽方五首 …………………………… 97

天行发斑方三首 …………………………… 98

天行发疮豌豆疱疮方一十三首 ………… 99

天行虚烦方二首 ………………………… 100

天行狂语方三首 ………………………… 101

天行热毒攻手足方五首 ………………… 102

天行大小便不通胀满及涩方四首 ……… 103

天行热痢及诸痢方四首 ………………… 104

天行䘌疮方八首 ………………………… 105

天行阴阳易方二首 ……………………… 106

天行虚羸方二首 ………………………… 107

天行瘥后禁忌方二首 …………………… 107

天行劳复食复方六首 …………………… 109

天行瘥后劳发方五首 …………………… 110

第四卷 ……………………………………… 113

温病论病源二首 ………………………… 113

辟温方二十首 …………………………… 114

辟温不相染方二首 ……………………… 118

温病哕方四首 …………………………… 118

温病渴方四首 …………………………… 119

温病发斑方七首 ………………………… 120

温病劳复方四首 ………………………… 122

诸黄方一十三首 ………………………… 124

急黄方六首 ……………………………… 127

黄疸方一十三首 ………………………… 128

黄疸遍身方一十一首 …………………… 130

阴黄方三首 ……………………………… 133

黄疸小便不利及腹满喘方二首 ………… 134

黄汗方三首 ……………………………… 134

女劳疸方四首 …………………………… 136

黑疸方三首 ……………………………… 137

酒疸方七首 ……………………………… 138

谷疸方三首 ……………………………… 139

许仁则疗诸黄方七首 …………………… 140

杂黄疸方三首 …………………………… 142

第五卷 …………………………………… 144

疗疟方二十一首 ………………………… 144

五脏及胃疟方六首 ……………………… 150

温疟方五首 ……………………………… 154

山瘴疟方一十九首 ……………………… 156

十二时疟方一十二首 …………………… 161

发作无时疟方二首 ……………………… 163

痎疟方五首 ……………………………… 163

间日疟方二首 …………………………… 165

久疟方八首 ……………………………… 165

劳疟方三首 ……………………………… 168

牝疟方二首 ……………………………… 168

一切疟方四首 ……………………………… 169

灸疟法一十三首 …………………………… 171

禳疟法六首 ………………………………… 172

许仁则疗疟方四首 ………………………… 173

第六卷 ……………………………………… 175

霍乱病源论三首 …………………………… 175

霍乱吐痢方一十二首 ……………………… 176

霍乱脐上筑方三首 ………………………… 178

霍乱腹痛吐痢方七首 ……………………… 180

霍乱不止及洞下泄痢方八首 ……………… 181

霍乱后脉绝手足冷方四首 ………………… 183

霍乱烦躁方八首 …………………………… 184

霍乱众药疗不效方二首 …………………… 185

干湿霍乱及痰饮方五首 …………………… 186

霍乱心腹痛方三首 ………………………… 187

霍乱烦渴方四首 …………………………… 187

霍乱干呕方五首 …………………………… 188

霍乱转筋方一十四首 ……………………… 189

霍乱杂灸法二十六首 ……………………… 192

三焦脉病论二首 …………………………… 195

上焦热及寒吐痢肠鸣短气方九首 ……… 196

中焦热及寒泄痢方三首 …………………… 198

下焦热方六首 ……………………………… 199

下焦虚寒方六首 …………………………… 201

许仁则疗霍乱方三首 ·············· 203

杂疗霍乱方四首 ················ 204

干呕方六首 ·················· 204

呕哕方四首 ·················· 205

哕方七首 ··················· 206

呕逆吐方八首 ················ 207

呕逆不下食方八首 ············· 209

许仁则疗呕吐方四首 ············ 210

杂疗呕吐哕方三首 ············· 212

噫醋方七首 ·················· 213

第七卷 ···················· 215

心痛方八首 ·················· 215

九种心痛方三首 ··············· 216

诸虫心痛方一十八首 ············ 217

冷气心痛方五首 ··············· 220

恶疰心痛方三首 ··············· 222

心痛症块方二首 ··············· 222

心背彻痛方四首 ··············· 223

卒心痛方一十四首 ············· 224

中恶心痛方五首 ··············· 226

多唾停饮心痛方二首 ············ 227

心下悬急懊痛方四首 ············ 228

心痛不能饮食方二首 ············ 229

久心痛方六首 ················ 229

杂疗心痛方三首 ……………………………… 231

腹痛方四首 …………………………………… 232

卒腹痛方七首 ………………………………… 233

心腹痛及胀满痛方一十首 …………………… 234

心腹胀满及鼓胀方一十四首 ………………… 237

卒心腹胀满方六首 …………………………… 240

腹胀雷鸣方三首 ……………………………… 241

腹内诸气及胀不下食方一十一首 …………… 242

灸诸胀满及结气法二十二首 ………………… 244

胸胁痛及妨闷方四首 ………………………… 246

胁肋痛方二首 ………………………………… 247

胸膈气方三首 ………………………………… 248

寒疝腹痛方一十三首 ………………………… 249

寒疝心痛方三首 ……………………………… 252

卒疝方三首 …………………………………… 253

七疝方三首 …………………………………… 253

寒疝不能食方四首 …………………………… 254

寒疝积聚方四首 ……………………………… 256

心疝方四首 …………………………………… 257

第八卷 ………………………………………… 259

痰饮论二首 …………………………………… 259

痰饮食不消及呕逆不下食方九首 …………… 260

悬饮方二首 …………………………………… 262

溢饮方三首 …………………………………… 263

支饮方九首 …………………………… 264

留饮方二首 …………………………… 266

酒澼饮方三首 ………………………… 267

留饮宿食方七首 ……………………… 268

痰澼方二首 …………………………… 270

饮癖方二首 …………………………… 271

癖饮方七首 …………………………… 271

冷痰方四首 …………………………… 273

痰结实及宿食方三首 ………………… 274

胸中痰澼方三首 ……………………… 275

痰厥头痛方八首 ……………………… 276

风痰方五首 …………………………… 277

疗诸痰饮方四首 ……………………… 278

胃反方二十首 ………………………… 279

脾胃弱不能食方三首 ………………… 283

脾胃病日渐瘦因不食方三首 ………… 284

胃实热方二首 ………………………… 285

胃虚寒方七首 ………………………… 285

五膈方八首 …………………………… 287

七气方三首 …………………………… 290

气噎方六首 …………………………… 291

诸噎方一十二首 ……………………… 293

卒食噎方九首 ………………………… 295

五噎方三首 …………………………… 296

诸骨哽方三十五首 ……………………… 297

杂误吞物方一十七首 …………………… 301

第九卷 ………………………………… 303

咳嗽方三首 ……………………………… 303

五嗽方四首 ……………………………… 305

新久咳方三首 …………………………… 306

卒咳嗽方八首 …………………………… 307

暴热咳方二首 …………………………… 308

冷咳方三首 ……………………………… 309

咳失声方四首 …………………………… 309

气嗽方八首 ……………………………… 310

呷咳方二首 ……………………………… 312

熏咳法六首 ……………………………… 313

疗咳方一十四首 ………………………… 315

积年久咳方二十一首 …………………… 317

久咳坐卧不得方二首 …………………… 322

咳嗽短气方七首 ………………………… 323

九种咳嗽方一首 ………………………… 324

咳逆及厥逆饮咳方七首 ………………… 325

十咳方七首 ……………………………… 327

久咳嗽上气唾脓血及浊涎方五首 ……… 330

咳嗽脓血方一十一首 …………………… 331

久咳嗽脓血方四首 ……………………… 333

咳嗽唾黏方二首 ………………………… 334

许仁则疗咳嗽方一十二首 ·············· 335

杂疗咳嗽方三首 ·············· 339

第十卷 ·············· 341

肺痿方一十首 ·············· 341

肺气客热方二首 ·············· 343

肺热兼咳方七首 ·············· 344

肺虚寒方三首 ·············· 346

肺气不足口如含霜雪方四首 ·············· 347

肺胀上气方四首 ·············· 348

肺气积聚方二首 ·············· 349

肺痈方九首 ·············· 350

大肠论二首 ·············· 353

大肠热实方三首 ·············· 353

大肠虚寒方三首 ·············· 354

皮虚实方二首 ·············· 355

上气方九首 ·············· 356

卒上气方六首 ·············· 357

久上气方四首 ·············· 359

上气胸满方二首 ·············· 360

上气咳身面肿满方四首 ·············· 360

上气喉中水鸡鸣方一十二首 ·············· 362

因食饮水上气方四首 ·············· 365

卒短气方四首 ·············· 366

上气及气逆急牵绳不得卧方八首 ········ 366

咳嗽上气方七首 ………………………… 368

咳逆上气呕吐方四首 ……………………… 370

上气咳嗽多唾方三首 ……………………… 372

上气咳方一首 …………………………… 373

久咳嗽上气方三首 ………………………… 373

咳逆上气方五首 ………………………… 374

杂疗上气咳嗽方四首 ……………………… 375

第十一卷 ………………………………… 377

消渴方一十七首 ………………………… 377

《近效极要》消渴方二首 ………………… 381

《近效极要》热中小便多渐瘦方四首 …… 382

渴利虚经脉涩成痈脓方一十一首 ……… 383

消渴口干燥方三首 ………………………… 385

消中消渴肾消方八首 ……………………… 386

睡中尿床不自觉方六首 …………………… 389

渴后小便多恐生诸疮方二首 ……………… 390

渴后恐成水病方三首 ……………………… 391

虚劳小便白浊如脂方四首 ………………… 392

强中生诸病方六首 ………………………… 393

消渴不宜针灸方一十首 …………………… 395

卒消渴小便多太数方八首 ………………… 398

近效祠部李郎中消渴方二首 ……………… 399

将息禁忌论一首 ………………………… 401

叙鱼肉等一十五件 ………………………… 402

叙菜等二十二件 …………………………… 403

叙米豆等九件 ……………………………… 403

第十二卷 ………………………………… 404

疗癖方五首 ………………………………… 404

癖结方三首 ………………………………… 406

寒癖方五首 ………………………………… 407

久癖方二首 ………………………………… 408

癖羸瘠方二首 ……………………………… 409

痃癖方四首 ………………………………… 410

痃气方三首 ………………………………… 411

癖及痃癖不能食方一十四首 …………… 411

症癖等一切病方四首 …………………… 415

癖硬如石腹满方二首 …………………… 417

食不消成症积方四首 …………………… 417

心下大如杯结症方二首 ………………… 418

症癖痃气灸法四首 ……………………… 419

积聚方五首 ………………………………… 420

积聚心腹痛方三首 ……………………… 423

积聚心腹胀满方一首 …………………… 425

积聚宿食寒热方四首 …………………… 425

疗症方三首 ………………………………… 426

暴症方六首 ………………………………… 427

鳖症方四首 ………………………………… 429

米症方二首 ………………………………… 430

食症及食鱼肉成症方二首 ·············· 430

发症方二首 ·············· 431

虱症方一首 ·············· 431

鳖瘕方一首 ·············· 432

蛇瘕方一首 ·············· 432

蛟龙病方一首 ·············· 433

胸痹方二首 ·············· 433

胸痹短气方三首 ·············· 434

胸痹心下坚痞缓急方四首 ·············· 435

胸痹噎塞方二首 ·············· 436

胸痹咳唾短气方四首 ·············· 436

胸痹心痛方四首 ·············· 437

胸痛方二首 ·············· 438

奔豚气方四首 ·············· 438

奔豚气冲心胸方四首 ·············· 440

杂疗奔豚气及结气方六首 ·············· 441

灸奔豚法六首 ·············· 443

第十三卷 ·············· 444

虚劳骨蒸方七首 ·············· 444

骨蒸方一十七首 ·············· 447

灸骨蒸法图四首 ·············· 451

疹气骨蒸方三首 ·············· 454

虚损惨悴作骨蒸方四首 ·············· 454

瘦病方五首 ·············· 456

传尸方四首 ·················· 457

伏连方五首 ·················· 461

飞尸方三首 ·················· 463

遁尸方三首 ·················· 464

五尸方一十一首 ·············· 465

尸疰方四首 ·················· 466

五疰方四首 ·················· 467

江南九十九疰方二首 ·········· 469

江南三十六疰方三首 ·········· 470

疰病相染易方三首 ············ 471

鬼疰方二首 ·················· 472

鬼疰心腹痛方一首 ············ 473

鬼疰羸瘦方二首 ·············· 473

鬼气方三首 ·················· 474

鬼魅精魅方八首 ·············· 475

鬼神交通方四首 ·············· 477

白虎方五首 ·················· 478

无辜方二首 ·················· 480

除骨热方四首 ················ 480

盗汗方七首 ·················· 481

第十四卷 ·················· 483

中风及诸风方一十四首 ········ 483

卒中风方七首 ················ 488

四时中风方四首 ·············· 490

中风发热方三首 ·············· 491

贼风方一十二首 ·············· 492

历节风方一十首 ·············· 496

中风角弓反张方七首 ·········· 498

风口噤方一十首 ·············· 501

风口喎方九首 ················ 503

风失音不语方八首 ············ 504

风不得语方二首 ·············· 506

风身体手足不遂方二首 ········ 506

风半身不遂方八首 ············ 508

瘫痪风方四首 ················ 511

风痱方三首 ·················· 512

偏风方九首 ·················· 513

风猥退方三首 ················ 516

风弹曳及挛躄方二首 ·········· 517

柔风方二首 ·················· 517

许仁则疗诸风方七首 ·········· 518

张文仲疗诸风方九首 ·········· 521

第一卷

宋朝散大夫守光禄卿直秘阁判登闻简院上护军臣林亿等上进

中宪大夫徽州府知府当湖玉井陆锡明校阅

新安后学程衍道敬通父订梓

诸论伤寒八家合一十六首

《阴阳大论》云：春气温和，夏气暑热，秋气清凉，冬气凛冽，此则四时正气之序也。冬时严寒，万类深藏，君子周密，则不伤于寒。触冒之者，乃名伤寒耳。其伤于四时之气，皆能为病，以伤寒为毒者，以其最成杀疠之气也。中而即病者，名曰伤寒；不即病者，寒毒藏于肌肤中，至春变为温病，至夏变为暑病。暑病者，热极重于温也。是以辛苦之人，春夏多温热病者，皆由冬时触冒寒冷之所致，非时行之气也。凡时行者，春时应暖而反大寒，夏时应热而反大冷，秋时应凉而反大热，冬时应寒而反大温，此非其时而有其气。是以一岁之中，长幼之病多相似者，此则时行之气也。仲景、《病源》《小品》《千金》同。

王叔和曰：伤寒之病，逐日浅深，以施方治。今世人得伤寒，或始不早治，或治不对病，或日数久淹，困乃告医。医又不知次第而治之，则不中病，皆以临时消息制方，无不效也。今搜采仲景旧论，录其证候、诊脉声色、对病真方有神验者，拟防世急也。又土地高下，寒温不同，物性刚柔，餐居亦异。是故黄帝兴四方之问，岐伯举四治之能，以训后贤，开其未悟，临病之工，宜须两审也。《小品》《千金》同。

又曰：夫表和里病，一作阳盛阴虚。下之而愈，汗之则死；里和表病，一作阳虚阴盛。汗之而愈，下之则死。夫如是则神丹不可以误发，神丹丸在此卷崔氏部中，六味者是也。甘遂何可以妄攻？甘遂者，水导散也。在第三卷天行狂语部中，甘遂等二味者是也。出《千金方》。表里之治，相背千里，吉凶之机，应若影响。然则桂枝下咽，表和则毙。桂枝汤在此卷仲景日数部中，桂枝等五味者是也。承气入胃，里平则亡。承气汤在此卷仲景日数部中，三味者是也。此表里虚实之交错。其候至微，发汗吐下之相反，其祸至速。而医术浅狭，为治乃误，使病者陨没。自谓其分，至令冤魂塞于冥路，死尸盈于旷野。仁者鉴此，岂不痛欤！《千金》同。

又凡两感病俱作，治有先后，发表攻里，本自不同。而执迷妄意者，乃云神丹甘遂，合而服之，且解其外，又除其内。言巧似是，于理实违。安危之变，岂可诡哉？夫病发热而恶寒者，发于阳；无热而恶寒者，发于阴。发于阳者，可攻其外；发于阴者，宜温其内。发表以桂枝，温里宜四逆。四逆汤在第二卷伤寒不得眠部中，三味者是也。通按：第二卷伤寒不得眠部并无四逆汤三味方，惟小便不利部内有四逆散加减法。

华佗曰：夫伤寒始得，一日在皮，当摩膏火灸即愈。若不解者，至二日在肤，可法针，服解肌散发汗，汗出即愈。若不解者，至三日在肌，复发汗则愈。若不解者，止，勿复发汗也。至四日在胸，宜服藜芦丸，微吐则愈。若更困，藜芦丸不能吐者，服小豆瓜蒂散，吐之则愈。视病尚未醒，醒者复一法针之。藜芦丸，近用损人，不录之。瓜蒂散在卷末杂疗中，《范汪方》二味者是也。五日在腹，六日入胃，入胃则可下也。若热毒在胃外，未入于胃，而先下之者,其热乘虚便入胃,则烂胃也。然热入胃病,要当须复下去之,不得留于胃中也。胃若实热,致此为病,三死一生。此辈皆多不愈。胃虚热入,烂胃也。其热微者赤斑出,剧者黑斑出。赤斑出者,五死一生。黑斑出者,十死一生。但论人有强弱,病有难易,功效相倍耳。病者过日,不以时下之,热不得泄,亦胃烂斑出矣。士弱氏曰:藜芦丸见第五卷。许仁则疗疟云:曾用释深师一方大效,三味者近似。若得病无热,但狂言烦躁不安,精采言语与人不相主当者,勿以火迫之,但以五苓散一方寸匕,水和服之。五苓散,仲景云:猪苓散是也。在第二卷伤寒中风部中,《千金翼方》五味者是也。当以新汲井水,强饮一升许,若一升半可至二升益佳。令以指刺喉中吐之,病随手愈。不即吐者,此病辈多不善,勿强与水,水停即结心下也。当更以余药吐之,皆令相主当者,不尔即危。若此病不急以猪苓散吐解之者,其死殆速耳。亦可先吐去毒物,及法针之尤佳。

又云:春夏无大吐下,秋冬无大发汗。发汗法,冬及始春大寒,宜服神丹丸,亦可摩膏火灸。膏在杂疗中,黄膏七味,白膏四味,《范汪方》是也。若末春、夏月、初秋,凡此热月,不宜火灸,又不宜厚覆,宜服六味青散。青散在杂疗中,《范汪方》六味者是也。若崔文行度瘴散,度瘴散在杂疗中,《范汪方》四味者是也。赤散,赤散在杂疗中,《范汪方》七味者是也。本出华佗。雪煎亦善,雪煎在杂疗中,《古今录验方》三味者是也。若无丸散及煎,但单煮柴胡数两,伤寒时行并可服也,不但一也。至再三发汗不解,当与汤。实者转下之。其脉朝夕快者,为实癖也。朝平夕快者非澼也。转下汤为可早与,但当少与,勿令下多耳。少与当数其间。

病有虚烦热者,与伤寒相似,然不恶寒,身不疼痛,故知非伤寒也。不可发汗。头不痛,脉不紧数,故知非里实也。不可下。如此内外皆不可攻,而师强攻之,必遂损竭,多死矣。诸虚烦但当行竹叶汤。竹叶汤在第三卷天行虚烦部中,出《文仲方》是也。若呕者与橘皮汤,一剂不愈者,可重与也。橘皮汤在第二卷伤寒呕哕部中,四味者是也,出于《深师方》。此法官泰数用甚效。伤寒后虚烦,亦宜服此汤。仲景、《千金方》同。

陈廪丘云:或问得病连服汤药发汗,汗不出如之何?答曰:医经云:连发汗,汗不出者死。吾思可蒸之,如蒸中风法。蒸湿之气于外迎之,不得不汗出也。后以问张苗,苗云:曾有人作事疲极,汗出卧单簟,中冷得病,但苦寒蜷,诸医与丸散汤,四日之内,凡八发汗,汗不出。苗令烧地,布桃叶蒸之,即得大汗。于被中就粉敷身极燥,乃起便愈。后数以此发汗,汗皆出也。人性自有难使汗出者,非但病使其然,蒸之无不汗出也。《小品》《千金》同。蒸法在此卷崔氏日数部中,阮河南法又有桃叶汤熏,其法在第三卷天行部中,《文仲方》支太素法是。

范汪论:黄帝问于岐伯曰:人伤于寒而得病,何以反更为热?岐伯曰:极阴变阳,寒盛则生热,热盛则生寒。诸病发热、恶寒、脉浮洪者,便宜发汗。当发汗,而其人适失血及大下痢如之何?岐伯答曰:数少与桂枝汤,使体润漐漐汗才出,连日如此,自当解也。《千金》同。

《九卷》云:黄帝曰,伤寒热病,死候有九。《太素》云:不可刺者九。一曰汗不出,大灌发者死。《太素》云:汗不出,大灌发赤哕者死。通按:《灵枢·热病论》中大颧发赤哕者死。二曰泄而腹满甚者死。甚,一作黄。三曰目不明,热不已者死。四曰老人婴儿热病腹满者死。五曰汗不出,呕下血者死。六曰舌本烂,热不已者死。七曰咳而衄，汗不出，出不至足者死。八曰髓热者死。九曰热而痉者死。热病痉者，腰反折，瘛疭齿噤齘也。热病七八日，脉微小，病者便血，口中干，一日半而死。热病七八日，脉不躁不数，后三日中有汗，三日不汗，四日死。热病已得汗，而脉尚躁盛，此阴脉之极也，死。其得汗而脉静者，生。热病脉常盛躁而不得汗者，此阳脉之极也，死。脉盛躁得汗者，生。《甲乙》《太素》同。士弱氏曰：灌发，灌骤也，渍也。先不出汗，后则若灌溉之骤至，而淋漓浸渍，亡阳也。

《小品》论曰：古今相传，称伤寒为难疗之病，天行温疫是毒病之气，而论疗者不别伤寒与天行温疫为异气耳。云伤寒是雅士之辞，云天行温疫是田舍间号耳，不说病之异同也。考之众经，其实殊矣。所宜不同，方说宜辨，是以略述其要焉。出第十卷中。《千金》同。

《千金》论曰：人生天地之间，命有遭际，时有否泰、吉凶、悔吝、苦乐、安危、喜怒、爱憎、存亡、忧畏、关心之虑，日有千条谋身之道，时生万计，乃度一日。是故，天无一岁不寒暑，人无一日不忧喜。故有天行瘟疫病者，则天地变化之一气也。斯盖造化必然之理，不得无之。故圣人虽有补天立极之德，而不能废之，虽不能废之，而能以道御之。其次有贤人善于摄生，能知撙节，与时推移，亦得保全。天地有斯瘴疠，还以天地所生之物以防备之，命曰知方，则病无所侵矣。然此病也，俗人谓之横病，多不解疗，皆云日满自瘥，以此致枉者，天下大半。凡始觉不佳，即须救疗，迄至于病愈。汤食竞进，折其毒热，自然而瘥。必不可令病气自在，恣意攻人，拱手待毙，斯为误矣。今博采群经，以为上、下两卷，广设备拟，好养生者可得详焉。

又夫伤寒病者，起自风寒，入于腠理，与精气分争，荣卫否隔，周行不通。病一日至二日，气在孔窍皮肤之间，故病者头痛、恶寒、腰背强重，此邪气在表，发汗则愈。三日以上，气浮在上部，填塞胸心，故头痛胸中满，当吐之则愈。五日以上，气沉结在脏，故腹胀身重骨节烦疼，当下之则愈。明矣，当须消息病候，不可乱投汤药，虚其胃气也。经言：脉微不可吐，虚细不可下。又夏亦不可下。此医之大禁也。文仲同。

又脉有沉浮，转能变化，或人得病数日，方以告医，虽云时觉，视病已积日，其病源结成，非复发汗解肌所除，当诊其脉，随时形势救解求免也。不可苟以次第为固，失其机要，乃致祸矣。此伤寒次第病三日以内发汗者，谓当风解衣，夜卧失覆，寒湿所中，并时有疾疫贼风之气而相染，易为恶邪所中也。至于人自饮食生冷过多，腹藏不消，转动稍难，头痛身温，其脉实大者，便可吐下之，不可发汗也。

又凡人有少病，若似不如平常，则须早道。若隐忍不疗，冀望自瘥，须臾之间，以成痼疾。小儿女子益以滋甚。若天行不和，当自戒勒。若小有不和，则须救疗，寻其邪由，及在腠理，以时早疗，鲜有不愈者。患人忍之数日乃说，邪气入脏，则难可制。此虽和缓，亦无能为也。痈疽疔肿，尤为其急。此自养之至要也。

又凡作汤药，不可避晨夜时日吉凶，觉病须臾，即宜便治，不等早晚，则易愈矣。服药当如方法，若纵意违师，不须疗之也。

又凡得时气病，五六日而渴欲饮水，饮不能多，不当与也。所以尔者，腹中热尚少，不能消之，便更与人作病矣。若至七八日，大渴欲饮水者，犹当依证而与之，勿令极意也。能饮一斗者与五升。若饮而腹满，小便涩，若喘，若哕者，不可与之。饮而忽然汗出者，已愈也。人得病能饮水者，欲愈也。出第九卷中。

《经心录》论曰：伤寒病错疗祸及，如反覆手耳。故谚云：有病不治，自得中医者，论此疾也。其病有相类者，伤寒热病，风温湿病，阴毒阳毒，热毒温疫，天行节气，死生不同，形候亦别，宜审详也。出第二卷中。

论伤寒日数病源并方二十一首

《素问》黄帝曰：夫热病者，皆伤寒之类也。或愈或死，其死皆以六七日间，其愈皆以十日以上者，何也？岐伯曰：巨阳者，诸阳之属也，其脉连于风府，故为诸阳主气也。人之伤于寒也，则为病热，热虽甚不死，其两感于寒而病者必死。帝曰：愿闻其状。岐伯曰：一日巨阳受之，故头项痛腰脊强。二日阳明受之，阳明主肌肉，其脉夹鼻络于目，故身热目疼而鼻干，不得卧。三日少阳受之，少阳主胆，其脉循胁络于耳，故胸胁痛而耳聋，三阳经络皆受其病，而未入于脏者，故可汗而已。四日太阴受之，太阴脉布胃中络于嗌，故腹满而嗌干。五日少阴受之，少阴脉贯肾络肺，系舌本，故口燥舌干而渴。六日厥阴受之，厥阴脉循阴器而络于肝，故烦满而囊缩。三阴三阳、五脏六腑皆受病，荣卫不行，五脏不通，则死矣。其不两感于寒者，七日巨阳病衰，头痛少愈。八日阳明病衰，身热少愈。九日少阳病衰，耳聋微闻。十日太阴病衰，腹减如故，则思饮食。十一日少阴病衰，渴止不满，舌干已而嚏。十二日厥阴病衰，囊纵少腹微下，大气皆去，病日已矣。

帝曰：治之奈何？岐伯曰：治之各通其脏脉，病日衰已矣。其未满三日者可汗而已，其满三日可泄而已。

又帝曰：其病两感于寒者，其脉应与其病形何如？岐伯曰：

两感于寒病者,病一日则巨阳与少阴俱病,则头痛、口干、烦满而渴也。二日则阳明与太阴俱病,则腹满、身热、不欲食、谵语。三日则少阳与厥阴俱病,则耳聋、囊缩、厥逆、水浆不入、不知人,则六日而死。

帝曰:五脏已伤,六腑不通,荣卫不行,如是之后,三日乃死,何也? 岐伯曰:阳明者,十二经脉之长也。其气血盛,故不知人,三日其气乃尽,故死。出第九卷中。《甲乙》《太素》同。

《病源》:伤寒一日,太阳受病。太阳者,小肠之经也,为三阳之首,故先受病。其脉络于腰脊,主于头项。故得病一日,而头项背膊腰脊痛也。又伤寒二日,阳明受病。阳明者,胃之经也,主于肌肉,其脉络鼻入目。故得病二日,囟热鼻干,不得眠也。诸阳在表,表始受病,在皮肤之间,故可摩膏、火灸,发汗而愈。出第七卷中。

仲景《伤寒论》:伤寒一二日,心中悸而烦,小建中汤主之方。

桂心三两 甘草炙,二两 生姜三两 大枣十二枚,擘 胶饴一升 芍药六两

上六味,切,以水七升,先煮五味,取三升,去滓,内饴,更上火微煮,令消解,温服一升,日三服。如呕家不可服建中汤,以甜故也。忌海藻、菘菜、生葱。《千金翼》同。出第三卷中。张仲景《伤寒论》:伤寒一二日内,麻黄汤主之。此云小建中汤,非也。此方但治心中悸而烦。

《病源》:伤寒三日,少阳受病。少阳者,胆之经也。其脉循于胁,上于颈耳。故得病三日,胸胁痛而耳聋也。三阳经络始相传病,未入于脏,故皆可汗而解。出第七卷中。

仲景《伤寒论》疗太阳病三日,发其汗,病不解,蒸蒸发热者,

属调胃承气汤方。

甘草炙三两　芒硝半升　大黄四两

上三味,切,以水三升,煮二物,取一升,去滓,内芒硝,更煮微沸,温温顿服,以调胃承气则愈。忌海藻、菘菜。《经心录》同。出第十卷中。张仲景《伤寒论》:三日亦可服麻黄汤,此云调胃承气汤,非也。此方但治三日发汗不解,蒸蒸发热者。

《病源》:伤寒四日,太阴受病。太阴者,脾之经也,为三阴之首。是知三日以前,阳受病讫,传之于阴,而太阴受病焉。其脉络于脾,主于喉嗌。故得病四日,腹满而嗌干。其病在胸膈也,故可吐而愈。又伤寒五日,少阴受病。少阴者,肾之经也。其脉贯肾络肺,系于舌。故得病五日,口燥舌干,渴而引饮也。其病在腹,故可下而愈矣。并出第七卷中。

仲景《伤寒论》:伤寒四五日,身热恶风,颈项强,胁下满,手足温而渴者,小柴胡汤主之方。

柴胡半斤　栝楼根四两　桂心三两　黄芩三两　牡蛎三两

甘草炙,二两　干姜三两

上七味,切,以水一斗二升,煮取六升,去滓,更煎取三升,温服一升,日三服。初服微烦,温覆汗出者,便愈也。忌生葱、海藻、菘菜。范汪同。出第三卷中。仲景《伤寒论》名柴胡姜桂也。合用柴胡、人参、甘草、黄芩、半夏、生姜、大枣七味,小柴胡汤是也。《玉函》《千金翼》同。

《病源》:伤寒六日,厥阴受病。厥阴者,肝之经也,其脉循阴器络于肝。故得病六日,烦满而囊缩也。此则阴阳俱受病。毒气在胸,故可下而愈。

又伤寒七日,太阳病衰,头痛少愈。伤寒七日,病法当小愈,阴阳诸经传尽故也。今七日以后,病反甚不除者,欲为再经病也。再经病者,是阴阳诸经络重受病故也。并出第七卷中。

仲景《伤寒论》:疗伤寒不大便六七日,头痛有热,与承气汤。其人小便反清者,知不在里,仍在表也,当须发汗。若头痛者,必衄血,宜桂枝汤方。士弱氏曰:药非衄后用,乃当汗时用,则不衄矣。先未汗,故衄耳。

桂枝汤方

桂枝 芍药各三两 甘草炙,二两 生姜三两 大枣十二枚,擘

上五味,切,以水七升煮取三升,去滓,温服一升。须臾吃稀粥一升,助药力。覆取微汗。忌生葱、海藻、菘菜。《集验》、《备急》、文仲、范汪同。仲景《伤寒论》此方,六七日病在表者可服之。

又伤寒五六日,呕而发热者,柴胡汤证具,而以他药下之,柴胡证仍在,故可与柴胡汤。此虽已下之,不为逆,必蒸蒸而振却,发热汗出而解。

《病源》:伤寒八日,阳明病衰,身热少愈。伤寒八日,病不解者,或是诸阴阳经络重受于病,或因发汗吐下之后,毒气未尽,所以病证犹存也。

又伤寒九日,少阳病衰,耳聋微闻。伤寒九日以上,病不除者,或初一经受病,即不能相传;或已传三阳讫,而不能传于阴,致停滞累日,病证不罢者;或三阳三阴传病已毕,又重感于寒,故日数多而病候改变。出第七卷中。

仲景《伤寒论》,疗伤寒八九日,风湿相搏,身体疼痛而烦,不能自转侧,不呕不渴,下之脉浮虚而涩者,属桂枝附子汤。若大便鞕,小便自利者,附子白术汤。

桂枝附子汤方

桂心四两　附子三枚,炮,去皮　生姜三两　甘草二两,炙
大枣十二枚,擘

上五味,切,以水六升,煮取二升,去滓,分温三服。忌生葱、
猪肉、海藻、菘菜。

附子白术汤方

白术四两　大枣十二枚　甘草炙,二两　生姜二两　附子三
枚,炮,去皮,四破

上五味,切,以水六升,煮取二升,去滓,分温三服。初一服,
其人身如痹,半日许,复服之都尽。其人如冒状者,勿怪。此以
附子、术并走皮中,逐水气未除,故使人如冒状也。本云附子一
枚,今加之二枚,名附子汤。忌葱、猪肉、菘菜、海藻、桃李、雀肉
等。《千金翼》同。出第十一卷中。张仲景论:法当加桂枝四两。
此本一方二法,以大便鞕,小便自利,故去桂也。以大便不鞕,小便
不利,当加桂,附子三枚恐多也。虚弱家及产妇宜减之。此二方但
治风湿,非治伤寒也。

《病源》伤寒十日,太阴病衰,腹减如故,则思饮食。十一日
少阴病衰,渴止不满,舌干已而嚏。十二日厥阴病衰,囊纵,少腹
微下,大气皆去,病日已矣。出第七卷中。《素问》《太素》《甲乙》
并同。

仲景《伤寒论》疗吐下之后,不大便五六日至十余日,日晡
所发潮热,不恶寒,独语如见鬼状,若剧者发则不识人,循衣摸
床,惕而不安,微喘,但发热谵谵,疾而瘛疭自语也。语者,属大承
气汤方。

大黄去皮,四两　陈枳实炙,五枚　芒硝三合　厚朴半斤

上四味,切,以水一斗,先煮二物,取五升,去滓,内大黄,煮取二升,去滓,内芒硝,煮一二沸,分为两服。初一服便得利者,止后服,不必尽剂。《千金方》并《翼》同。出第五卷中。

又太阳病,过经十余日,及二三下之后,四五日柴胡证仍在者,先与小柴胡汤。呕不止,心下急—云:呕止小安,郁郁微烦者,为未解也,可与大柴胡汤下之即愈方。

柴胡半斤　黄芩　芍药各三两　半夏半升,水洗　大枣十三枚,擘　生姜五两　枳实四枚,炙

上七味,切,以水一斗二升,煮至六升,去滓,更煎,取三升,温服一升,日三服。一方加大黄二两,今不加大黄,恐不名为大柴胡汤也。忌羊肉、饧。兼主天行。《千金翼》《肘后》同。

又伤寒十三日不解,胸胁满而呕,日晡所发潮热,热毕而微利,此本柴胡证,下之不得利,今反利者,知医以丸药下之,此非其治也。潮热者,实也。先宜服小柴胡汤以解其外,后以柴胡加芒硝汤主之方。

柴胡二两十六铢　黄芩　人参　甘草炙　生姜各一两　半夏五枚　大枣四枚,擘　芒硝二合

上八味,切,以水四升,煮七味,取二升,去滓,下芒硝,更上火煎一二沸,分为两服,未解更作。忌海藻、菘菜、羊肉、饧等。出《玉函经》,一方芒硝三合,桑螵蛸五个,大黄四分,煮取一升半,温服五合,微下愈。本云:柴胡汤再服,以解其外取愈。一方外加芒硝、大黄、桑螵蛸是也。

《肘后方》七首

《肘后》疗伤寒有数种,庸人不能分别,今取一药兼疗者。若初觉头痛、肉热,脉洪,起一二日,便作此葱豉汤方。

葱白一虎口　豉一升,绵裹

上二味,以水三升,煮取一升,顿服取汗。若汗不出更作,加葛根三两。一方更加升麻三两,水五升,煮取二升,分温再服。徐徐服亦得,必得汗即瘥。若不得汗更作,加麻黄三两去节服,取汗出为效。文仲同。

又方

葱白一握,切　米三合　豉一升

上三味,以水一斗,煮米,少时下豉,后内葱白,令大熟,取三升,分温三服,则汗出。

又方

豉一升,缔绵裹

上一味,以童子小便三升,煮取二升,分温再服,汗出为效。《集验方》加葱白一升,切,云神良。支太医、文仲、《备急》同。

又方

葛根四两,切

上一味,以水一斗,煮取三升,内豉一升更煮,取一升半,分温再服,取汗为瘥。又方,捣生葛根汁一二升服亦佳。

又疗伤寒汗出不歇,已三四日,胸中恶,欲令吐者方。

豉三升,绵裹　盐一两

上二味,以水七升,煮取二升半,去滓,内蜜一升,又煮三沸,顿服一升,安卧当吐,如不吐,更服一升,取吐为效。

又方

苦参三分 甘草炙,一分 瓜蒂 赤小豆各二七枚

上四味,切,以水一升,煮取半升,一服之当吐。吐不止者,作葱豉粥解之必息。忌海藻、菘菜。

又方

苦参 黄芩各二两 生地黄半斤

上三味,切,以水八升,煎取二升,服一升,或吐下毒物。忌芜荑。

《深师方》四首

深师疗伤寒,一日至三日应汗者,作此汤方。

葛根半斤 乌梅十四枚 葱白一握 豉一升,绵裹

上四味,切,以水九升,煮取三升,分为三服。初一服便厚覆取汗,汗出粉之。

又麻黄解肌汤,疗伤寒三四日烦疼不解者方。

麻黄三两,去节 甘草一两,炙 杏仁七十枚,去皮尖,熬 桂心二两

上四味,切,以水九升,先煮麻黄减二升,掠去沫,乃内诸药合煮,取二升半。绞去滓,分服八合,以汗出为度。忌海藻、菘菜、生葱。本仲景麻黄汤,《千金翼》并同。

又黄芩汤,疗伤寒六七日,发汗不解,呕逆下痢,小便不利,胸胁痞满,微热而烦方。

黄芩 桂心各三两 茯苓四两 前胡八两 半夏半升,洗

上五味,切,以水一斗二升,煮取六升,分为六服,日三服,夜三服,间食生姜粥,投取小便利为瘥。忌羊肉、饧、生葱、酢物。

又石膏汤,疗伤寒病已八九日,三焦热,其脉滑数,昏愦,身体壮热,沉重拘挛。或时呼呻,而已攻内,体犹沉重拘挛,由表未解,今直用解毒汤,则挛急不瘥;直用汗药,则毒因加剧,而方无表里疗者,意思以三黄汤以救其内,有所增加以解其外,故名石膏汤方。

石膏　黄连　黄柏　黄芩各二两　香豉一升,绵裹　栀子十枚,擘　麻黄三两,去节

上七味,切,以水一斗,煮取三升,分为三服,一日并服出汗。初服一剂小汗,其后更合一剂,分两日服,常令微汗出,拘挛烦愦即差。得数行利,心开令语,毒折也。忌猪肉、冷水。出第十四卷中。

《小品方》四首

《小品》诏书发汗白薇散,疗伤寒二日不解方。

白薇二两　麻黄七分,去节　杏仁去皮尖,熬　贝母各三分

上四味,捣散,酒服方寸匕,厚覆卧,汗出愈。《古今录验》《千金》同。

又鸡子汤,疗发汗后二三日不解,头痛肉热方。

麻黄一两,去节　甘草一分,炙

上二味,切,以水二升,加鸡子白令置水内,合和令匀,内药复搅令和,上火煎之勿动,煎至一升,适寒温顿服之。盖覆汗出,粉敷之,有效。忌海藻、菘菜。《古今录验》《备急》同。张文仲疗天行。

又葛根汤,疗伤寒三四日不瘥,身体热毒方。

葛根八两　生姜三两　龙胆　大青各半两　桂心　甘草炙

麻黄去节,各二两　　葳蕤一两　　芍药　　黄芩各二两　　石膏碎
升麻各一两

上十二味,切,以水一斗,先煮葛根、麻黄,取八升,掠去沫,
后内余药,煮取三升,分三服,日二夜一。忌海藻、菘菜、生葱。
《千金》同,名葛根龙胆汤。

又疗伤寒六七日,其人大下,寸脉沉迟,手足厥逆,下部脉不
至,咽喉痛不利,唾脓血,泄痢不止者,麻黄升麻汤方。

麻黄二两半,去节　　升麻三分　　当归五分　　知母　　葳蕤一作
菖蒲　　黄芩各三分　　麦门冬去心,一作天门冬　　桂心　　芍药　　干
姜　　石膏碎　　甘草炙　　茯苓　　白术各一两

上十四味,切,以水一斗,先煮麻黄减二升,掠去上沫,内诸
药,煮取三升,去滓,温分三服,相去如炊三斗米顷,令尽,汗出便
愈。忌海藻、菘菜、生葱、醋、桃李、雀肉等。并出第六卷中。此张
仲景《伤寒论》方。通按:《千金》作麻黄、知母、葳蕤、黄芩各三两,
余十味作各二两,为异耳。用此方者,当以《伤寒论》为正。

《集验方》五首

《集验》疗伤寒时气温疫,头痛,壮热,脉盛,始得一二日者方。
真丹砂一两,末

上一味,以水一斗煮之,取一升顿服之,覆取汗。忌生冷物。
《千金》同。

又疗疫气伤寒,三日以后不解者方。

好豉一升,绵裹　　葱白切,一升

上二味,童子小便五升,煮取二升,分再服,覆取汗,神效。
《千金》同。

又疗伤寒五六日，斑出以后汤方。

猪胆三合　鸡子一枚　苦酒三合

上三物，合和煎，令三沸，强人尽服之，羸人煎六七沸，分为两服，取汗出为效。文仲、《备急》、《千金》同。

又疗伤寒七八日不解，默默烦闷，腹中有干粪，谵语，大柴胡汤方。

柴胡　半夏汤洗，各八两　生姜四两　知母　芍药　大黄葳蕤各二两　甘草炙，一方加枳实四两　黄芩二两

上十味，切，以水一斗，煮取三升，去滓，温服一升，日三服。忌海藻、菘菜、羊肉、饧。范汪加人参三两，余并同。《千金》用芍药，不用枳实。

又疗伤寒热病十日以上，发汗不解，及吐下后诸热不除，及下痢不止斑出方。

大青四两　甘草炙，二两　阿胶炙珠，二两　豉一升，绵裹

上四味，切，以水八升，煮二味，取三升半，去滓，内豉，煮三沸，去滓，乃内胶令溶，分温三服，欲尽更作，当使有余。渴者当饮，但除热，止吐下，无毒。忌海藻、菘菜。《肘后》、深师、《千金》同。出第二卷中。

《千金方》六首合一十一法

《千金》治伤寒头痛项强，四肢烦疼，青膏方。

当归　芎藭　吴茱萸　附子　乌头　莽草　蜀椒各三两
白芷三两

上八味，切，以醇苦酒渍再宿，以猪脂四斤，缓火煎，候白芷色黄，绞去滓，以暖酒服枣核大三枚，日三服，取汗，不知稍增，可

服可摩。如初得伤寒一日，苦头痛背强，宜摩之佳。忌猪肉。

又少阴病，得病二三日，口燥咽干，急下之，宜承气汤。

又少阴病六七日，腹满不大便者，急下之，宜承气汤。

又阳明证，其人善忘，必有蓄血，所以然者，本有久瘀血，故令善忘，虽大便坚，反易，色必黑，宜抵当汤下之。

又伤寒有热而少腹满，应小便不利，今反利者，此为有血，不可余药，宜抵当丸。

又太阳病，身黄，脉沉结，少腹坚，小便不利者，此为无血也。小便自利，其人如狂者，血证谛也，宜抵当汤下之。

又阳明病，脉迟，虽汗出不恶寒，体必重，短气腹满而喘，有潮热者，此外欲解，可攻里也。手足濈然汗出者，此为大便已坚，宜承气汤主之。若汗多而微发热恶寒，为外未解，宜桂枝汤。其热不潮，未可与承气汤。若腹大满，不大便，可少与承气汤，微和其胃气，勿令致大下。

又阳明病，潮热，微坚者，可与承气汤，不坚者勿与之。若不大便六七日，恐胃中有燥粪，欲知之法，可与小承气汤。若腹中转失气者，为有燥粪，乃可攻之。若不转失气者，此为但头坚后溏，不可攻之，攻之必胀满不能食。欲饮水者，即哕。其后发热者，必复坚，与小承气汤和之。不转失气者，慎不可攻之。

夫实则谵语，虚则郑声。郑声，重语也。直视谵语，喘满者死。若下痢者亦死。

又伤寒四五日，脉沉喘满，沉为在里，而反发汗，津液越出，大便为难，表虚里实，久则谵语。

承气汤方

枳实陈者五枚，炙　大黄四两　芒硝三合　厚朴半斤上四味,切,以水一斗,先煮二味,取五升,内大黄,更煮取二升,去滓,内芒硝,更上微火一两沸,分温再服,得下,余勿服也。

小承气汤方

大黄四两　厚朴二两,炙　枳实大者三枚,炙

上三味,切,以水四升,煮取一升二合,去滓,分温再服。若一服得利,谵语止,勿服之也。

又抵当丸方

水蛭二十枚,熬　桃仁二十枚,去皮尖双仁　虻虫二十枚,去足翅,熬　大黄三两

上四味,末下筛,合,分为四丸,以水一升,煮一丸,取七合,顿服,晬时当下血,不下仍须服之,取血下为效。

又抵当汤方

水蛭熬,三十枚　桃仁二十枚,去皮　虻虫去足翅,熬,三十枚　大黄三两

上四味,切,以水五升,煮取三升,分为三服,不下更服。

又疗伤寒头痛壮热,百节疼痛汤方。

柴胡　芍药　栀子仁各四两　知母四两　香豉一升,绵裹　石膏八两,碎　黄芩　大青　升麻　杏仁去双仁皮尖,各三两

上十味,切,以水九升,煮取二升七合,分三服。苦热盛者,加大黄四两。并出第十卷中。

《千金翼方》一十三首合一十三法

《千金翼》疗少阴病一二日,口中和,其背恶寒者,当灸之,服附子汤方。

大附子二枚,炮　茯苓　芍药各二两　人参二两　白术四两

上五味,切,以水八升,煮取三升,温服一升,日三服。忌猪肉、桃李、雀肉、酢。

又疗少阴病,二三日咽痛者,可与甘草汤。不瘥,可与桔梗汤方。

甘草汤方

甘草二两

上一味,切,以水三升,煮取一升半,服七合,日三服。忌海藻、菘菜。

又桔梗汤方

大桔梗一两　甘草炙,三两

上二味,切,以水三升,煮取一升,分两服,吐脓血瘥。忌猪肉、海藻、菘菜。

又疗少阴病二三日至四五日腹痛,小便不利,下痢不止而便脓血,桃华汤方。

赤石脂一斤,一半全用绵裹,一半筛末　干姜一两,切　粳米一升

上三味,以水七升,煮取米熟,去滓,取七合,内赤石脂末一方寸匕,日三服。《伤寒论》《千金》、崔氏、范汪同。

又疗少阴病得之二三日以上,心中烦,不得卧者,黄连阿胶汤主之方。

黄连四两　黄芩一两　鸡子中黄二枚　芍药二两　阿胶三两,炙,一云三片

上五味,切,以水六升,先煮三味,取二升,去滓,内阿胶煮烊尽,小冷,内鸡子黄,搅令相得。温服七合,日三服。忌猪肉、冷水。并出第十一卷中。

又疗伤寒五六日中风,往来寒热,胸胁苦满,嘿嘿不欲饮食,心烦喜呕。或胸中烦而不呕,或渴,或腹中痛,或胁下痞坚,或心下卒悸,小便不利,或不渴,外有微热,或咳,小柴胡汤方。

柴胡八两　半夏洗,半斤　生姜　黄芩　人参　甘草炙,各三两　大枣十二枚,擘

上七味,切,以水一斗二升,煮取六升,去滓,更煎取三升,温服一升,日三服。但胸中烦而不呕者,去半夏、人参,加栝楼实一枚;若渴者,去半夏,加人参,合前成四两半,栝楼根四两;若腹中痛者,去黄芩,加芍药三两;若胁下痞坚者,去大枣,加牡蛎六两;若心下卒悸,小便不利者,去黄芩,加茯苓四两;若不渴,外有微热者,去人参,加桂心三两,温覆取微汗;若咳者,去人参、大枣、生姜,加五味子半升、干姜二两。忌羊肉、饧、海藻、菘菜。崔氏、深师同。

又疗伤寒五六日大下之后,身热不去,心中结痛,此为未解,栀子豉汤方。

肥栀子十四枚,擘　香豉四合,绵裹

上二味,以水四升,先煮栀子,取二升半,去滓,内豉,更煮取一升半,去滓,温分再服。若一服得吐,余更勿服之。若呕者,用后栀子加生姜汤。《伤寒论》《备急》同。《伤寒》兼疗不得眠。

又栀子生姜汤方

肥栀子十四枚,擘　香豉四合　生姜五两,切

上三味,以水四升,煮栀子、生姜取二升半,去滓,内豉,更煮取一升半,去滓,温分再服。若一服安,即勿服。《伤寒论》同。并疗虚烦不得眠耳。

又伤寒六七日结胸热实,其脉沉紧,心下痛,按之如石坚,宜

陷胸汤主之方。

大黄六两,切　甘遂末,一钱　芒硝一升

上三味,以水六升,先煮大黄,取二升,去滓,内芒硝,煮一二沸,乃内甘遂,小温分再服,得快利,止后服。

又伤寒若吐若下后,七八日不解,热结在里,表里俱热,时时恶风,大渴,舌上干燥而烦,欲饮水数升者,白虎加人参汤主之。

又诸衄血家,不可与白虎汤,虚者亦不可与,卒得之腹痛而利者,但可温之。

又伤寒无大热,而口干渴心烦,其背微恶寒者,白虎汤主之。

又伤寒脉浮,发热无汗,其表不解者,不可与白虎汤。渴欲饮水,无表证者,白虎汤主之方。

知母六两　石膏一升,碎,绵裹　甘草三两,炙　粳米六合

上四味,切,以水一斗二升,煮取米熟,去米内药,煮取六升,去滓,分六服,日三服。忌海藻、菘菜。《千金》、《伤寒论》、《备急》、文仲、崔氏、范汪、《经心录》同。诸家兼疗天行之病。

又白虎加人参汤方

石膏　粳米各一升　知母六两　人参一两　甘草二两,炙

上五味,切,以水一斗二升,煮米熟,内药,煮取六升,去滓,分服一升,日三服。此方立秋后、立春前,不可行白虎汤;正二三月时尚冷,亦不可与服,与之则呕利而腹痛。忌海藻、菘菜。

又疗伤寒八九日下之后,胸满烦惊,小便不利,谵语,一身尽重,不可转侧,柴胡加龙骨牡蛎汤方。

柴胡四两　黄芩　生姜　龙骨　人参　牡蛎熬　铅丹　桂心　茯苓各一两半　半夏二合半,汤洗　大枣六枚,擘　大黄二两

上十二味,切,以水八升,煮取四升,内大黄,切如博棋子,煮

取二升,去滓,温分再服。忌羊肉、饧、生葱、酢物。

又阳明病,发热而汗出,此为热越,不能发黄也。但头汗出,其身无有,齐颈而还,小便不利,渴引水浆,此为瘀热在里,身必发黄,宜服茵陈汤方。

茵陈六两 大肥栀子十四枚,擘 大黄二两

上三味,切,以水一斗二升,先煮茵陈,减六升,去滓,内诸药,煮取三升,分三服,小便当利,如皂荚沫状,色正赤,一宿腹减,黄从小便去。并出第九卷中。

《崔氏方》一十五首

《崔氏》疗伤寒始得一二日方。

便可灸顶三壮,又灸大椎三壮,各加至五壮益良,用之验。大椎平肩斜齐,高大者是也。仍不得侵项,分取之则非也。上接项骨,下肩齐在椎骨节上,是余穴尽在节下。凡灸刺不得失之毫厘,今崔氏不定高下,是以言之。出《黄帝针灸经》。

又疗伤寒一日至三日,可发汗,度瘴散方。

麻黄十分,去节 桔梗 蜀椒汗 细辛 白术 吴茱萸
防风各四分 乌头炮 干姜 桂心各五分

上十味,捣筛为散,温酒服方寸匕,温覆取汗,或数服得汗即止。若得病一二日而轻者,服此药皆得汗解。若得便重者,颇不能解也。然可以二大豆许着鼻孔中,觉燥涕出,一日可三四着,必愈。兼辟天行病。忌猪肉、生葱、生菜、桃李、雀肉等。

又疗伤寒敕色恶寒,发热体疼,发汗,神丹丸方。

人参五分 乌头四分,炮 半夏洗,五分 茯苓五分 朱砂
一分,研 附子四分,炮

上六味,捣为末,蜜和丸如大豆,每服三丸,生姜汤下,发汗出,令体中濈濈然。如汗未出,更以热粥投之,令汗出。若汗少不解,复如前法。若得汗足不解,当服桂枝汤。此药多毒,饮水解其热愈。周护军子期自说天行用之甚良,故记之。忌猪羊肉、大酢、生血物等。《删繁》、范汪同。兼主天行。

又疗伤寒服度瘴散而不汗出者,便作葱豉汤方。

葱十四茎　豉一升,绵裹

上二味,以水三升,煮取一升,顿服,温暖覆取汗出,胜度瘴散也。与前《肘后方》重。

又疗伤寒服葱豉汤不得汗,可服葛根汤方。

葱白十四茎　豉一升,绵裹　葛根三两,切

上三味,以水五升,煮取二升,分为再服,温覆取汗,汗不出更服。余时用此,一服辄汗,略不再服,救数十人甚效。

又疗伤寒,前军府直吏周虎服葛根汤,再服不得汗,余更视之,甚恶寒而拘急,更思作麻黄汤以解之方。

麻黄二两,去节　葛根三两　葱白十四茎　豉一升,绵裹

上四味,切,以水七升,煮取二升半,分三服。虎再服,快汗愈。其疹与周虎相似者,服之皆汗,十余人瘥。

又疗伤寒,阮何南蒸法。

薪火烧地良久,扫除去火。可以水小洒,取蚕砂,若桃叶、桑柏叶、诸禾糠及麦麸皆可取用。易得者,牛马粪亦可用,但臭耳。桃叶欲落时,可益收取干之。以此等物着火处,令厚二三寸,布席卧上温覆,用此发汗,汗皆出。若过热,当细审消息。大热者,可重席,汗出周身辄便止。当以温粉粉身,勿令遇风。

又疗伤寒三五日,疑有黄,则宜服此油方。

取生乌麻清油一盏,水半盏,以鸡子白一枚和之,熟搅令相得,作一服令尽。

又小前胡汤,疗伤寒六七日不解,寒热往来,胸胁苦满,默默不欲饮食,心烦喜呕,寒疝腹痛方。胡洽云:出张仲景。

前胡八两　半夏半升,洗　生姜五两　黄芩　人参　甘草炙,各三两　干枣十二枚,擘

上七味,切,以水一斗,煮取三升,分四服。忌羊肉、饧、海藻、菘菜。《古今录验》同。仲景方用柴胡,不用前胡。今详此方治寒疝腹痛,恐性凉耳,合用仲景柴胡桂姜汤。今崔氏用之,未知其可也。

又疗伤寒,或始得至七八日不大便,或四五日后不大便,或下后秘塞者,承气汤方。

厚朴炙　大黄各三两　枳实六片,炙

上三味,切,以水五升,煮取二升,体强者服一升,羸者服七合,得下必效止。范汪同。

又若胃中有燥粪,令人错语,正热盛亦令人错语。若秘而错语者,宜服承气汤。通利而错语者,宜服下四味黄连除热汤。承气汤旧用芒硝,余以有毒,故去之,用之数年,安稳得下良。既服汤,亦应外用生姜兑读作锐,下同,使必去燥粪。若服汤兼兑而并不得下者,可依本方加芒硝一两。

又姜兑法。

削生姜如小指,长二寸,盐涂之,内下部中,立通。

又方

以猪胆灌下部,用亦立通。张仲景《伤寒论》云:猪胆和法醋少许,灌谷道中。

又前军督护刘车者,得时疾三日已汗解,因饮酒复剧,苦烦

闷干呕，口燥呻吟，错语，不得卧，余思作此黄连解毒汤方。

黄连三两　黄芩　黄柏各二两　栀子十四枚，擘

上四味，切，以水六升，煮取二升，分二服。一服目明，再服进粥，于此渐瘥。余以疗凡大热盛，烦呕呻吟，错语，不得眠，皆佳。传语诸人，用之亦效。此直解热毒，除酷热，不必饮酒剧者。此汤疗五日中神效。忌猪肉、冷水。

又大前胡汤，疗伤寒八九日不解，心腹坚满，身体疼痛，内外有热，烦呕不安方。胡洽云：出张仲景。

前胡半斤　半夏半升，洗　生姜五两　枳实八片，炙　芍药四两　黄芩三两　干枣十二枚，擘

上七味，切，以水一斗，煮取三升，分四服，日三夜一服。忌羊肉、饧等物。《古今录验》同。张仲景用柴胡，不用前胡。本云加大黄二两，不加大黄，恐不名大柴胡汤。

又凡少阴病寒多表无热，但苦烦愦，默默而极不欲见光，有时腹痛，其脉沉细而不喜渴，经日不瘥。旧用四顺汤，余怪其热，不甚用也。若少阴病下痢而体犹有热者，可服黄连龙骨汤。若已十余日而下痢不止，手足彻冷，及无热候者，可服增损四顺汤方。黄连龙骨汤见第三卷天行中。

甘草二两，炙　人参二两　龙骨二两　黄连　干姜各二两　附子中形者一枚，炮去黑皮

上六味，切，以水六升，煮取二升，分再服，不瘥复作，甚良。若下而腹痛，加当归二两。呕者加橘皮一两。忌海藻、菘菜、猪肉、冷水。

又疗少阴病，二十日后下不止，可服陟釐丸，浩京方。

陟釐四两，不用咸者　当归四两　汉防己三两　黄连三两

紫石英别捣末,细研二两　豉三升　厚朴二两,炙　苦酒五升

　　上八味,切,以二升苦酒渍防己一宿,出切炙之燥,复内苦酒中尽止。又以三升苦酒渍豉一宿,小蒸之,研,绞取汁,捣下筛诸药,以酒豉汁和之,丸如梧桐子大。冷浆水服二十丸。丸极燥,乃可服之。忌猪肉、冷水。并出第一卷中。

《张文仲方》一十首

　　《张文仲》:葛氏疗伤寒及温病,头痛、壮热、脉盛,始得一二日方。

　　破鸡子一枚,着冷水半升中,搅令相得,别煮一升水令沸,以鸡子水投其汤中急搅,调适寒温,顿服,覆取汗。《备急》同。

　　又疗伤寒二三日以上,至七八日不解者,可服小柴胡汤方。

　　柴胡半斤　人参　甘草炙　黄芩　生姜各二两　半夏五合,洗　大枣十二枚,擘

　　上七味,切,以水一斗二升,煮取三升,分三服,微覆取汗,半日便瘥。不瘥更服一剂。忌羊肉、饧、海藻、菘菜。《备急》、范汪、《千金翼》方重。

　　又疗伤寒温病等三日以上,胸中满。陶氏云:若伤寒温病已三四日,胸中恶欲令吐者,服酒胆方。

　　苦酒半升　猪胆一枚

　　上二味,和,尽服之,吐则愈,神验。支云:去毒气妙。胡洽、《集验》、《备急》、《千金》同。

　　又疗伤寒《近效方》,凡胸中恶、痰饮、伤寒、热病、瘴疟,须吐者方。

　　盐末一大匙

上一味,以生熟汤调下,须臾则吐,吐不快,明旦更服,甚良。《备急》同。

又瓜蒂散,主伤寒胸中痞塞,宜吐之方。

瓜蒂　赤小豆各一两

上二味,捣散,白汤服一钱匕,取得吐去病瘥止。《备急》、《经心录》、范汪同。

又疗伤寒已四五日,头痛体痛,肉热如火,病入肠胃,宜利泻之方。

生麦门冬一升,去心　生地黄切,一升　知母二两　生姜五两半　芒硝二两半

上五味,以水八升,煮取二升半,内芒硝,煎五沸,分五服,取利为度。忌芜荑。《备急》同。

又疗伤寒五日以上,宜取下痢。陶氏云:若汗出大便坚而谵语方。

大黄四两　厚朴二两,炙　枳实四枚,炙

上三味,以水四升,煮取一升二合,分两服,通者一服止。此是仲景方。《备急》、范汪同。与前《千金》《崔氏方》重。

又疗伤寒八九日不瘥,名为败伤寒,诸药不能消者方。

鳖甲炙　蜀升麻　前胡　乌梅　枳实炙　犀角屑　黄芩各二两　甘草一两,炙　生地黄八合

上九味,切,以水七升,煮取二升半,分五服,日三服,夜二服。忌海藻、菘菜、苋菜、芜荑。《备急方》同。

又若十余日不大便者,服承气丸方。

大黄　杏仁去皮尖,各二两　枳实一两,炙　芒硝一合

上四味,捣下筛,蜜和丸如弹子,以生姜汤六七合,研一丸服

之，须臾即通，不通更服一丸，取通为度。《备急》同。

又疗晚发伤寒，三月至年末为晚发方。

生地黄一斤，打碎　栀子二十枚，擘　升麻三两　柴胡　石膏各五两

上五味，切，以水八升，煮取三升，分五服，频频服。若不解更服。若头面赤，去石膏，用干葛四两。无地黄，用豉一升。煮取三升，分三服。忌芜荑。《备急》同。并出第二卷中。

《古今录验方》八首

《古今录验》阳毒汤，疗伤寒一二日便成阳毒，或服药吐下之后，变成阳毒。身重腰背痛，烦闷不安，狂言，或走，或见神鬼，或吐血下痢。其脉浮大数，面赤斑斑如锦文。喉咽痛，唾脓血。五日可疗，至七日不可疗也。宜服升麻汤方。

升麻二分　当归二分　蜀椒汗，一分　雄黄研　栀子　桂心各一分　甘草二分，炙　鳖甲大如手一片，炙

上八味，切，以水五升，煮取二升半。分三服，如人行五里久再服。温覆手足，毒出则汗，汗出则解，不解重作，服亦取得吐佳。阴毒去雄黄。忌海藻、菘菜、生葱、苋菜。张仲景方无栀子、桂心，阴毒去雄黄、蜀椒。

又阴毒汤，疗伤寒初病一二日，便结成阴毒，或服汤药六七日以上至十日，变成阴毒。身重背强，腹中绞痛，喉咽不利，毒气攻心，心下坚强，短气不得息，呕逆，唇青面黑，四肢厥冷，其脉沉细紧数。一本无数字。仲景云：此阴毒之候，身如被打，五六日可疗，至七日不可疗。宜服甘草汤方。

甘草炙　升麻　当归各二分　蜀椒一分，出汗　鳖甲大如手

一片，炙

上五味，切，以水五升，煮取二升半。分再服，如人行五里顷复服，温覆当出汗，汗出则愈。若不得汗则不解，当重服令汗出。忌海藻、菘菜、苋菜。《千金》、《集验》、《备急》、文仲、《小品》、《肘后》同。并出第二卷中。

又还魂丸，疗伤寒四五日，及数年诸癖结坚心下，饮食不消，目眩，四肢疼，咽喉不利，壮热，脾胃逆满，肠鸣，两胁里急，飞尸鬼注邪气，或为惊恐，伤瘦背痛，手足不仁，口苦舌燥，天行发作有时，风温不能久住，吐恶水方。

巴豆去心皮，熬　甘草炙　朱砂　芍药各二两　麦门冬二两，去心

上五味，各捣，下筛合，和以蜜，捣三千下，丸如梧桐子大。每服两丸，葱枣汤下。小儿二岁以上，服如麻子大二丸，日二服。忌海藻、菘菜、野猪肉、芦笋、生血物。出第三卷中。

又麦奴丸，疗伤寒五六日以上不解，热在胸中，口噤不能言，惟欲饮水，为败伤寒，医所不疗方。

麻黄去节　大黄　芒硝　灶突中墨　黄芩各二分　麦奴　梁上尘　釜底墨各一分

上八味，捣筛，蜜和如弹丸，以新汲水五合研一丸。病者渴欲饮水，但极饮冷水，不节升数，须臾当寒，寒讫汗出则愈。若日移五丈不汗，依前法服一丸，以微利止。药势尽乃食，当冷食，以除药势。一名黑奴丸。小麦黑勃名为麦奴是也。《肘后》、胡洽、《小品》、《删繁》、张文仲、深师、范汪、《经心录》、《广济》并同。

又解肌汤，疗伤寒发热，身体疼痛方。

葛根四两　麻黄去节　茯苓各三两　牡蛎二两，熬

上四味，切，以水八升，煮取三升，分三服，徐徐服之，得汗通则止。忌酢物。《千金》有生姜、甘草。

又调中汤，疗夏月及初秋忽有暴寒，折于盛热，热结四肢则壮热头痛，寒伤于胃则下痢，或血、或水、或赤带下，壮热且闷，脉微且数，宜下之方。

大黄　葛根　黄芩　芍药　桔梗　茯苓　藁本　白术　甘草炙，各二两

上九味，以水九升，煮取三升。分三服，服别相去二食久。勿以食隔，须取快下，壮热便歇，其下亦止也。凡秋夏旱热积日，忽有暴寒折之，热无可散，喜搏着肌中作壮热气也。胃为六腑之长，最易得伤，非忽暴寒伤之而下也。虚冷人则不在壮热，但下痢或霍乱也。少实人有服五石，人喜壮热，其适与药吃断下，则加热喜闷而死矣。亦有不止便作壅热毒，壮热甚，不歇则剧，是以宜此调中汤下之，和其胃气。其表热者，宜前胡、大黄下之也。忌海藻、菘菜、猪肉、酢物、桃李、雀肉等。

又疗往来寒热，胸胁逆满，桃仁承气汤方。

大黄四两，渍，别下　甘草炙　芒硝汤成下　桂心各二两桃仁五十枚，去皮尖，碎

上五味，以水七升，煮取二升半，去滓，内芒硝，更煎一两沸，温分三服。忌海藻、菘菜。太医校尉史脱方。《肘后》、《伤寒论》、《千金翼》同。并出第二卷中。

杂疗伤寒汤散丸方八首并是论中所要者

范汪疗伤寒敕色，头痛颈强，贼风走风，黄膏方。

大黄　附子　细辛　干姜　蜀椒去目　桂心各一两　巴豆

好者五十枚,去皮

上七味,各切,以淳苦酒渍药一宿,以腊月猪脂一斤煎之。调适其火,三上三下,药成。伤寒赦色发热,酒服如梧桐子许。又以摩身数百遍,兼疗贼风绝良。风走肌肤,追风所在摩之已,用有效。此赵泉方。《千金》同。忌野猪肉、生葱、生菜、芦笋。

又疗伤寒白膏,摩体中,手当千遍,药力方行。并疗恶疮、小儿头疮,牛领马鞍皆疗之。先以盐汤洗恶疮,布拭之,着膏疮肿上摩,向火千遍,日再,自消方。

天雄　乌头炮　莽草　羊踯躅各三两

上四味,各切,以苦酒三升渍一宿,作东向露灶,又作十二聚湿土各一升许成,煎猪脂三斤,着铜器中,加灶上炊,以苇薪为火,令膏释,内所渍药,炊令沸,下着土聚上,沸定顷,上火煎,如此十二过,令土聚尽遍,药成,绞去滓。伤寒头痛,酒服如杏核一枚,温覆取汗。咽痛含如枣核,日三咽之。不可近日。《千金》同。忌猪肉等。

又崔文行解散,疗伤寒发热者方。一名皮癣散。

乌头一斤,烧　桔梗　细辛各四两　白术八两

上四味,捣散,皆令尽。若中寒服一钱匕,覆取汗。若不觉,复少增服之,以知为度。时气不和,旦服钱五匕。辟恶气,欲省病服一服,皆酒服。忌生菜、猪肉、桃李、雀肉等。《千金》同。

又六味青散,疗伤寒赦色恶寒者方。赦,通作赤。

乌头炮　桔梗　白术各十五分　附子炮,五分　防风　细辛

上六味,捣筛为散,温酒服钱五匕,不知稍增。服后食顷不汗出者,饮薄粥一升以发之,温覆汗出漐漐可也,勿令流离,勿出手足也。汗微出,勿粉,若汗大出不止,温粉粉之。不得汗者,当

更服之。得汗而不解,当服神丹丸。忌生菜、猪肉、桃李、雀肉等。《千金》同。

又服桂枝汤大汗出后脉洪大者,与桂枝汤如前法。若形如疟,一日再发者,汗出便解,属桂枝二麻黄一汤主之方。

桂心一两十七铢　杏仁十六枚,去尖皮　芍药一两,六节麻黄十六铢,去节　生姜一两六铢,切　甘草炙,一两二铢　大枣五枚,擘

上七味,切,以水五升,先煮麻黄一两沸,掠去沫,乃内诸药,煮得二升,去滓,温服一升,日再。本云:桂枝汤二分,麻黄汤一分,合为二升,分再服。今合为一方。忌海藻、菘菜、生葱。本张仲景《伤寒论》方,《集验》疗天行。

又疗伤寒及天行,瓜蒂散吐方。

赤小豆一两　瓜蒂一两

上二味,捣作散,温汤二合,服一钱匕,药下便卧,若吐便且急忍也。候食顷不吐者,取钱五匕散二合汤和服之,便吐矣。不吐,复稍增,以吐为度。吐出青黄如菜汁者,五升以上为佳。若吐少病不除者,明日如前法复服之,可至再三,不令人虚也。药力过时不吐,服汤一升,助药力也。吐出便可食,无复余毒。若服药过多者,益饮冷水解之。与前张文仲方重。

又疗伤寒热病,辟毒气疫病,七味赤散方。

朱砂　乌头炮,各二两　细辛　蹋躅　干姜　白术各一两栝楼一两半

上药捣散,服半钱匕,用酒调服,汗出解。不解,增至一钱匕。除邪气,消疫疠。忌桃李、雀肉、生菜、猪肉、生血等物。出第二十一卷中。

又疗伤寒雪煎方。

麻黄十斤，去节　　杏仁四升，去双仁尖皮，熬，捣为膏　　大黄一斤十三两，金色者，各细锉

上三味，以雪水五石四斗，渍麻黄于东向灶釜中三宿，入大黄搅调，炊以桑薪，煮至二石，去滓，复于釜中下杏仁膏，煎至六七斗，绞去滓，置铜器中，更以雪水三斗合煎，得二斗六升，其药已成，可丸如弹子大。有病者，以三沸白汤五合，研一丸入汤中，适寒温服，立汗出。若不愈者，复服一丸。密封药，勿令泄气也。此本出第三卷中。《千金》同。

第二卷

伤寒中风方九首

臣亿等按:《伤寒论》伤寒、中风自是两疾,今云伤寒中风非。

《病源》中风伤寒之状,太阳中风,阳浮阴弱。阳浮者热自发,阴弱者汗自出,啬啬恶寒,淅淅恶风,翕翕发热,鼻鸣干呕,此其候也。

太阳中风,以火劫发其汗,邪风被火热,血气流溢,失其常度,两阳相熏灼,其身即发黄。阳盛则欲衄,阴虚小便难。阴阳俱虚竭,身体则枯燥,但头汗出,齐颈而还,腹满微喘,口干咽烂,或不大便,久则谵语荒语也,本作谵,甚者至哕,手足躁扰,循衣摸床。小便利者,其人可疗。

阳明中风,口苦而咽干,腹满微喘,发热恶寒,脉浮紧。若下之,则腹满小便难。阳明病,若能食为中风,不能食为中寒。

少阳中风,两耳无所闻,目赤,胸中满而烦者,不可吐下,吐下之则悸而惊。

太阴中风,四肢烦疼,其脉阳微阴涩而长者,为欲愈。

少阴中风,其脉阳微阴浮者,为欲愈。

厥阴中风,其脉微浮者为欲愈,不浮为未愈。仲景《伤寒论》同,并出第七卷中。

仲景《伤寒论》桂枝汤,疗太阳中风,阳浮阴弱,阳浮者热自发,阴弱者汗自出,啬啬恶寒,淅淅恶风,翕翕发热,鼻鸣干呕方。

桂枝　芍药　生姜各三两　甘草二两,炙　大枣十二枚,擘

上五味,切姜擘枣,次切余药,以水七升,煮枣令烂,去滓,乃内诸药。水少者益之,煮令微微沸,得三升,去滓。服一升,日三。小儿以意减之。初一服便得汗出者,后服小小阔其间。如不得汗者,小小促之,令其药势相及,汗出自护,如服六物青散法。若病重者,昼夜服,特须避风。若服一剂,晬时不解,病证不变者,当更服之。至有不肯汗出,服二三剂乃愈。服此药食顷,亦当饮热粥以助药力。若初得病甚,便以火发汗,火气太过,汗出不解,烦躁不得寐,因此汤加龙骨、牡蛎各三两,减桂心、生姜各一两,不用芍药。若虚劳里急,腹中痛者,取前桂枝汤二升,加胶饴一升,适寒温,分再服。若得大汗出者,只用桂枝二两。发汗后重发汗,亡阳谵语,其脉反和者不死。发汗已解,半日许重发烦,其脉浮数,可复发汗,宜桂枝汤方。忌海藻、生葱、菘菜等。在上出第二卷中。《千金》、胡洽、《集验》、文仲、《备急》、范汪同。

又疗伤寒头疼腰痛,身体骨节疼,发热恶风,汗不出而喘,麻黄汤方。

麻黄三两,去节　桂心二两　甘草炙,一两　杏仁七十枚,去皮尖两仁,碎

上四味,切,以水九升,煮麻黄减二升,去上沫,内诸药,煮取二升半,去滓。服八合,覆取微汗,不须歠粥。余如桂枝法将息。忌海藻、菘菜、生葱。臣亿等按:仲景《伤寒论》麻黄汤,惟主伤寒,不主中风,若中风,但可服前桂枝汤。

又疗太阳病,项背强几几,反汗不出恶风者,属葛根汤方。

葛根四两　麻黄四两,去节　甘草二两,炙　芍药　桂心各二两　生姜三两　大枣十二枚,擘

上七味,切,以水一斗,煮麻黄、葛根减二升,去上沫,内诸药,煮取三升,去滓。温服一升,覆取微似汗出,不须吃热粥助药发汗,余将息依桂枝法。忌海藻、菘菜、生葱。并出第三卷中。张仲景《伤寒论》治中风汗出用桂枝,此证云汗不出,亦伤寒之病,非中风也。

《小品》葳蕤汤,疗冬温及春月中风伤寒则发热,头眩痛,喉咽干舌强,胸内疼,心胸痞结,满腰背强方。

葳蕤二两　石膏三分,末,绵裹　白薇二两　麻黄二两,去节　独活二两　杏仁二两,去皮尖,两仁　芎䓖二两　甘草二两,炙　青木香二两,无可用麝香一分代之

上九味,切,以水八升,煮取三升。分三服,取汗。若一寒一热者,加朴硝一分及大黄三两下之。忌海藻、菘菜。并出第六卷中。《古今录验》同。一方有葛根二两。

《千金》疗伤寒中风五六日以上,但胸中烦,干呕,栝楼实汤方。

栝楼实一两　柴胡半斤　黄芩三两　甘草三两,炙　生姜四两,切　大枣十枚,擘破

上六味,切之,勿令大碎,吹去末,以水一斗二升,煮得六升,绞去滓,更煎取三升,适寒温服一升,日三服。忌海藻、菘菜。出第十卷中。

《千金翼》疗中风发热,六七日不解而烦,有表里证,渴欲饮水,饮水而吐,此为水逆,五苓散主之方。

猪苓三分　泽泻五分　茯苓三分　桂心二分　白术三分

上五味,捣筛,水服方寸匕,日三。多饮暖水,汗出愈。忌桃李、酢物、生葱、雀肉等。

又伤寒中风,医反下之。其人下痢日数十行,水谷不化,腹

中雷鸣,心下痞坚而满,干呕心烦,不能得安,医见心下痞,以为病不尽,复重下之,其痞益甚。此非结热,但以胃中虚,客气上逆,故使之坚,甘草泻心汤主之方。

甘草四两,炙　黄芩三两　大枣十二枚,擘　黄连一两　干姜二两　半夏半升,洗去滑

上六味,切,以水一斗,煮取六升,分六服。忌海藻,菘菜,猪、羊肉、饧。并出第九卷中。一方有人参三两。

《古今录验》疗中风伤寒,脉浮,发热往来,汗出,恶风,项颈强,鼻鸣干呕,阳旦汤主之方。

大枣十二枚,擘　桂枝三两　芍药三两　生姜三两　甘草二两,炙　黄芩二两

上六味,㕮咀,以泉水六升,煮取四升,分四服,日三服。自汗者,去桂心,加附子一枚炮。渴者,去桂加栝楼三两。利者,去芍药、桂,加干姜三两、附子一枚炮。心下悸者,去芍药,加茯苓四两。虚劳里急者,正阳旦主之,煎得二升,内胶饴半升,分为再服。若脉浮紧发热者,不可与也。忌海藻、菘菜、生葱等物。《千金》同。

又大青龙汤,疗太阳中风,脉浮紧,发热恶寒,身疼痛,汗不出而烦躁方。

麻黄六两,去节　桂枝二两　甘草二两,炙　石膏如鸡子大,碎,绵裹　生姜三两　杏仁四十枚,去两仁及尖皮　大枣十枚,擘

上七味,切,以水九升,先煮麻黄减二升,去沫,乃内诸药,煮取三升,去滓。分服一升,厚覆取微汗。汗出多者,温粉粉之。一服汗者,不可再服。若复服,汗多亡阳遂虚,恶风烦躁不得眠也。忌海藻、菘菜、生葱等物。并出第二卷中。张仲景《论寒论》

云：中风见伤寒脉者，可服之。

伤寒结胸方七首一十二法

《病源》：结胸者，谓热毒气结聚于心胸也。此由病发于阳而早下之，热气乘虚而痞结不散也。按之痛，其脉寸口浮，关上反自沉是也。脉大，不可下，下之则死。脉浮而大，下之为逆。若阳脉浮，关上细小沉紧，而饮食如故，时小便利者，名为脏结。脏结病，舌上白胎滑者，为难疗。不往来寒热，其人反静，舌上不胎者，不可攻之。出第七卷中。

张仲景《伤寒论》：问曰：病有结胸，有脏结，其状如何？答曰：按之痛，寸脉浮，关脉沉，名结胸也。问曰：何谓脏结？答曰：如结胸状，饮食如故，时时下痢，寸口脉浮，关上小细而沉紧，名脏结。舌上白胎滑者，为难治。脏结无阳证，不往来寒热，其人反静，舌上胎滑者，不可攻也。病发于阳而反下之，热入因作结胸；病发于阴而反下之，一作汗之。因作痞也。所以成结胸者，以下之太早故也。

结胸证悉具，烦躁者亦死。结胸证，其脉浮大者，不可下也，下之则死。

夫结胸病，项亦强，如柔痓状，下之则和，宜大陷胸丸方。

蜀大黄半斤　葶苈子半升，熬　杏仁半升，去皮尖，熬令赤黑色　芒硝半升

上四味，捣筛二味，杏仁合芒硝研如泥，和散合和，丸如弹子大，每服一丸，用甘遂末一钱匕，白蜜一两，水二升，同煮取一升，温顿服之，一宿乃自下。如不下，更服取下为效。《千金翼》同。

又太阳病，脉浮动数，浮则为风，数则为热，动则为痛，数则

为虚,头痛发热,微盗汗出而反恶寒,表未解也,医反下之,动数变迟,膈内拒痛一云头痛即眩,胃中空虚、客热动膈,短气烦躁,心内懊恼,阳气内陷,心下因坚,则为结胸,大陷胸汤主之。

若不结胸,但头汗出,余处无汗,齐颈而还,小便不利,身必发黄,大陷胸汤方。

蜀大黄六两,破　甘遂末,一钱匕　芒硝一升

上三味,以水六升,先煮大黄取二升,去滓,内芒硝煮一两沸,内甘遂末,温服一升,得快利,止后服。《千金翼》同。

又伤寒六七日,结胸热实,脉沉紧,心下痛,按之石坚,大陷胸汤主之。方依前法。

但结胸无大热者,此水结在胸胁也。但头微汗出者,大陷胸汤方主之。方依前法。

又伤寒十余日,热结在里,复往来寒热者,与大柴胡汤。

大柴胡汤方。

柴胡半斤　枳实四枚,炙　生姜五两　黄芩三两　芍药三两
半夏半升,洗　大枣十二枚,擘

上七味,切,以水一斗二升,煮取六升,去滓,更煎取三升,温服一升,日三服。一方加大黄二两,若不加大黄,恐不名为大柴胡汤。忌羊肉、饧。《千金翼》《古今录验》同。

又太阳病二三日,不能卧,但欲起,心下必结。脉微弱者,本有久寒也。而反下之,若利止者,必作结胸,未止者,四日复下之,此作协热利也。

又太阳病下之,其脉促,不结胸者,此为欲解也。若心下满鞭痛者,此为结胸也,大陷胸汤主之。但满而不痛者,此为痞,柴胡不中与之也,宜半夏泻心汤主之方。

半夏半升,洗　干姜三两　人参三两　甘草三两,炙　黄连一两　大枣十二枚,擘　黄芩三两

上七味,切,以水一斗,煮取六升,去滓,温服一升,日三。若须大陷胸汤,服者如前法。忌羊肉、饧、海藻、菘菜、猪肉、冷水等。《千金翼》同。一方半夏五两。

又小结胸病,正在心下,按之则痛,脉浮滑者,小陷胸汤主之方。

黄连一两,上好者　栝楼实一枚大者,破　半夏半升,洗

上三味,切,以水六升,煮栝楼实,取三升,去滓,内诸药,煮取二升,去滓,温分三服。忌羊肉、饧、猪肉。《千金翼》同。

又病在太阳,应以汗解之,反以冷水潠之。若灌之,其热却不得去,弥更益烦,皮上粟起,意欲饮水而反不渴者,服文蛤散。若不瘥者,与五苓散,用前篇方。士弱氏曰:热得冷水之气约,退而后却也。

又寒实结胸无热证者,与三物小陷胸汤。方如前法,白散亦可服。

文蛤散方士弱氏曰:庞安常云,无热证者,与三物白散。小陷胸汤治热,白散治寒,旨哉言乎!

文蛤五两

上一味,捣筛为散,以沸汤和一方寸匕服之,汤用五合。《千金翼》同。

又白散方。

桔梗三分　贝母三分　巴豆一分,去心及皮,熬令黑赤,别研如脂

上三味,捣筛,更于臼内捣之,以白饮和服,强人半钱匕,羸人减之。病在膈上则吐,在膈下则痢,痢不止,饮冷粥一杯止。

忌猪肉、芦笋等。并出第四卷中。《千金翼》同。

伤寒呕哕方一十四首

《病源》：伤寒病后，胃气不和，此由初受病时，毒热气盛，多服冷药泻下及饮冷水，病折以后，热势既退，冷气乃动，故使心下坚牢，噫哕食臭，腹内雷鸣而泄痢，此由脾胃气虚冷故也。出第八卷中。

仲景《伤寒论》疗呕哕，心下悸，痞鞕不能食，小半夏汤方。

半夏一升，洗　生姜八两，去皮

上二味，切，以水七升，煮取一升半，去滓，分再服。忌羊肉、饧。

又疗呕哕，心下痞鞕者，以膈间有水，头眩悸，半夏加茯苓汤方。

半夏一升，洗　生姜八两，去皮　茯苓三两

上三味，切，以水七升，煮取一升半，去滓，温分再服。忌羊肉、饧、酢等物。

又疗胸内似喘不喘，似呕不呕，似哕不哕，心中愦愦然，彻无聊赖者，生姜汁半夏汤，兼主天行方。

生姜汁一升　半夏半升，洗，切

上二味，以水三升，煎半夏取一升，内姜汁取一升半。绵漉小冷，分二服，一日一夜服令尽，呕哕一服得止者停后服。忌羊肉、饧。《救急》同。

又疗干呕哕，若手足厥冷者，小橘皮汤。兼主天行方。

橘皮四两　生姜八两，去皮

上二味，狭长切，以水七升，煮取三升，去滓，小冷服一升，下咽则愈。《救急》同。出第十六卷中。

深师疗伤寒病，哕不止，甘草汤方。兼主天行。

甘草三两,炙　橘皮三两

上二味,切,以水五升,煮取一升,去滓,顿服之,日三四服,取瘥。忌海藻、菘菜。崔氏同。

又半夏散方。

半夏洗,焙干

上一味末之,生姜汤和服一钱匕。忌羊肉、饧等。

又赤苏汤方。

赤苏一把

上一味,水三升,煮取一升,去滓,稍稍饮之。《肘后》同。

又干姜丸方。

干姜六分　附子四分,炮

上二味,捣筛,以苦酒丸如梧子,服三丸,日三服,酒饮下皆得。忌猪肉。《肘后》同。

又疗伤寒哕,甘竹茹汤方。

甘竹茹四两　生白米一升

上二味,以水八升煮之,取米熟汤成,去滓,分服,徐徐服。疗风热、气哕甚神验,诸哕亦佳。

又疗伤寒呕哕,胸满虚烦不安,大橘皮汤方。

橘皮一两　甘草一两,炙　生姜四两　人参二两

上四味,切,以水六升,煮取二升,去滓,分三服。忌海藻、菘菜。并出第十四卷中。

《小品》茅根橘皮汤,疗春夏天行伤寒,胃冷变哕方。

白茅根切,一升　橘皮三两　桂心二两,切

上三味,切,以水六升,煮取三升,去滓,温分三服,数数服之,尽复合之,哕止乃停,取微汗。有热减桂心一两。忌生葱。

文仲同。出第六卷中。一方有葛根二两。

《千金》疗伤寒后呕哕,及干呕不下食,生芦根饮方。

生芦根切,一升　青竹茹一升　粳米三合　生姜二两,切

上四味,以水七升,先煮千里鞋底一只,取五升,澄清下药,煮取二升半,去滓,随意便饮,不瘥重作。

又疗伤寒后呕哕,通草汤方。

通草三两　生芦根切,一升　橘皮一两　粳米三合

上四味,切,以水五升,煮取二升,去滓,随意便稍饮。不瘥更作,取瘥止。《古今录验》、文仲同。出第十卷中。

《千金翼》干呕,吐涎沫而头痛,茱萸汤主之方。

吴茱萸一升,炒　大枣十二枚,擘　生姜六两,切　人参三两,细锉

上四味,以水五升,煮取二升,去滓,分服七合,日三。仲景同。出第十卷中。此张仲景《伤寒论》方。

伤寒咽喉痛方八首

《病源》:伤寒病过经而不愈,脉反沉迟,手足厥逆者,此为下部脉不至,阴阳隔绝,邪客于足少阴之经,毒气上熏,故喉咽不利,或痛而生疮。出第七卷中。

仲景《伤寒论》少阴病咽喉痛者,半夏散及汤主之方。

半夏洗　甘草炙　桂心

上三味,等分,各捣筛毕,更合捣之,以白饮服方寸匕,日三服。若不能服散者,水一升,煮七沸,内散两匕,更煮三沸,下火令小冷,少少含,细咽之。半夏有毒,不当散服之。忌羊肉、生葱、海藻、菘菜、饧。《千金翼》同。出第六卷中。

文仲疗伤寒毒攻喉咽肿痛方,兼主天行。

切商陆,炙令热,以布藉喉以熨,布上冷,复易之。《肘后》同。

又方

真菌茹爪甲大,内口中,以牙小嚼汁以渍喉,当微觉异为佳。亦主天行。《肘后》同。

又附子丸方。

附子炮　藜芦等分

上二味,末之,蜜和丸,服如梧子一枚,饮下。含黄柏亦佳。忌猪肉、狸肉。并出第二卷中。

深师贴喉膏,疗伤寒舌强喉痛方。

蜜一升　甘草四两,切　猪膏半斤

上三味,微火煎甘草、猪膏,令数沸,去滓,乃内蜜,温令销,相得如枣大,含化稍稍咽之。忌海藻、菘菜。出第十四卷中。

《集验》疗伤寒热病,喉中痛,闭塞不通,乌扇膏方。

生乌扇一斤,切　猪脂一斤

上二味,合煎乌扇药成,去滓,取如半鸡子,薄绵裹之,内口中,稍稍咽之,取瘥。忌酒、蒜等物。张文仲、《千金》等同。

又升麻汤方

升麻三两　通草四两　射干二两　羚羊角三两,屑　芍药三两　生芦根切,一升

上六味,切,以水七升,煮取二升半,去滓,分为三服,徐徐服。《千金》《古今录验》同。并出第三卷中。

《千金》治伤寒热病后口干多唾,咽痛,干枣丸方。

干枣二十枚　乌梅十枚

上二味,捣合,蜜和,丸如杏核大,绵裹含化,咽津自愈。出

第十卷中。

伤寒吐唾血及下血方三首

《病源》:此由诸阳受邪,热初在表,应发汗而汗不发,致使热毒入深,结于五脏,内有瘀积,故吐血。出第八卷中。

仲景《伤寒论》吐血不止者,柏叶汤主之方。

青柏叶三两　干姜三两,切　艾三把

上三味,以水五升,煮取一升,去滓,别绞取新出马通汁一升相和,合煎取一升,绵滤之,温分再服。马通,是马屎汁也。一方有阿胶无艾。

又吐血下血,黄土汤主之方。

釜灶下黄焦土半升,绵裹　甘草三两,炙　干地黄三两　白术三两　附子三两,炮破　阿胶三两,炙,末　黄芩三两

上七味,切,以水八升,煮六味取二升,去滓,内胶令烊,分三服。忌海藻、菘菜、芜荑、猪肉、桃李、雀肉等物。并出第十六卷中。

《古今录验》蒲黄汤,疗伤寒温病、天行疫毒,及酒客热伤中,吐血不止,面黄干呕心烦方。

蒲黄　桑寄生　桔梗一作栝楼　犀角屑　甘草各二两,炙葛根三两

上六味,切,以水七升,煮取三升,去滓,分三服,徐徐服之。忌海藻、菘菜、猪肉。出第三卷中。

伤寒衄血方四首

《病源》:伤寒病衄血者,此由五脏热结所为也。心主血,肝藏血,热邪伤于心肝,故衄血也。衄者,鼻出血也。肺主气而开

窍于鼻,血随气行,所以从鼻出。阳明病口燥,但欲漱水不欲咽者,此必衄。衄家不可攻其表,汗出额上,脉急而紧,直视而不能眴,不得眠。亡血不可攻其表,汗出则寒栗而振,脉浮紧发热,其身无汗,自衄者愈。出第八卷中。

《肘后》疗伤寒大病,小劳便鼻衄,牡蛎散及丸方。

左顾牡蛎十分,熬   石膏五分

上二味,捣末,酒服方寸匕,日三四。亦可蜜丸,如梧子大,酒服十五丸。《集验》《千金》并同。出第二卷中。

《小品》芍药地黄汤,疗伤寒及温病,应发汗而不发之,内瘀有蓄血者,及鼻衄吐血不尽,内余瘀血,面黄大便黑者,此主消化瘀血。

芍药三分   地黄半斤   丹皮一两   犀角屑一两

上四味,切,以水一斗,煮取四升,去滓。温服一升,日二三服。有热如狂者,加黄芩二两。其人脉大来迟,腹不满,自言满者为无热,不用黄芩。

又茅花汤。疗伤寒鼻衄不止主之方。

茅花一大把

上以水八升,煮取三升,分三服,即瘥。若无茅花,取茅根代之亦可。

又麦门冬汤。疗伤寒身热,衄血,呕逆主之方。

麦门冬   石膏   寒水石各三两   甘草二两   桂心一两

上五味,切,以水一斗,煮取三升,分三服。

伤寒烦渴方九首

《病源》：此同阴气少阳气胜，故热而烦满也。少阴病恶寒而蜷，时自烦欲去其衣被者，可治也。病脉已解而反发烦者，病新瘥，又强与谷，脾胃气尚弱，不能消谷，故令微烦，损谷即愈。少阴病脉微细而沉，但欲卧，汗出不烦欲自吐，五六日利后，烦躁不得卧寐者死。发汗后下之，脉平而少烦，此新虚不胜谷气故也。又伤寒渴者，由热气入于脏，流于少阴之经。少阴主肾，肾恶燥，故渴而引饮。并出第七卷中。

仲景《伤寒论》疗伤寒汗出恶寒身热，大渴不止，欲饮水一二斗者，白虎加人参汤主之方。

知母六两　石膏一升，碎，绵裹　粳米各一升，《玉函经》用糯米　人参三两二　甘草二两，炙

上五味，切，以水一斗二升，煮米熟去米，内诸药，煮取六升，去滓，温服一升，日三服。忌海藻、菘菜。出第十卷中。《小品》同。

又若脉浮发热，渴欲饮水，小便不利者，猪苓汤主之方。

猪苓一两，去皮　茯苓一两　阿胶一两，炙　滑石一两，碎，绵裹　泽泻一两

上五味，以水四升，先煮四物，取二升，去滓，内阿胶令烊销，温服七合，日三服。忌酢物。《千金翼》同。出第五卷中。

范汪栝楼汤，主渴饮方。

栝楼根内黄脉少者，三两

上一味，切，以水五升，煮取一升，分二服。先以青淡竹沥一升，合水二升，煮好银二两，减半去银。先与病人饮之讫，须臾后乃服栝楼汤。其银汁须冷服。出第二十卷中。

《千金》疗伤寒后结热在内,烦渴,青葙子丸方。

青葙子五两 龙胆三两 黄芩一两 栀子仁一两 苦参一两 黄柏二两 栝楼一两 黄连二两

上八味,捣筛为末,蜜丸。先食服,如梧子七丸,饮下,日三。不知稍增。忌猪肉、冷水。《集验》同。出第九卷中。

深师黄芩人参汤,疗伤寒吐下后,内外有热,烦渴不安方。

黄芩 人参 甘草 桂心 生姜各二两 大枣十五枚,擘破

上六味,切,以水八升,煮取三升,分三服,徐徐服。忌菘菜、海藻、生葱等物。

又疗伤寒,除热止渴,欲饮水,栝楼根汤方。

黄芩三两 人参二两 桂心二两 大黄二两 栝楼根三两 芒硝二两 甘草二两,炙

上七味,切,以水八升,煮取三升,去滓,饮一升,须臾当下,不下,复饮一升,得下止,勿复饮。汤药力势歇,乃可食糜耳。一方用生姜二两。忌海藻、菘菜、生葱、油腻等物。

又疗伤寒下后,除热止渴,五味麦门冬汤方。

麦门冬去心 五味子 人参 甘草炙 石膏碎,各一两

上五味,捣筛,三指撮,水一升二合,煮令沸,得四合,尽服。忌海藻、菘菜。并出第十四卷中。

《古今录验》黄龙汤,疗伤寒十余日不解,往来寒热,状如温疟,渴,胸满,心腹痛方。

半夏半升,洗 生姜三两 人参三两 柴胡半斤 黄芩三两 甘草三两,炙 大枣十二枚,擘

上七味,切,以水一斗二升,煮取六升,去滓,更煎取三升。温服一升,日三服。不呕而渴,去半夏,加栝楼根四两,服如前。忌羊

肉、饧、海藻、菘菜等物。出第三卷中。此本张仲景《伤寒论》方。

又高堂丸，疗伤寒苦渴，烦满欲死，令极饮水法方。

大黄二分　硝石三分，熬　釜底墨一分　灶突中墨一分　黄芩一分　梁上尘一分　灶中黄土一分　麻黄二分，去节，胡洽用芒硝无黄土

上八味，筛末，蜜和如弹丸大，取一丸着一盏水中，尽用服之，即自极饮水，汗出得热除矣。一名黑奴丸，一名驻车丸。并疗温疟神良。并出第二卷中。此方第一卷用小麦黑奴，名黑奴丸。

伤寒癖实及宿食不消方二首

《病源》：此谓被下后，六七日不大便，烦热不解，腹满而痛。此为胃中有干粪，挟宿食故也。或先患寒癖，因有宿食，又感于伤寒，热气相搏，故宿食不消也。出第八卷中。

深师驮豉丸，疗伤寒留饮，宿食不消，一名续命丸方。

黄芩五两　大黄五两　栀子仁十六枚　大黄连五两，去毛豉一升，熬　甘遂三两，太山者　麻黄五两，去节　芒硝二两　巴豆一百枚，去皮及心，熬，研

上九味，捣筛，白蜜和，丸如梧子。服三丸，以吐下为度，若不吐痢加二丸。一本有杏仁七十枚。忌猪肉、冷水、芦笋肉。出第十四卷中。范汪同。

《古今录验》续命丸，疗伤寒及癖实痰饮百病方。

大黄五两　黄连一两　麻黄五两，去节　甘遂三两，熬　黄芩二两　芒硝二两，研　杏仁七十枚，去皮尖，熬　巴豆一百枚，去心，熬，研　豉一升，熬

上九味，捣筛，蜜和丸。得伤寒一日服一丸，如小梧子大，二

日服二丸,至六七日服六七丸,但吐下得汗愈。若水澼及痰实,服三五丸,日二服。忌猪肉、冷水、芦笋。范汪、《延年》、《删繁》同。出第三卷中。

伤寒春冬咳嗽方三首

《病源》:此由邪热客于肺也。上焦有热,其人必饮水,水停心下,则肺为之浮,肺主于咳,水气乘之,故咳嗽。出第八卷中。

《小品》射干汤,主春冬伤寒,秋夏中冷咳嗽,曲拘不得气息,喉鸣哑失声,干嗽无唾,喉中如哽者方。

　　射干二两　半夏五两,洗　杏仁二两,去皮尖两仁　干姜二两,炮　甘草二两,炙　紫菀二两　肉桂二两　吴茱萸二两　当归二两　橘皮二两　麻黄二两,去节　独活二两

　　上十二味,切,以水一斗,煮取三升,去滓,温分三服。始病一二日者,可服此汤。汗后重服勿汗也。病久者初服可用大黄二两。初秋夏月暴雨冷,及天行暴寒,热伏于内,宜生姜四两代干姜,除茱萸,用枳实二两炙。忌羊肉、海藻、菘菜、饧、生葱。出第六卷中。

《古今录验》下气橘皮汤,疗春冬伤寒,秋夏冷湿咳嗽,喉中鸣声,上气不得下,头痛方。

　　橘皮　紫菀　麻黄去节　杏仁去双仁尖皮　当归　桂枝　甘草炙　黄芩各三分

　　上八味,切,以水七升,煮取三升,分三服。不瘥,重合之。忌海藻、菘菜、生葱。出第三卷中。

《延年》疗伤寒骨节疼,头痛,眼睛疼,咳嗽,知母汤方。

　　知母二两　贝母三两　干葛三两　芍药三两　石膏四两,

碎,裹　黄芩三两　杏仁一两,去皮尖及双仁　栀子仁三两,擘

上八味,切,以水七升,煮取二升五合,去滓。分为三服,如人行八九里再服。忌蒜、面七日。出第九卷中。

伤寒攻目生疮兼赤白翳方六首

《病源》:目者,脏腑之精华,肝之外候也。伤寒热毒壅滞,熏蒸于肝,上攻于目,则令目赤肿痛。若毒气盛者,眼生翳膜。又肝开窍于目,肝气虚热,乘虚上冲于目,故目赤痛。重者,生疮翳白膜息肉。出第八卷中。

《肘后》疗伤寒大病后,热毒攻目方。

煮蜂房以洗之,日六七度。张文仲同。

又方

冷水渍青布以掩目。张文仲同。

又疗热病后生翳方。

烧豉二七粒,末,内管中以吹之。并出第二卷中。文仲、《备急》同。

《小品》漏芦连翘汤,疗伤寒热毒,变作赤色痈疽、丹疹、肿毒及眼赤痛生障翳,悉主之方。兼疗天行。

漏芦二两　连翘二两　黄芩二两　麻黄二两,去节　白蔹二两　升麻二两　甘草二两,炙　大黄三两,切　枳实三两,炙

上九味,切,以水九升,煮取三升,去滓。温分三服,相去二食顷更服。热盛者可加芒硝二两。忌海藻、菘菜等物。《千金》同。

又秦皮汤,疗毒病冲眼,忽生赤翳,或白,或肿肤起,或赤痛不得视光,痛入心肝,或眼外浮肿如吹汁出,生膜覆珠子方。

秦皮二两　前胡二两　常山二两　黄芩二两　升麻二两

芍药二两　白薇二两　枳实二两,炙　大黄三两　甘草二两,炙

上十味,以水八升,煮取三升。分三服,相去二食顷更服。若盛热者,可加芒硝二两。忌海藻、菘菜、生葱、生菜。出第六卷中。一方加蕤仁一两、栀子仁半两。

张文仲秦皮汤,主伤寒病热,毒气入眼,生赤脉、赤膜、白肤、白翳者,及赤痛不得见光,痛毒烦恼者神效方。

秦皮　升麻　黄连各一两

上三味,切,以水洗去尘,用水四升,煮取二升半。冷之,分用三合。仰眼,以绵绕箸头,取汤以滴眼中,如屋漏状,尽三合止。须臾复用,日五六遍乃佳。忌猪肉、冷水。出第二卷中。

伤寒口疮方二首

《病源》:夫伤寒,冬时发其汗,必吐痢,口中烂生疮,以其热毒在脏,心脾烦壅,表里俱热,热不已,毒气熏于上焦,故令口舌干燥生疮也。出第七卷中。

深师疗伤寒热病口疮,黄柏蜜方。

黄柏削去上皮,取里好处,薄斜削

上一味,以崖蜜半斤极消者,以渍柏一宿,惟欲令浓,含其汁,良久吐之,更复如前。若胸中热有疮时,饮三五合尤良。

又疗伤寒口疮烂者,升麻汤方。

升麻一两　甘草一两,炙　竹叶切,五合　麦门冬三分,去心

牡丹一分　干枣二十枚,擘

上六味,切,以水四升,煮取一升半,去滓,分五服,含稍稍咽之为度。忌海藻、菘菜、胡荽等。并出第十四卷中。

伤寒手足欲脱疼痛方七首

《病源》：此由热毒气从内而出，循经络攻于手足也。人五脏六腑井荣俞，皆出于手足指，故毒从脏腑而出也。出第八卷中。

范汪疗伤寒热病，手足肿欲脱方。

生牛肉裹之，肿消痛止。出第三十卷中。深师同。

崔氏疗伤寒手足热疼欲脱方。

取羊屎煮汁淋之，瘥止。亦疗时疾，阴囊及茎肿。亦可煮黄柏洗之。《肘后》、深师、《集验》、《千金》、《备急》并同。出第一卷中。

《集验》疗毒热攻手足，肿疼欲脱方。

浓煮虎杖根，适寒温以渍手足，入至踝上一尺。兼疗天行。范汪、《肘后》、《千金》同。

又方

酒煮苦参以渍之。范汪、《千金》、《集验》同。并出第二卷中。

《千金》疗毒热病攻手足肿，疼痛欲脱方。

煮马粪，若羊粪汁渍之，猪膏和羊粪涂之亦佳。范汪、《集验》、《肘后》同。

又方

取常思草，绞取汁以渍之，一名苍耳。范汪、《集验》、《肘后》同。出第十卷中。

《备急》疗热病手足肿欲脱者方。兼主天行。

以稻瓢灰汁渍之佳。《集验》《千金》《肘后》同。出第一卷中。

伤寒虚羸方四首

《病源》:其人血气先虚,复为虚邪所中,发汗吐下之后。经络俱损伤,阴阳竭绝,热邪始散,真气尚少,五脏犹虚,谷神未复,无津液以荣养,故虚羸而生病焉。出第八卷中。

《集验》疗伤寒虚羸少气,气逆苦呕吐方。

石膏一升,碎,绵裹　竹叶一把　麦门冬一升,去心　人参二两　半夏一升,洗　生姜四两　甘草二两,炙

上七味,切,以一斗二升,煮取六升,去滓,内粳米一升,米熟去米,饮一升,日三服。忌海藻、菘菜、羊肉、饧。出第三卷中。

又生地黄汤,疗伤寒有热,虚羸少气,心下满,胃中有宿食,大便不利方。

生地黄三斤　大黄四两　大枣二十枚,擘　甘草一两,炙　芒硝二合

上五味,合捣令相得,蒸五升米下,熟绞取汁,分再服。忌海藻、菘菜。出第二卷中。

《千金》疗伤寒虚羸少气呕吐,竹叶石膏汤方。

石膏一升,碎,绵裹　竹叶一把　麦门冬一升,去心　人参二两　半夏半升,洗　甘草二两

上六味,以水一斗,煮取六升,去滓,内粳米一升,煮米熟,去米饮一升,日三服。忌海藻、菘菜、羊肉、饧。出第十卷中。此张仲景《伤寒论》方。

张文仲栀子豉汤,疗吐下后,虚羸欲死方。

栀子一十枚　豉四合,绵裹

上二味,以水五升,先煮栀子取二升,内豉,又煮三四沸,去

滓,分再服。支同此,出姚万第二卷中。《集验》《备急》同,各用栀
子十四枚。

伤寒不得眠方四首

《病源》:夫卫气昼行于阳,夜行于阴。阴主夜,夜主卧,谓阳
气尽,阴气盛,则目瞑矣。今热气未散,与诸阳并,所以阳独盛,阴
偏虚,虽复病后,仍不得眠者,阴气未复于本故也。出第八卷中。

仲景《伤寒论》疗伤寒发汗若吐下后,虚烦不得眠,剧则反
覆颠倒,心内苦痛懊恼者,属栀子豉汤证方。

肥栀子十四枚,擘　香豉四合,绵裹

上二物,以水四升,先煮栀子取二升半,去滓,内豉更煮,取
一升半,去豉。分温再服,得吐止后服。

《肘后》疗大病瘥后虚烦不得眠,腹中疼痛懊恼,乌梅豉汤方。

豉七合,绵裹　乌梅十四枚,擘

上二物,以水四升,煮乌梅取二升半,内豉更煮,取一升半,
去滓。温分再服。无乌梅用栀子四枚。

又半夏茯苓汤方。

半夏三两,洗　秫米一升　茯苓四两

上三味,切,以千里流水一石,扬之万遍,澄取二斗,合煮诸药,
得五升,去滓。温分五服。忌羊肉、饧、酢等物。并出第一卷中。

深师酸枣汤,疗伤寒及吐下后心烦乏气,昼夜不眠方。

酸枣仁四升　麦门冬一升,去心　甘草二两,炙　蝭母二两,
知母也　茯苓二两　芎劳二两　干姜三两

上七味,切,以水一斗六升,煮酸枣取一斗,去枣内药,煮取
三升,去滓,温分三服。忌海藻、菘菜、大酢。出第十四卷中。

伤寒小便不利方九首

《病源》：伤寒发汗后，而汗出不止，津液少，胃中极干，小肠有伏热，故小便不通也。出第八卷中。

仲景《伤寒论》：少阴病，二三日不已，至四五日，腹痛小便不利，四肢沉重，疼痛，自下痢者，此为有水气。或咳，或小便自利，或下痢，或呕者，真武汤主之方。

茯苓三两　白芍药三两　附子一枚，炮去皮，破八片　白术三两　生姜三两，去皮

上五味，切，以水八升，煮取三升，去滓。温服七合，日三服。若咳者，加五味子半升、细辛一两、干姜一两。若小便自利者，去茯苓。若下痢者，去芍药，加干姜二两。呕者，去附子，加生姜，足前成半斤。忌酢、猪肉、桃李、雀肉等。出第六卷中。深师同。兼主天行，大效。

又伤寒六七日，已发汗而复下之，胸胁满结，小便不利，渴而不呕，但头汗出，往来寒热心烦者，此未解也。属小柴胡桂姜汤主之方。

柴胡半斤　桂心三两　黄芩三两　牡蛎二两，熬　甘草二两，炙　栝楼根四两　干姜二两

上七味，切，以水一斗二升，煮取六升，去滓，更煎取三升。温服一升，日三服。初一服微烦，后汗出便愈。忌生葱、海藻、菘菜。出第四卷中。

又疗伤寒七八日，身黄如橘子色，小便不利，腹微满者，茵陈汤主之方。

茵陈六两　肥栀子十四枚，擘　大黄二两，去皮，酒洗，破三片

上三味，以水一斗二升，先煮茵陈减二升，去滓，内二物，煮取三升，去滓。分温三服，日三。小便当利，尿如皂荚沫，状色正赤，一宿腹减，黄从小便去。出第五卷中。张文仲、《千金》并同。

又服桂枝汤或下之，仍头项强痛，翕翕发热无汗，心下满微痛，小便不利者，桂枝去桂加茯苓白术汤主之方。

芍药　生姜切　白术　茯苓各三两　甘草二两，炙　大枣十二个，擘

上六味，切，以水八升，煮取三升，去滓，温服一升，小便利则愈。忌海藻、菘菜、酢、桃李、雀肉等。

《肘后》疗小腹满，不得小便方。兼疗天行。

细末雄黄，蜜和，为丸如枣核，内溺孔中，令入半寸。出第二卷中。文仲同。

《千金翼》疗少阴病四逆，其人或咳或悸，或小便不利，或腹中痛，或泄痢下重，四逆散方。

甘草十分，炙　枳实十分，炙　柴胡十分　芍药十分

上四味，捣，细筛，白饮和服方寸匕，日三服。嗽者，加五味子、干姜各五分，并主下痢。胸中悸者，加桂心五分。小便不利者，加茯苓五分。腹中痛者，加附子一枚，泄痢下重者，先以水五升，煮薤二升，取三升，以散三方寸匕，内汤中煮之，取一升半，分再服。忌海藻、菘菜。仲景、范汪同。出第十卷中。

崔氏疗伤寒热盛，小便不利，滑石汤方。兼疗天行。

滑石屑，二两　葶苈子一合，熬

上二物，以水二升，煮取七合，去滓，顿服之。

又方

捣生葱敷脐下横纹中，燥则易之。

又瞿麦汤方。

瞿麦三两　甘草三两,炙　滑石四两　葵子二合半　石韦三两,去毛令尽

上五味,切,以水八升,煮取二升半,分三服。忌海藻、菘菜。并出第一卷中。《古今录验》同。

伤寒下痢及脓血黄赤方一十六首

《病源》:伤寒病若表实里虚,热气乘虚而入,攻于肠胃,则下黄赤汁。若温毒气盛,则腹痛壮热,下脓血如鱼脑,或如烂肉汁。若寒毒入胃,则腹满身热,下清谷。下清谷者,不可攻表,汗出必胀满,表里俱虚故也。

伤寒六七日下痢,便发热而痢,其人汗出不止者死,但有阴无阳故也。

下痢有微热,其人渴,脉弱者,今自愈。脉沉弦者下重,其脉大者为未止,脉微数者为欲自止,虽发热不死。少阴病八九日,而一身手足尽热,热在膀胱,必便血下痢。脉反浮数,尺中自涩,其人必圊脓血。少阴病下痢,若痢自止,恶寒而欲蜷,手足温者可疗。阳明病下痢,其人脉浮大,此皆为虚弱强下之故也。

伤寒下痢,日十余行,其人脉反实者死。出第八卷中。张仲景《伤寒论》阳明无下痢证不可下。或有云下痢,其脉浮大者,此皆为虚,以强下之故也。设脉浮革,因尔肠鸣,当温之,与水即哕。

仲景《伤寒论》:伤寒本自寒下,医复吐之下之不解者,寒格更逆吐下。食入还吐出者,属干姜黄连人参汤主之方。

干姜　黄连　黄芩　人参各三两

上四味,切,以水六升,煮取二升,去滓,分再服之。忌猪肉、

冷水等。出第六卷中。

又太阳病桂枝证，医反下之，利遂不止，脉促者，表未解也。喘而汗出者，属葛根黄连汤方。

葛根八两　黄连三两，金色者　黄芩三两，切　甘草二两

上四味，切，以水八升，先煮葛根减二升，掠去沫，内诸药，煮取二升，去滓。温分再服。忌猪肉、冷水、海藻、菘菜。出第七卷中。

《肘后》疗伤寒，若下脓血者，赤石脂汤方。

赤石脂二两，碎　干姜二两，切　附子一两，炮破

上三味，以水五升，煮取三升，去滓。温分三服。后脐下痛者，加当归一两，芍药二两，用水六升煮。忌猪肉。范汪、张文仲同。

又主下痢不能食者，兼疗天行，黄连丸方。

黄连一两　乌梅二十枚，炙燥

上二味，捣末，蜡如博棋子一枚，蜜一升，于微火煎，令可丸如梧子。一服十五丸，日三服。忌猪肉、冷水。出第一卷中。

又白通汤，疗伤寒泄痢不已，口渴不得下食，虚而烦方。

大附子一枚，生，削去黑皮，破八片　干姜半两，炮　甘草半两，炙　葱白十四茎

上四味，切，以水三升，煮取一升二合，去滓。温分再服。渴微呕心下停水者，一方加犀角半两，大良。忌海藻、菘菜、猪肉。范汪同。出第十四卷中。张仲景《伤寒论》白通汤惟主少阴下痢。厥逆无脉，干呕而烦者，白通加猪胆汤主之。本无甘草，仍不加犀角。

范汪疗伤寒，腹中微痛不止，下痢，秦皮汤方。

秦皮三两　黄连四两　白头翁二两　阿胶三两

上四味，㕮咀三味，以水八升，煮得二升，绞去滓，内胶令烊，适寒温，先食饮七合，日二服。忌猪肉、冷水。

又豉薤汤,疗伤寒暴下及滞利腹痛方。

豉一升　薤白一把,寸切

上二物,以水三升,煮令薤熟,漉去滓,分为再服,不瘥复作。

又蕙草汤,疗伤寒,除热止下痢方。

蕙草二两　黄连四两　当归二两

上三味,切,以水六升,煮得二升,适寒温,饮五合,日三。忌猪肉、冷水等物。

又疗伤寒下痢,脉微,足厥冷,通草汤方。

通草一两　干姜一两　枳实四两,炙　人参一两　附子一枚,炮令裂破

上五味,切,以水六升,煮取二升,适寒温饮五合,日三,不瘥稍加至七合。忌猪肉。并出第三十卷中。

《小品》犀角汤,疗热毒下黄赤汁,及赤如腐烂血,及赤滞如鱼脑,腹痛壮热,诸药无效方。

黄柏一两半　黄芩一两半　白头翁一两　黄连二两　当归一两　牡蛎一两半,熬　犀角屑半两　艾叶半两　石榴皮一两半　桑寄生一两　甘草一两,炙

上十一味,切,以水八升,煮取三升,分三服。忌猪肉、冷水、海藻、菘菜。出第六卷中。《古今录验》同。

《集验》疗伤寒后,下痢脓血,柏皮汤方。

黄柏二两　黄连四两　栀子仁十四枚,擘　阿胶一两,炙

上四味,切,以水六升,煮三味取二升,去滓,内胶令烊。温分再服。忌猪肉、冷水。范汪同。出第二卷中。

《千金翼》热痢下重,白头翁汤主之方。

白头翁二两　黄柏三两　黄连三两　秦皮三两,切

上四味,切,以水七升,煮取二升,去滓。分服一升,不愈更服。忌猪肉、冷水。范汪同。出第十卷中。此张仲景《伤寒论》方。

崔氏疗伤寒后,赤白滞下无数,阮氏桃华汤方。

赤石脂八两,冷多白滞者加四两　粳米一升　干姜四两,冷多滞者加四两,切

上三味,以水一斗,煮米熟,汤成去滓。服一升,不瘥复作。热多则带赤,冷多则带白。《千金翼方》不同,加减稍别。《伤寒论》、《千金》、范汪同。张仲景《伤寒论》煮汤和赤石脂末一方寸匕服。

又疗伤寒热利,黄连丸方。

黄连三两,去毛　当归三两　干姜二两　赤石脂二两,切

上四味,捣筛,蜜和,丸如梧子大。服三十丸,日三。叔尚书以疗热痢,是岁传与东都当方诸军营,及夏日成人发者数千余人。余时亦复用之,亦佳。但时用之,不及诸汤速耳。当服百丸许乃断。忌猪肉、冷水。并出第一卷中。

张文仲陶氏伤寒下痢,豉薤汤方。

豉一斤,绵裹　薤白一握　栀子十四枚,擘破

上三味,以水五升,煮取二升半,去滓,温分三服。《小品》云:此方主温毒,乃伤寒内虚,外热攻肠胃,下黄赤汁及如烂肉汁,并去赤滞,下伏气腹痛,诸热毒悉主之。水四升,先煮栀子、薤白令熟,内豉煮取二升,分三服。《千金》《备急方》同。

又疗伤寒下痢恶血不止,犀角汤方。

干姜一两　犀角一两,末　地榆一两　蜜二合

上四味,切,以水五升,煮取一升半,去滓,下蜜更煮至一升。分三服,自愈。此治热毒蛊痢。《千金》同。并出第十五卷中。

伤寒𧏾疮方一十首

《病源》:凡得伤寒及天行热病,日数较多,腹内有热,又人食少,肠胃空虚,三虫行作求食,食人五脏及下部也。𧏾病之候,齿龂无色,舌上尽白,甚者唇里有疮,四肢沉重,忽忽喜眠。如此皆为虫食其肛,肛烂见五脏则死。当数看其上唇内,有疮唾血,唇内如粟疮者,则心内懊恼痛,此虫在上,食其五脏;下唇内生疮者,其人不寤,此虫食下部,皆能杀人也。出第八卷中。

《肘后》:若病人齿龂无色,舌上白者,或喜眠愦愦,不知痛痒处,或下痢,宜急疗下部。不晓此者,但攻其上,不以为意,下部生疮,虫食其肛,肛烂见五脏便死。

烧马蹄作灰细末,猪膏和,涂绵以导下部,日数度瘥。

又桃仁苦酒汤方。

桃仁五十枚,去皮尖及两仁　苦酒二升　盐一合

上三味,煮取六合,去滓,尽服之。并出第一卷中。

深师疗𧏾食下部,桃皮汤方。

桃皮二两　槐子二两　艾二两　大枣三十枚,擘,一方用黄连

上四味,切,以水五升,煮取三升,去滓,温分三服之。

又疗𧏾虫食下部方。

以泥作罂,以竹筒如指所,横穿罂肚,筒一头内下孔中,内如鸡子艾烧之,人就罂口吹之,常令艾烧,强人可益艾,甚良。《千金》同。

又龙骨汤,治伤寒已八九日至十余日,大烦渴热盛,而三焦有疮𧏾者多下,或张口吐舌呵吁,咽烂口鼻生疮,吟语不识人,宜服此汤。除热毒止痢神方。

龙骨半斤,碎

上一味,以水一斗,煮取四升,沉之井底令冷,服五合,余渐渐进之,恣意如饮,尤宜老少,无味殆如饮水,亦断下。文仲、《备急》、《千金》等同。

又疗伤寒及诸病之后,内有䘌出下部烦者,黄连犀角汤方。

黄连一两,去毛　乌梅十四枚,擘　犀角三两　青木香半两

上四味,切,以水五升,煮取一升半,分再服。忌猪肉、冷水等。并出第十四卷中。

范汪疗伤寒心中懊恼,下痢,谷道中烂伤,当服懊恼散,以䘌药内谷道中,懊恼散方。

藋芦十分　干漆二分　萹蓄二分

上三味,各异捣筛粉,粥饮服一钱匕,先食,日再服。《千金》同。

又疗䘌懊恼,麝香散方。

麝香一分,研　雄黄一分,研　丹砂一分,研　犀角一分,屑　羚羊角一分,研　青葙子一分　黄连一分　升麻一分　桃仁一分,熬　贝齿一分

上十味,并捣合下筛。先食,以小麦粥服钱五匕。服药讫,复以钱五匕绵裹以导谷道中,食顷去之。日三。忌猪肉、冷水、生血等物。并出第三十三卷中。

《小品》青葙子散,疗热病有䘌,下部生疮方。

青葙子一两　藋芦四两　狼牙三分　橘皮二分　萹蓄二分,切之

上五味,捣下筛,粥饮和合,服两钱匕,日三。不知,稍增之。出第六卷中。《千金》同,有甘草一分。

张文仲疗伤寒兼䘌疮。王叔和云:其候口唇皆生疮,唾血,

上唇内有疮如粟者,则心中懊恼痛,如此则此虫在上,乃食五脏;若下唇内生疮,其人喜眠者,此虫在下,食下部方。

取鸡子一枚,扣头出白,与漆一合熟和,令调如漆,还内壳中,仰吞之。食顷,或半日,或下虫,或吐虫。剧者,再服乃尽。热除病愈。凡得热病,腹内热,食少,三虫行作求食,食人五脏及下部,人不能知,可服此药,不尔蟨虫杀人。《集验》、深师、《肘后》同。

又方

猪胆一具

上一味,渍著半升苦酒中和之,煎三沸,三下三上,药成可放温,空腹饮一满口,虫即死。有人经用之验。并出第二卷中。《千金》同。

伤寒阴阳易方八首

《病源》:伤寒阴阳易病者,是男人妇人伤寒病新瘥未平复,而与之交接得病者,名为阴阳易也。其男子病新瘥未平复,而妇人与之交接得病者,名阳易。其妇人得病新瘥未平复,而男子与之交接得病者,名阴易。若二男二女,并不相易。所以呼为易者,阴阳感动,其毒度著于人,如换易也。其病之状,身体重,小腹里急,或引阴中拘挛,热上冲胸,头重不能举,眼内生眵,四肢拘急,小腹疼痛,手足拳,皆即死。其亦有不即死者,病苦小腹里急,热上冲胸,头重不能举,百节解离,经脉缓弱,血气空虚,骨髓枯竭,便嘘嘘吸吸,气力转少,着床不能动摇,起止仰人,或引岁月方死。出第八卷中。

《深师》疗妇人得温病虽瘥平复,未满一百日不可与交合,交合为阴易之病,病必拘急手足拳,皆死。丈夫病以易妇人,名为阳易,速当疗之可瘥,满四日不可疗也。宜令服此药方。

干姜四两

上一味,捣末,汤和,一顿服,温覆汗得解,止手足伸遂愈。范汪同。出第十四卷中。

范汪獭鼠粪汤,疗伤寒病后,男子阴易方。

薤一大把　獭鼠粪十四枚

上二味,以水五升,煮取二升,尽饮之,温卧汗出便愈。亦理劳复。獭鼠屎两头尖者是也。《肘后》薤作蓝。

又丹米汤,疗伤寒病已后,男子阴易方。

丹米三两

上一味末,以薄酒和,尽饮之,温覆汗出便愈。亦随人大小,不必三两,自以意消息之。

又疗交接劳复卵肿,腹中绞痛便绝死,竹皮汤方。

刮青竹皮一升

上一味,以水三升,煮五六沸,绞去滓,顿服立愈。《肘后》同。

又疗阴阳易,栝楼汤方。

栝楼根二两

上一味,以水五升,煮取一升,分二服。先以青淡竹沥一升,合水二升,煮好银二两,减半去银,先与病人饮之讫,须臾乃服汤。小便利即瘥。栝楼汤、银汁须冷服。与前疗渴方同。

《千金》曰:昔者人得伤寒病,已瘥未健,诣华旉视脉。旉曰:虽瘥尚虚未复,阳气不足,勿为劳事,余劳尚可,御内即死,临死当吐舌数寸。其妻闻其夫病除,从百余里来省之,止宿交接,中间三日发病,口舌出数寸而死。病新瘥未满百日,气力未平复,而以房室者,略无不死。有士盖正者,病愈后六十日,已能行射猎,以房室则吐涎而死。及热病房室,名为阴阳易之病,皆难疗多死。近者有士大夫,小得伤寒,瘥已十余日,能乘马行来。自谓平复,以房室则小腹急痛,手足拘挛而死。医者张苗说,有婢得病后数十日,有六人奸之皆死。妇人得病易丈夫,丈夫得病亦易妇人,疗之烧裈散方。兼主温病阴易也。

取女人中裈近隐处烧取灰

上一物为散,服方寸匕,日三服。小便即利,阴头微肿,此为愈矣。女人病可取男人裈,如前法,酒水服。此本仲景方。《肘后》同。

又疗交接劳复,卵肿缩,腹中绞痛,便欲死者方。

取交接妇人衣服以覆男子。《肘后》同。

又方

取女人手足爪二十枚　女人中衣裳一尺,烧。

上二味,末,以酒服,亦可米汁饮服之。出第十卷中。《肘后》同。

伤寒劳复食复方二十五首

《病源》:伤寒病新瘥,津液未复,血气尚虚,若劳动早,更复成病,故云复也。若言语思虑则劳神,梳头澡洗则劳力,劳则生热,热气乘虚还入经络,故复病也。其脉沉紧者,宜下之。

又食复。伤寒病新瘥及大病之后,脾胃尚虚,谷气未复,若食猪肉、肠血、肥鱼及油腻物,必大下痢,医所不能治也,必至于死。若食饼饵、粢黍、饴脯、炙脍、枣栗诸果,牢强难消之物,胃气虚弱,不能消化,必更结热。适以药下之,则胃气虚冷,大利难禁,不下之必死,下之亦危,难救也。大病之后,多坐此死,不可不慎护也。夫病新瘥后，但得食糜粥，宁可少食令饥，慎勿饱，不得他有所食，虽思之勿与，引日转久，可渐食羊肉糜若羹汁，慎不可食猪、狗等肉。并出第八卷中。

《广济》疗伤寒因食劳复，头痛壮热，栀子汤方。

栀子十四枚，擘　香豉一升，绵裹　葱白一握，切　粟米三合
雄鼠屎二七枚，烧令烟绝，末

上五味，以水八升，煮取二升三合，去滓，内鼠屎。分三服，服别相去如人行六七里。须利，内芒硝五分。忌面、炙肉、蒜等物。出第一卷中。

深师疗劳复，大青汤方。

大青四两　甘草二两，炙　阿胶二两，炙　香豉二两

上四味，切，以水一斗，煮取三升，去滓。温服一升，日五六服。欲尽复作，常使有汤，渴便饮，无毒除热止吐下。伤寒一二日，上至十数日困笃，发汗热不解，吐下后热不除，止下痢甚良。先煮大青、甘草，取四升，去滓，内胶、豉，胶消尽便漉去，勿令豉坏，当预渍胶令释也。忌菘菜、海藻。《集验》《肘后》《千金》同。

又方

取鸡子空壳碎之，熬令黄黑捣筛，热汤和一合服之，温卧取汗愈，鸡子壳悉服之。《肘后》、崔氏同。

又方

取马粪烧捣为散，冷酒服方寸匕良。三炊顷便验，神良。

又疗伤寒瘥后劳复，葵子汤方。

葵子二升　粱米一升

上二味，合煮作薄粥饮之，多多为佳，取汗立瘥。并出第十四卷中。

范汪疗伤寒病瘥,语言书疏,坐起行步劳复方。

刞青竹皮多多煮之,令厚浓,服三升汁则愈。

又伤寒已愈,食饮多劳复,大黄豉汤方。

豉五合　甘草二两,炙　桂心二两　大黄四两　芒硝半斤

上五味,咬咀,以水六升,煮得二升,去滓。先食,适寒温饮一升,日再服。忌海藻、菘菜、生葱等物。

又疗伤寒瘥以后,饮食劳复,栀子汤方。

栀子十四枚　豉一升　桂心二两　麻黄二两　大黄二两

上五味,咬咀,以水七升,先煮麻黄,掠去沫,内余药,更煮取二升,去滓。温服一升,日再服,当小汗及下痢。忌生葱。并出第三十四卷中。

《千金》疗伤寒温病后劳复,或食饮,或动作,栀子石膏汤方。

栀子仁三七枚,擘　石膏五两,碎　鼠屎尖头者,二十枚　香豉一升,绵裹

上四味,以水七升,煮取三升,分三服。

又疗劳复,或因洗手足,或梳头,或食等劳复方。

取洗手足汁,饮之一合,即愈。

又方

取头垢如枣核大,吞一枚。

又方

取饭烧为末,饮进一升。《肘后》同。

又疗大病已瘥劳复者,枳实栀子汤方。

枳实三枚,炙　栀子十四枚,擘

上二味,以酢浆一斗,先煎取六升,煮药取三升,内豉一升,煎五六沸,去滓,分再服。覆取汗。如有宿食者,内大黄如棋子

一枚。范汪、《救急》、《集验》并同。出第十卷中。张仲景《伤寒论》内大黄如博棋子五六枚。

又疗劳复垂死者方。

暖汤三合,洗四五岁女子阴,取汁内口中服则愈。男儿亦得,起死人方。

又疗食劳方。

曲一饼,煮取汁服之。

又疗食劳方。

杏仁五十八枚,酢二升,煎取一升服之,取汗则瘥。

又方

烧人粪灰,水服之方寸匕。

又疗伤寒瘥后,更头痛、壮热、烦闷者方。

服黄龙汤三合,日三服。

又欲令病人不复者方。

烧头垢如梧子大,服之。并出第十卷中。

崔氏疗伤寒劳复,鼠屎汤方。

栀子二七枚,擘　豉五合　鼠屎两头尖者,二七枚

上三味,以浆水二升,煮取一升,去滓,顿服。数试异验。出第一卷中。

《古今录验》栀子汤,疗伤寒劳复方。

栀子十四枚,擘　麻黄二两,去节　大黄二两　豉一升,绵裹

上四味,切,以水七升,煮取二升,分为三服。深师、《肘后》同。

又疗伤寒劳复,鼠屎汤方。

鼠屎二十一枚　豉一升,绵裹　栀子七枚,擘　大黄三两,切

上四味,以水五升,煎取二升七合,分三服,微取汗,应小鸭

溏下。《千金》同。

又疗病新瘥，早起及食多劳复，鼠屎豉汤方。

鼠屎两头尖者，二十一枚　香豉一升

上二味，以水三升，煮取一升，尽服之，温卧令小汗。《千金》同。

又疗食不消劳复脉实者，鼠屎栀子豉汤方。

豉二升，绵裹　鼠屎二十一枚　栀子七枚，擘　麻黄三两，去节

上四味，以水五升，煮取二升，分服七合，汗微出，日三服。《千金》麻黄作大黄。

又疗伤寒已愈，食饮多复发者方。

豉五合，绵裹　甘草二两，炙　大黄四两　芒硝半两

上四味，切，以水九升，煮取三升，去滓，饮一升，日再。忌菘菜、海藻等。范汪同。

又疗伤寒瘥，令不复，白芷散方。

白芷十二分　白术十分　防风八分　栝楼五分　桔梗四分　细辛三分　附子二分，炮，去皮　干姜二分　桂心二分

上九味，捣筛为散，以粳米粥清服一钱匕，食已，服二钱，小儿服一钱。常以鸡子作羹，吃粳米饭，多少与病人食之，亦未必常有鸡子羹、粳米饭。如服药讫，即扶起令行步，仍擽头洗手面。食辄服之，劳行如前，则不复。浩云：数用佳。忌猪肉、桃李、雀肉、胡荽、蒜、青鱼、鲊、生葱、生菜。范汪同。出第三卷中。一方有人参三分。

伤寒百合病方七首

《病源》：伤寒百合病者，谓无经络，百脉一宗，悉致病也。皆因伤寒虚劳，大病之后不平复，变成斯病也。其状意欲食，复不

能食;常默默欲得卧,复不得卧;欲出行,而复不能行;饮食或有美时,或有不用时闻饮食臭;或如强健人,而欲卧复不得眠。如有寒,复如无寒;如有热,复如无热,至朝口苦,小便赤黄。百合之病,诸药不能疗,得药则剧,而吐痢,如有神灵所加也。身形如和,其人脉微数,每尿辄头痛。其病六十日乃愈。若尿时头不痛,淅淅然如寒者,四十日愈。若尿时快然但眩者,二十日愈。其证或未病而预见,或病四五日而出,或病二十日、一月日复见。其状恶寒而呕者,病在上焦也,二十三日当愈。其状腹满微喘,大便硬,三四日一大便,时复小溏者,病在中焦也,六十三日当愈。其状小便淋沥难者,病在下焦也,四十三日当愈。各随其证,以疗之耳。并出第八卷中。

仲景《伤寒论》疗百合之病,诸药不能疗,若得药则剧而吐痢,如有神灵所加也。身体仍和,脉微数,每尿时辄头痛,六十日乃愈。尿时头不痛,淅淅然者,四十日愈。尿时快然,但头眩者,二十日愈。其证或未病而预见,或病四五日而出,或病二十日、一月复见者,悉疗之。

又发汗已更发者,百合知母汤主之方。

百合七枚,擘　知母三两

上二味,以泉水洗,先渍百合经一宿,上当白沫,泻却其汁,更以好泉水二升,煮取一升,去滓,置之一处,别以泉水二升,煮知母取一升,去滓,二味汁相和,煮取一升半,分温再服之。《小品》《千金》同。

又下之已更发者,百合滑石代赭汤主之方。

百合七枚,擘,以泉水渍一宿,上当白泄出,去之　滑石三两,碎　代赭如弹丸一枚,碎上三味,先以泉水二升,煮百合取一升,去滓,置一厢,又以泉水二升,煮和二味,取一升,去滓,合煎,取一升半,分再服。《千金》《小品》同。

又吐之已更发者,百合鸡子汤主之方。

百合七枚

上一味,依前法,泉水二升,煮取一升,去滓,扣鸡子一枚,取中黄,内百合汤搅,令调温,再服之。《千金》同。

又不吐不下不发汗,病形如初,百合生地黄汤主之方。

百合七枚

上一味,依前法渍,以泉水二升,煮取一升,生地黄汁一升,二味汁相和,煮取一升半,温分再服。一服中病者,更勿服也。大便当出恶沫。《千金》《小品》并同。

又百合病一月不解,变成渴者。

以渍百合水洗身法,其后《千金方》中一味是,后服栝楼牡蛎散,其次则是。并出第十七卷中。

《小品》:凡百合病见于阴而以阳法攻之,其阴不得解也,复发其汗,此为逆,其病难治。见于阳而以阴法攻之,其阳不得解也,复下之,其病不愈。

《千金》百合病经一月不解,变成渴者方。

百合根切,一升

上一味,以水一斗,渍一宿,以汁洗病人身也。洗身讫,食白汤饼。今博饦也。勿与盐豉也。渴不瘥,可用栝楼根并牡蛎等分为散,饮调方寸匕,日三服。《小品》、张仲景方同。

又疗百合病变而发热者方。

滑石三两　百合根一两,炙

上二味，末之，饮下方寸匕，日三。微利者止勿服之，热即除。一本云：治百合病小便赤涩，脐下坚急。

又百合病变腹中满痛者方。

但服百合根，随多少熬令色黄，末之，饮调方寸匕，日三服。满消痛止。《小品》同。并出第十卷中。

伤寒狐惑病方四首

仲景《伤寒论》：狐惑之病，其气如伤寒，嘿嘿但欲卧，目瞑不得眠，起卧不安。蚀于喉咽者为惑，蚀于阴者为狐。狐惑之病，并恶饮食，不欲闻饮食臭。其面乍赤乍黑乍白。蚀于上部其声嗄，蚀于下部其咽干。蚀于上部，泻心汤主之；蚀于下部，苦参汤淹洗之；蚀于肛外者，雄黄熏之。

又泻心汤，兼疗下痢不止，心中愊愊坚而呕，肠中鸣者方。

半夏半升，洗　黄芩三两　人参三两　干姜三两　黄连一两
甘草四两，炙　大枣十二枚，擘

上七味，切，以水一斗，煮取六升，分服一升，日三服。忌猪肉、冷水、菘菜、海藻、羊肉、饧。《千金》同。出第六卷中。

又雄黄熏法，兼主蠚病。

雄黄一物，研末，以两筒瓦合之烧，以熏下部。

《千金》疗狐惑，薰草黄连汤方。

黄连四两，去皮　薰草四两

上二味，切，以白浆一斗渍之一宿，煮取二升，去滓，分为二服。忌猪肉、冷水。《小品》同。

又其人脉数，无热，微烦，嘿嘿但欲卧，汗出。得之三四日，眼赤如鸠眼者；得之七八日，其四眦黄黑。能食者，脓已成也，疗

之方。

以赤小豆三升渍之,令生牙足,复干之,加当归三两,为末,浆水服方寸匕,日三服。《小品》同。出第十卷中。此本仲景方。

凡病形不可灸,因火为邪,散走血脉,伤脉尚可,伤脏则剧。井输穴肿,黄汁自出,经络外烂,肉腐为痈脓,此为火疽七居反,医所伤也。凡微数之脉,慎不可灸,因火为邪,即致烦逆,追虚逐实,血散脉中,火气虽微,内攻有力,焦骨伤筋,血难复也。

第三卷

天行病发汗等方四十二首

《病源》：夫天行时气病者，是春时应暖而反大寒，夏时应热而反大凉，秋时应凉而反大热，冬时应寒而反大温者，此非其时而有其气，是以一岁之中，病无长少，率多相似者，此则时行之气也。从立春节后，其中无暴大寒，又不冰雪，而人有壮热为病者，此属春时阳气发于冬时，伏寒变为温病也。从春分以后至秋分节前，天有暴寒者，皆为时行寒疫也。一名时行伤寒。此是节候有寒伤于人，非触冒之过也。若三月、四月，或有暴寒，其时阳气尚弱，为寒所折，病热犹小轻也。五月、六月，阳气已盛，为寒所折，病热则重也。七月、八月，阳气已衰，为寒所折，病热亦小微也。其病与温及暑病相似，但治有殊耳。然得时行病，一日在皮毛，当摩膏火灸愈。不解者，二日在肤，可法针，服解肌散，汗出愈。不解，三日在肌，复发汗，若大汗则愈，不解者止，勿复发汗也。四日在胸，服藜芦丸，微吐之愈。若病固，服藜芦丸不吐者，服赤小豆瓜蒂散吐之即愈。视病者尚未了了，复一法针之，当解。不愈者，六日热已入胃，乃与利汤下之愈。百无不如意，但当谛视节度与病耳。若食不消，病亦与时行病，俱发热头痛，食病当速下之，时行病当待六七日下之。时行病始得，一日在皮，二日在肤，三日在肌，四日在胸，五日入胃，入胃乃可下也。热在胃外而下之，则热乘虚便入胃，然病要当复下去之，不得留于胃

中也。胃若实热,致此为病,三死一生。此辈皆多不愈,胃虚热
入烂胃也。其热微者赤斑出,剧者黑斑出。赤斑出者,五死一
生;黑斑出者,十死一生。但论人有强弱,病有难易,攻效相倍
耳。病者过日,不以时下之,热不得泄,亦胃烂斑出矣。若得病
无热,但狂言烦躁不安,精采言语,与人不相主当者,勿以火迫
之,但以猪苓散一方寸匕,水和服之,当以新汲冷水,令强饮一
升,若一升半,可至二升益佳,以指刺喉中吐之,随手愈。不即吐
者,此病辈多不善,勿强与水,水停即结心下也。更当以余药吐
之,皆令相主当者,不尔必危。若此病不急以猪苓散吐解之者,
其死殆速矣。亦可先以去毒物及法针之,尤佳。其汤熨针石,别
有正方,补养宣导,今附于后。

《养生方导引法》云:清旦初起,以左右手交互从头上挽两
耳举,又引鬓发,即流通,令头不白,耳不聋。又摩手掌令热以摩
面,从上下二七止,去汗气,令面有光。又摩手令热,从体上下,
名曰干浴,令人胜风寒时气,寒热头痛,百病皆愈。

又时气病一日,太阳受病。太阳为三阳之首,主于头项,故
得病一日,头项腰脊痛。

又时气二日,阳明受病。阳明主于肌肉,其脉络鼻入目,故
病二日,内热鼻干,不得眠。夫诸阳为表,表始受病皮肤之间,故
可摩膏火灸,发汗而愈。

又时气病三日,少阳受病。少阳脉循于胁,上于颈耳,故得
病三日,胸胁热而耳聋也。三阳经络始相传,病未入于脏,故可
汗之而愈。

又时气四日,太阴受病。太阴为三阴之首,是知三日以后,
诸阳受病讫,即传之于阴,而太阴受病焉。其脉主于咽嗌,故得

病四日，腹满而嗌干。其病在胸膈，故可吐而愈也。

又云：夫得病四日，毒在胸膈，故宜取吐。有得病二三日，便心胸烦满，此为毒气已入。或有五六日以上，毒气犹在上焦者。其人有痰实故也，所以复宜取吐也。

又时气病五日，少阴受病。少阴脉贯肾络肺，系于舌本，故得病五日，口热舌干，渴而引饮。其病在腹，故可下而愈。

又时气病六日，厥阴受病。厥阴脉循阴器络于肝，故得病六日，烦满而囊缩也。此为三阴三阳俱受病，毒气入于肠胃，故可下而愈。

又时气病七日，法当小愈。所以然者，阴阳诸经传病竟故也。今病不除者，欲为再经病。再经病者，谓阴阳诸经重受病也。

又时气病八九日以上不解者，或是阴阳诸经重受于病；或已发汗、吐、下之后，毒气未尽，所经病不能除；或一经受病，未即相传，致使停滞，累日病证不改者，故皆当察其证候而治之。并出第九卷中。士弱氏曰：七日传经尽，再传经必七日，盖剥复之义耳。

《广济》天行壮热，烦闷发汗，麻黄汤方。

麻黄五两，去节　葛根四两　栀子二七枚，擘　葱切，一升　香豉一升，绵裹

上五味，㕮咀，以水八升，先煮麻黄、葛根三两，沸去沫，内诸药，煎取二升五合，绞去滓。分为三服，服别相去如人行五六里，更进一服。不利，覆取汗，后以粉粉身，忌风及诸热食。出第一卷中。

《肘后》疗天行一二日，麻黄解肌汤方。

麻黄一两，去节　升麻一两　甘草一两，炙　芍药一两　石膏一两，碎，绵裹　杏仁三十枚，去尖双仁　贝齿三枚，末

上七味，细切，以水三升，煮取一升，顿服。覆取汗，汗出则

愈。便食豉粥补虚也。忌海藻、菘菜。《千金》同。

又方

麻黄二两　黄芩　桂心各一两　生姜三两

上四味，切，以水六升，煮取二升，分三服。忌生葱。张文仲同。

又葛根解肌汤方。

葛根四两　芍药二两　麻黄一两，去节　大青一两　甘草一两，炙　黄芩一两　石膏一两，碎　大枣四枚，擘　桂心一两

上九味，切，以水五升，煮取二升，分温三服，相次服之。覆取汗瘥。忌海藻、菘菜、生葱、炙肉等。张文仲同。

又疗二三日以上至七八日不解者，可服小柴胡汤方。

柴胡八两　人参三两　甘草三两，炙　黄芩三两　生姜三两　半夏半升，洗　大枣十二枚，擘

上七味，切，以水一斗二升，煮取六升，去滓，更煎取三升，分三服。微覆取汗，半日便瘥。如不除，更服一剂。忌海藻、菘菜、羊肉、饧。范汪、张文仲同。此张仲景《伤寒论》方。

又若有热实，得汗不解，腹胀痛，烦躁欲狂语者，可服大柴胡汤方。

柴胡半斤　大黄二两　黄芩二两　芍药二两　枳实四枚，炙　半夏五两，洗　生姜五两　大枣十二枚，擘

上八味，切，以水一斗二升，煮取六升，去滓，更煎取三升。温服一升，日三服，当微利。忌羊肉、饧。此方四首最第一，急疾须预有幸可得药处，便不可不营之，保无伤死，诸小疗为以防穷极者耳。忌羊肉、饧。出第二卷中。同上。

《删繁》疗天行三日外至七日不歇，肉热，令人更相染着，大青消毒汤方。

大青四两 香豉八合,熬,绵裹 干葛 栀子各四两 生干地黄一升,切 芒硝三两

上六味,切,以水五升,煮诸药味,取二升五合,去滓,下芒硝,分三服。忌芜荑、热面、酒、蒜等物。一方有石膏八两。

又疗天行五日不歇,未至七日,皮肉毒热,四肢疼痛强,苦参吐毒热汤方。

苦参八分 乌梅七枚 鸡子三枚,取白

上三味,以苦酒三升煮二物,取一升,去滓,澄清,下鸡子白搅调,温去沫,分再服之。当吐毒热气出愈。

又疗天行七日至二七日,脏腑阴阳毒气,天行病欲歇而未歇,或因食饮劳复,心下胀满烦热,生地黄汤方。

生地黄切,一升 黄芩三两 桂心二两 甘草二两,炙 竹叶切,一升,洗 香豉一升,绵别裹 莼心一升 芒硝三两 尖鼠屎三七枚 干葛一两 麻黄三两,去节 石膏八两,碎,绵裹

上十二味,切,以水九升,煮取三升,去滓,下芒硝,分三服。忌芜荑、海藻、菘菜、生葱等。

又疗天行二七日外至三七日不歇,或寒或热,来去噏噏,四肢羸瘦,饮食不能,腹中虚满,热毒不安,生地黄汤方。

生地黄汁,一升 生麦门冬汁,一升 赤蜜一升 人参二两 白术三两 桂心一两 甘草二两,炙 生地骨皮四两 升麻三两 石膏八两,碎,绵裹 莼心一升

上十一味,细切,以水九升,煮诸药味,取二升,去滓,下地黄汁,更煎三两沸。分温五服,昼四夜一服。忌芜荑、生葱、海藻、菘菜、桃李、雀肉等物。

又疗天行三七日至四七日,劳瘠不歇,热毒不止,乍寒乍热,

乍剧乍瘥,发动如疟,鳖甲汤方。

鳖甲三两,炙　大青二两　石膏八两,碎,绵裹　牡丹皮一两
乌梅肉一两　常山三两　竹叶切,一升　牛膝根三两　甘草一
两　香豉一升,熬,绵裹

上十味,切,以水九升,煮取三升。分温三服,日三服。忌生
葱、生菜、鲤鱼、海藻、菘菜、苋菜、芜荑。一方有生天门冬、生地黄
各切一升。

《千金》疗天行热病五六日以上,宜服苦参汤方。

苦参三两　黄芩二两　生地黄八两

上三味,切,以水八升,煎至二升,去滓。温服半升,日再。
忌芜荑。出第九卷中。

又凝雪汤,疗天行毒病七八日,热积胸中,烦乱欲死,起死擒
汤方。

芫花一升

上一味,以水三升,煮取一升半,渍故布薄胸上,不过再三
薄,热则除,当温四肢护厥逆也。张文仲、《备急》、《古今录验》、
深师、范汪并同。出第十卷中。通按:擒音腊,折也,推也,又摺也。
以故布摺方渍而搭胸上也。

《千金翼》疗天行脉浮紧,无汗而发热,其身疼痛,八九日不
解,其表证续在,此当发其汗,服药已微除,发烦目瞑。剧者必
衄,衄乃解。所以然者,阳气重故也。宜服麻黄汤方。《千金翼》
不疗天行。

麻黄三两,去节　桂心二两　甘草一两,炙　杏仁七十枚,去
尖皮两仁

上四味,切,以水九升,先煎麻黄减二升,去上沫,内诸药,煮

取二升半,分服八合。取汗,不须饮粥,投此汤易得汗。忌菘菜、海藻、生葱。深师同。出第九卷中。此张仲景《伤寒论》方。

崔氏疗时行数日而大下,热痢时作,白通诸药多不得止,吾思旧方多疗伤寒后下痢耳,未有尚在数日,便兼除热止下者也。四顺汤热,白通苦温,故吾思作此汤,以救数十人,兼主伤寒,黄连龙骨汤方。

黄连三两,止痢除热　黄柏三两,止痢除热　熟艾如鸡子一枚,除热毒止痢　龙骨二两,止痢除热

上四味,切,以水六升,煮取二升半,分三服。无不断者。忌猪肉、冷水。

又其年时行,四五日,大下后,或不下,皆患心中结满,两胁痞塞,胸中气急,厥逆欲绝,心胸高起,手不得近,不过二三日,辄便死殁。诸医用泻心汤,余用大小陷胸汤,并不得疗。重思,此或是下后虚逆,而气已不理,而毒复上攻,毒气相搏,结于胸中,纵不下者,毒已入胃,胃中不通,毒还冲上,复搏于气,气毒相激,故致此病。疗之当先理其气,次下诸疾,思与增损理中丸方。

人参二两　白术二两　甘草二两,炙　干姜六分,炮　栝楼根二两　枳实四枚　茯苓二两　牡蛎二两,熬

上八味,末之,以蜜和为丸。服如弹子一丸,熟水下,不歇复服。余时用此,效的神速。下喉即折,续复与之,不过服五六丸,胸中豁然矣。用药之速,未尝见此。然渴者,当加栝楼,不渴除之。下者,当加牡蛎,不下勿用。余因以告领军韩康伯、上卫毛仲祖、光禄王道豫、灵台郎顾君苗、著作商仲堪诸人,并悉用之,咸叹其应速。于时枳实乃为之贵。难者曰:伤寒热病,理中温药,今不解之以冷,而救之以温,其可论乎? 余应之曰:夫今诊厥

行,始于项强救色,次于失眠发热,中于烦躁思水,终于生疮下痢,大齐于此耳。忌海藻、菘菜、酢物、桃李、雀肉等。深师方同。

又阮河南疗天行七八日,热盛不解,艾汤方。

苦酒三升 葶苈子二合,熬,捣 生艾汁取一升,无生艾熟艾干艾亦可用,无艾可艾根捣取汁

上三味,煎得一升,顿服愈。若有牛黄,内一刀圭尤良。此宜疗内有大热也。阮河南曰:疗天行,凡除热解毒,无过苦酢之物,故多用苦参、青葙、艾、葶苈、苦酒、乌梅之属,此其要也。夫热盛,非苦酢之物则不能愈,热在身中,既不时治,治之又不用苦酢之药,如救火不以水,必不可得脱免也。又曰:今诸疗多用辛甜姜、桂、人参之属,此皆贵价,难得常有,比行求之转以失时,而苦参、青葙、葶苈子、艾之属,所在尽有,除热解毒最良,胜于向贵价药也。前后数参并用之,得病内热者,不必按常药次也,便以青葙、苦参、艾、苦酒疗之,但稍与促其间耳,无不解。《千金》《集验》同。并出于第一卷中。

又茵陈丸,疗瘴气、时气及黄病、痎疟等方。

茵陈二两 大黄五两 豉五合,熬令香 常山三两 栀子仁二两 鳖甲二两,炙 芒硝二两 杏仁三两,去尖皮,熬 巴豆一两,去心皮,熬

上九味,捣筛,蜜和为丸。初得时气三日内,平旦饮服,每服一丸,丸如梧子大,如人行十里久,或吐,或痢,或汗,如不吐及不利、不汗,更服一丸。五里久不吐痢汗,则以热饮投之。老小以意量减。黄病、痰澼、时气、伤寒、痎疟、小儿惊热欲发痫,服之无不瘥者,疗瘴特神验。有人患赤白痢者,服之亦瘥。春初有宿热,依上法服之,取吐痢,当年不忧热病。忌苋菜、芦笋、野猪肉、

生葱、生菜。出第二卷中。《千金》同。

张文仲疗天行，若已五六日不解，头痛壮热，四肢烦痛，不得饮食，大黄汤方。

大黄半两　黄连半两，去毛　黄柏半两　栀子半两，擘

上四味，切，以水八升，煮取六七沸，内豉一升，葱白七茎，煮取三升，分三服。此许推然方，神良。又疗伤寒已五六日，头痛壮热，四肢烦疼，取汗，并宜老小。忌猪肉、冷水。《小品》《备急》同。

又支太医桃叶汤熏身法。

水一石，煮桃叶，取七斗，以荐席自围，衣被盖上，安桃汤于床簀下，取热自熏，停少时当雨汗，汗遍去汤，待歇速粉之，并灸大椎则愈。

又廪丘蒸法。

经云：连发汗，汗不出者死，可蒸之，如中风法。后以问张苗，苗云：曾有人疲极汗出，卧单簀中冷，但苦寒蜷，四日凡八过发汗，汗不出。苗烧地排叶蒸之，则得大汗，被中敷粉极燥便瘥。后用此法发汗得出疗之。《备急方》同。

又疗天行热毒垂死，破棺千金汤方。

苦参一两

上一味，㕮咀，以酒二升半，旧方用苦酒煮取半升，去滓，并服。当吐如烊胶便愈，神验。《肘后》同。《延年》治天行四五日，结胸满痛，壮热身痛。出第二卷中。

《延年秘录》疗天行，头痛壮热一二日，水解散方。

麻黄四两，去节　大黄三两　黄芩三两　桂心二两　甘草二两，炙　芍药二两

上六味，捣筛为散，患者以生熟汤浴讫，以暖水和服方寸匕，

覆取汗。或利则便瘥。丁强人服二方寸匕。忌海藻、生葱、菘菜、生菜。《古今录验》同。《千金》无黄芩、芍药。

又栀子汤，主天行一二日，头痛壮热，心中热者方。

栀子三两　黄芩三两　豉一升，熬，绵裹　葱白切，一升　石膏四两，碎，绵裹　干葛四两，切

上六味，切，以水七升，煮取二升六合，去滓。分温三服，如人行八九里再服。忌面、酒、生冷等物。

又解肌汤，主天行病二三日，头痛壮热者方。

干葛四两　麻黄三两，去节　芍药二两　黄芩二两　甘草一两，炙　大枣十二枚，擘　桂心一两

上七味，切，以水八升，煮取二升半，去滓。分三服，得汗愈。忌海藻、菘菜、生葱等。蒋孝璋处。

又疗欲似天行四五日，热歇后，时来时往，恶寒微热，不能食者，知母汤方。

知母二两　枳实三两，炙　栀子仁三两　豉一升，熬，别裹

上四味，切，以水六升，煮取二升半，去滓。分温三服，如人行八里一服。忌蒜、面。

又疗天行五日，头痛壮热，食则呕者，竹茹饮方。

竹茹二两　生姜三两　黄芩二两　栀子仁二两

上四味，切，以水五升，煮取一升六合，去滓，分温三服。忌蒜、热面等五日。

又疗天行五六日，头痛，骨节疼痛，腰痛，兼痢，黄芩汤方。

黄芩三两　栀子仁三两　芍药三两　豉一升，绵裹

上四味，水六升，煮取二升半，去滓，分三服。忌物依前。

又柴胡汤，天行五六日，壮热，骨烦疼，兼两胁连心肋下，气

胀急硬,痛不能食,恐变发黄者方。

柴胡三两 枳实三两,炙 栝楼三两 黄芩三两 栀子仁三两 茵陈三两 龙胆二两 大黄三两,切

上八味,切,以水九升,煮取二升七合,去滓,分温三服。忌热面、蒜。并出第九卷中。

又竹茹饮,主瘥后得天行病,头痛三四日,食即呕吐者方。

竹茹二两 橘皮二两 生姜四两 人参二两 芦根切,一升 粳米一合

上六味,切,以水六升,煮取二升五合,去滓,分温五六服,中间任食。忌热面、生冷。张文仲处。

又疗天行热病七八日成黄,面目身体悉黄。心满、喘气粗、气急者,茵陈丸方。

茵陈三两 大黄五两 栀子仁二两 黄芩二两 鳖甲二两,炙 常山二两 芒硝二两 巴豆一两,去皮心,熬 升麻二升 豉三合,熬

上十味,捣筛,以蜜和,为丸如梧子大。患者饮服三丸,以得吐痢则瘥。忌苋菜、生葱、生菜、野猪肉、芦笋。出第十卷中。

《救急》疗天行热气头痛,骨肉酸疼,壮热等疾。若初病一日在毛发,二日在皮肤,三日在肌肉,必未得取利,且宜进豉尿汤方。

豉一升 葱白切,一升 小便三升,童子者为佳

上三味,先熬豉及葱白,令相得,则投小便,煮取一升,澄清,及热顿服,或汗或利,但瘥则得。如未歇,依前更进一剂,频用有效。

又如不除,进柴胡汤方。

麻黄二两,陈者,去节 柴胡三两 黄芩三两 甘草二两,炙 干葛二两 石膏五两,碎,绵裹 葱白根切一升,勿令有青处,

青即热，白即冷，一作桑根皮　豉七合，绵裹，三沸出之

上八味，切，以水九升宿渍药，明旦先煮麻黄令沸，掠去上沫，然后并诸药煮取一升七合。分三服，服别相去三食顷。良久覆取汗，汗出以粉拭之。恶寒多加桂心一两。忌海藻、菘菜等。

又疗天行病不即瘥，经四五日，渴引饮，心上急强，手不得近，又不得眠，慌乱，此则是黄，不必得待刺黄始服药。凡是心强气急、不得眠卧，服此汤吐即瘥，瓜蒂散方。

瓜蒂仅量一合，熬令似黄，勿令焦　小豆一合，小弱量　通按：小弱量者，量人之强弱而增减也。

上二味，捣筛为散。凡有病如前候，及天行病得四五日不歇，皆宜服此方。以浆饮五合，和散一钱匕服之，二食久必吐，不吐更与半钱匕，服吐毕即瘥。中男以上，量意斟酌服之。

又天行病若大困，患人舌燥如锯，极渴不能服药者，宜服干粪汤，一名破棺汤，解大热方。

陈久干人粪一大升

上一味，以沸汤一大升，沃此粪一食久，澄清沥取一升，顿服。如渴不止者，又依前法更服。此宜灸，从心厌骨向下一寸半，名巨阙，取患人中指节为寸，灸三十壮。若无心厌骨，则以中指节前量，横括心上，至歧骨上两头筑着骨，当横量下，以前一寸当中直下，则是巨阙也。士弱氏曰：同身寸以心鸠尾下至脐折算。

《必效》疗天行一二日者方。

麻黄一大两，去节

上一味，以水四升，煮去沫，取二升，去滓，则着米一匙及豉，为稀粥，取强一升，先作生熟汤浴，淋头百余碗，然后服前粥，则厚覆取汗，于夜最佳。

又疗天行病经七日以上，热势弥固，大便涩秘，心腹痞满，食饮不下，精神昏乱恍惚，狂言浪语，脉沉细。众状之中，一无可救，宜决计服此鳖甲汤方。

鳖甲二两，炙　细辛二两　桂心二两　白术二两　生姜四两　吴茱萸一两　白鲜皮二两　附子一两半，炮　枳实二两，炙　茵陈二两　大黄三两，切

上十一味，切，以水八升，煮取二升六合，去滓。分三服，服别相去如人行五里进一服。忌生葱、生菜、苋菜、猪肉、桃李、雀肉等。

又疗天行十日以上，腹微满，谵语，或汗出而不恶寒，体重短气，腹满而喘，不大便，绕脐痛，大便乍难乍易，或见鬼者，大承气汤方。

大黄四两　厚朴半斤，炙　陈枳实五枚，炙　芒硝三合

上四味，切，先以水一斗，煮二味，取五升，去滓，内大黄，复煮取二升，去滓，内芒硝，煎令三两沸。适寒温，分再服。得下者止，不下更服之。并出第三卷中。此张仲景《伤寒论》方。

《古今录验》八毒大黄丸，疗天行病三四日，身热目赤，四肢不举，产乳后伤寒，舌黄白，狂言妄语，亦疗温病已后，飞尸遁尸，心腹痛，膈上下不通，癖饮积聚，痈肿苦痛，温中摩痛上诸毒病方。

藜芦二分，炙　大黄三分　朱砂五分　蜀椒四分　雄黄四分，研　巴豆四分，去皮，熬　桂心四分

上七味捣筛，蜜和为丸，如麻子大。饮服三丸，当下，不瘥更服。合时勿令妇人、鸡犬见之。忌生葱、野猪肉、芦笋、狸肉、生血物。

又牵马丸，疗天行病四五日，下部生疮，医所不能疗者方。

附子一枚，炮　藜芦一两，炙　桂心一两　巴豆一两，去心皮，熬

上四味捣筛，研巴豆如膏，和散蜜丸，如梧桐子，空腹服二丸。热在膈上不下，饮半升，热饮投，吐之后下，下部疮自瘥，神良。病家尝牵马买药，因名牵马丸。老小半之，以意消息之。忌野猪肉、生葱、狸肉、芦笋等物。

又疗若六七日热盛心烦，狂言见鬼者方。

绞人粪汁饮数合，服良。出第三卷中。

《近效》疗天行三日外，若忽觉心上妨满坚硬，脚手心热，则变为黄，不疗杀人，秦艽汤方。

秦艽一两　紫草一两　白鲜皮一两　黄芩一两　栀子一两

上五味，切，以水一大升半，牛乳一大升，煮取七合。分为二服，老小以意量之。一剂不愈，更吃一剂。试有效。

天行病方七首

此方兼疗伤寒，为题云天行，所以入天行部。

许仁则云：此病方家呼为伤寒，有二种，有阴有阳。阴伤寒者，反于阳是也。阳伤寒状，表里相应，心热则口干苦，肝热则眼赤晕，脾热则谷道稍涩，肾热则耳热赤，肺热则鼻干渴，胃热则呕逆，大肠热则大便秘涩，小肠热则小便赤少，皮肤热则脉洪数，身体热，反此者乃阴伤寒。夫伤寒者，则为寒所伤也。寒生阴，阴主杀。凡人阴阳调则无病，气既为寒所伤，便致斯疾也。

又论阴阳伤寒者，则毒气伤阴阳气也。人身中有阴阳之气，阴阳者则寒热也。本以阴为毒所伤，则不能流行，阳热独王，故天行多热者也。以病于诸病之中，最难为疗。阴阳二病，阴尤可

忧耳。时闻有此病而多仓卒死者不少，或由诊候不能精审，方药未达指归，饮食乖宜，寒温失节，故致尔。自心不全甄别，他医难得精妙，与其疗也，宁可任之。但能滋味适寒温，将理中间冷暖，守过七日，此最为得计。其中事须服药，不可徒然者，惟多日大便不通，暂须一转泄耳。病经一二日，觉身体壮热头痛，骨肉酸楚，背脊强，口鼻干，手足微冷，小便黄赤，此是其候。若如是，宜先合煮桃柳等三物汤浴之方。

桃枝细切，五斗　柳叶细切，五斗　酢浆水一斗

上药先以水一石，煮桃柳枝叶二物，取七斗汁，去滓，内酢浆水搅，带热以浴，浴讫，拭身体令干，以粉摩之，勿触风，则于密处刺头眼后两边及舌下血，断以盐末厌刺处，则入被卧。

又后服解肌干葛等五物饮，微覆取汗，如病根轻者，因此或歇方。

葛根切，五合　葱白切，一升　生姜切，一合　豉心一升，绵裹　粳米二合，研碎

上药切，以水五升，煮取豉心，以上四味，取三升半汁，去滓，内粳米屑，煮令米烂，带热顿啜候尽，微覆取汗，无所忌。

又依前浴等法，不觉歇，宜更作鸡子汤重泄之方。

新壳产鸡子五枚

上各破头泻置一盏中，别加一鸡子水，以箸搅令极浑，别用水一升，煮极沸，则投鸡子于汤中微搅，才似熟则泻置碗中，内少酱清，似变腥气，带热啜令尽，覆使汗出。

又依前鸡子汤出汗，汗泄当歇，如不觉退，合栀子等六味散以下之方。

栀子三十枚，擘　干葛五两　茵陈二两　蜀升麻三两　大黄

五两　芒硝五两

上药切，合捣为散，以饮服三方寸匕，服之须臾，当觉转则利也。如经一两食顷不利，且以热饮投。又不利，即斯须臾服一方寸匕，还以饮投，得利为度。后适寒温将息，更不须服此也。

又依前栀子等六味散取利，复不觉退，加呕逆食不下，口鼻喉舌干燥，宜合生芦根八味饮子，细细服之方。

生芦根切，升　生麦门冬二升，去心　生姜五两　人参二两
知母二两　乌梅十颗　白蜜一合　竹沥三合

上药切，以水八升，煮取三升，去滓，内蜜、沥等搅令调。细细饮，不限遍数冷暖，亦不限食前后服。此饮子虽不能顿除热病，然于诸候不觉有加，体气安稳，心腹不冷。意又欲得此饮，任重合，但依前服之。如热势不退，心腹妨满，饮食渐少，心上痞结，则不可重服之。

又依前生芦根等八味饮子饮之，诸状不歇，渐不下食，心腹结硬，不得手近，有时触着，痛不可忍，既是热病，体气合热，骨肉疼痛，脉合洪数，口合苦爽，食合呕逆。体气反凉，脉反沉细，饭食反下，反不知痛恼，大小便秘塞，心上如石，痛不可近视，唇急鼻张，手眼寻绎，狂言妄语，此由热极，将息酷冷，饮食寝寐，惟冷是求。热结在心，无因通泄，如有此者，十不救二三，更不可以常途守之，当须作成败计耳。此非半夏等十味汤，无奈之何。其中有诸状与此无别，但加身体黄，眼白睛色如黄柏，此是急黄，如有亦不可守常法，还宜合后汤救之方。

半夏五两，熊州者，汤洗去滑汁尽，疑熊字　干姜三两　吴茱萸二两　桂心一两　白术三两　细辛三两　柴胡三两　牡丹皮三两　大黄五两　芒硝二两

上药切，以水一斗，煮取三升，去滓，内芒硝，搅令硝尽，分温三服，每服如人行十里久。若服一服利后，须伺候将息，勿更进汤药，但研好粟米作汁饮，细细与之，如觉利伤多，可以酢饭止，稠酢浆粥亦得。忌羊肉、饧、生葱、生菜、桃李、雀肉、胡荽等。

又依前成败计，服半夏等十味汤后，虽得毒热势退，利尚不休，体力渐弱，宜合人参等五味散细细服之方。

人参五两　生犀角末，二两　乌梅肉三两，熬　生姜屑三两
黄连三两，去毛，无亦可以龙骨四两代之

上药捣筛为散，以饮服一方寸匕。日三服，稍加至二匕。忌猪肉、冷水等。吴升同。

天行呕逆方七首

《病源》：胃家有热，谷气入胃，与热相并，气逆则呕。或吐下后饮水多，胃虚冷，亦为呕也。出第九卷中。

《广济》疗天行恶寒壮热，食则呕逆，前胡汤方。

前胡一两　麦门冬三两，去心　竹茹二两　橘皮一两　甘草一两，炙　生姜二两　生地黄四两，切

上七味，切，以水七升，煮取二升三合，绞去滓。分温三服，服如人行六七里进一服。忌海藻、菘菜、芜荑、热面、猪、犬肉、油腻。出第一卷中。

崔氏疗天行数日，或十许日而表不解，心下有水，热毒相搏，遂呕，时复有咳者，增损阮氏小青龙汤方。

麻黄二两，去节　芍药二两　桂心一两　甘草二两，炙　细辛一两

上五味，切，以水六升，煮取二升，温服七合。阮木汤方等

分,虽未尝用,嫌其太温,余增损其分两,以疗十余人皆愈。忌海藻、菘菜、生葱、生菜等。出第一卷中。

《近效》疗天行壮热,呕逆不下食,橘皮汤方。

橘皮三两　生姜四两　茯苓三两

上三味,切,以水五升,煮取一升五合,去滓,分温五六服,中间任食,一日服尽。忌大酢、蒜、面。李处俭、张文仲等并同。出第九卷中。

《必效》疗天行呕吐不下食方。

取腊月兔头并皮毛烧令烟尽,擘破作黑灰,捣罗之,以饮汁服方寸匕,则下食,不瘥更服。烧之勿令大耗,无所忌。比用频效。出第一卷中。

《救急》疗天行后,呕逆不下食,食入则出方。

取羊子肝,如食法作生淡食,不过三两度则止。文仲同。

又方

以鸡子一枚,于沸汤中煮三五沸,则出水浸之,外寒内热则吞之,神效。无所忌。并出第一卷中。

《集验》疗天行后,气膈呕逆不下食,生芦根汤方。

灯心一分　生麦门冬十二分,去心　人参四分,切　生芦根一大握,切

上四味,以水一大升,煎取八合,去滓,分温三服。

天行呕哕方七首

《病源》:伏热在胃,令人胸满,胸满则气逆,气逆则哕。若大下后,胃气虚冷,亦令致哕也。出第九卷中。

《肘后》疗呕哕不止,橘皮甘草汤方。

甘草一两,炙　橘皮三两　升麻半两　生姜三两

上四味,切,以水三升,煮取一升,尽服之,日三四作当止。忌海藻、菘菜。文仲同。出第二卷中。

文仲《近效》疗呕逆,麦门冬饮子方。

麦门冬去心　芦根　人参各二两

上三味,切,以水六升,煮取二升七合,去滓,分温五服,徐徐服,常用有验。

又方

饮生姜汁三二合,大良。

又方

枇杷叶去毛,煮饮之,作粥亦佳。出第一卷中。

又方

研油麻汁煮绿豆令烂,取半升许,以手掌大猬皮烧作灰,筛之,内豆中和食。出第二卷中。

《救急》疗天行干呕若哕,手足逆冷,薤豉粥方。

薤白切,一升　香豉一升　白米四合

上三味,以水一升,煮豉一沸,漉去滓,下薤及米,煮为稀粥,进两碗良。

又疗天行后哕欲死,兼主伤寒,小半夏汤方。

半夏五两,洗去滑　生姜八两,切令薄细,勿令湿恶,经水浸者为好

上二味,各以水三升别煮,各取一升半,去滓,二汁相和一处,共煮取二升,分三服,服相去如人行十里久,当令下食,其哕不过俄顷则止。近二公及任理居中属扩得之,明奉御来象执秘此方,但止煮药送来象,与方郎中邻居,后乃方便得之,大良效。

忌羊肉、饧。《伤寒论》同。并出在第一卷中。

天行喉咽痛方二首

《病源》：阴阳隔绝，邪客于足少阴之络，毒气上熏，攻于喉咽，故痛，或生疮也。出第九卷中。

深师疗天行毒病，或下不止，喉咽痛，黄连马通汤方。

小豆一升　黄连一两，去毛　马通汁三升　吴茱萸一两

上四味，以马通汁令煮取一升，尽服，不瘥复作，有效。忌猪肉、冷水。出第十四卷中。

《古今录验》青木香汤，疗春夏忽喉咽痛而肿，兼下痢方。

青木香二两　黄连一两，去毛　白头翁二两

上三味，切，以水五升，煮取一升半，分温三服。小儿若服之，一服一合。忌猪肉、冷水出第三卷中。

天行衄血方四首

《病源》：天行衄血者，五脏热结所为。心主于血，邪热中于手少阴之经，客于足阳明之络，故衄血。衄者，血从鼻出也。出第九卷中。

深师疗天行毒病，鼻衄是热毒，血下数升者方。

勿疗自瘥，亦无所苦。亦可取好松烟墨捣之，以鸡子白和丸，丸如梧桐子大，水下，一服十丸，并无所忌。

又黄土汤，疗鼻衄，去五脏热气结所为，或吐血者方。

当归　甘草炙　芍药　黄芩　芎劳各三两　桂心一两　生地黄一斤　釜月下焦黄土如鸡子一枚，碎，绵裹　青竹皮五两

上九味，切，以水一斗三升，煮竹皮减三升，去滓，内诸药，煮

取三升,分四服。忌海藻、菘菜、生葱。

又方

黄芩四两

上一味,切,以水五升,煮取二升,分三服。亦疗妇人漏下血。

又疗脉浮大,鼻中燥,如此必去血鼻衄方。

灸两臂中脉取止。取臂脉法,以鼻嗅臂,点其鼻尖所着处是穴,两臂皆尔。出第十四卷中。

天行口疮及口干苦方四首

《病源》:发汗下后,表里俱虚,而毒气未尽,熏于上焦,故喉口生疮也。出第九卷中。

深师疗天行热盛,口中生疮,酪酥煎丸。

酪酥三合 蜜三合 大青一两

上三味,合煎三沸,稍稍敷口,以瘥为度。

又口疮方。

取蛇莓五升捣,绞取汁,稍稍饮之。并出第十四卷中。

《集验》疗天行热病口疮,升麻汤方。

升麻二两 通草四两 射干二两 羚羊角三两,屑 芍药三两 生芦根切,一升

上六味,切,以水七升,煮取三升。分为三服,如人行五里更服。《古今录验》同。

又疗天行热病口苦,下气除热,喉中鸣,石膏蜜煎方。

石膏半斤,碎 蜜一升

上二味,以水三升,煮石膏取二升,乃内蜜复煎取一升,去滓,含如枣核许,尽更含。《千金》同。并出第二卷中。

天行咳嗽方五首

《病源》:热邪气客于肺,上焦有热,其人必饮水,水停心下,则上乘于肺,故上气而咳也。出第九卷中。

《广济》疗天行壮热咳嗽,头痛心闷,前胡汤方。

前胡　升麻各八分　贝母　紫菀各六分　石膏十二分,碎,绵裹　麦门冬八分,去心　杏仁三十枚,去尖皮两仁　竹叶切,一升　甘草二分,炙

上九味,切,以水八升,煮取二升五合,绞去滓,分温三服,相去如人行六七里进一服,不吐痢瘥。忌海藻、菘菜、油腻、猪、鱼等。

又疗天行肺热咳嗽,喉有疮,地黄汤方。

生地黄切,一升　升麻　玄参　芍药　柴胡　麦门冬去心,各八分　贝母六分　竹叶切,一升　白蜜一合

上九味,切,以水九升,煮取三升,绞去滓,内蜜,再上火煎三沸,含咽其汁勿停,中间不妨食,不利。忌芜荑、热面、猪、犬肉、油腻。

又疗天行后,乍寒乍热,昏昏不省觉,胁下痛,百节骨痛,咳不能下食,兼口舌干生疮,柴胡汤方。

柴胡八分　升麻六分　芍药六分　黄芩六分　甘草五分　石膏十二分,碎,绵裹　生麦门冬六分,去心　葱白半分　香豉六合,绵裹　生姜六分　竹叶切,一升,洗

上十一味,切,以水九升,煮取二升五合,绞去滓,分温三服,服别相去如人行六七里进一服,不吐不痢瘥。忌海藻、菘菜、热面、油腻。并出第一卷中。

《集验》疗天行病,上气咳嗽,多唾黏涎,日夜不定,生姜煎方。

生姜三两，去皮，切如豆粒大

上一味，以饧半斤和，微煎令烂。每日无问早晚，少少含，仍嚼姜滓，一时咽之。

《必效》疗天行病后，因食酒面，肺中热拥，遂成咳不止方。

桑白皮十二分　桔梗十分　　肥干枣二十一枚，擘　麻黄六分，去节　曹州葶苈子十分，熬令紫色，令为膏汤成珠

上五味，切，先以水四升，煮桑白皮等四味，可取一升半，去滓，下葶苈子膏，更煎三五沸，去滓。分温五服，空心食后服。或利，勿怪。忌猪肉、油腻、生冷、果子等物。

天行发斑方三首

《病源》：大热病在表，已发汗未解，或吐下后热，毒气不散，烦躁谬语。此为表虚里实，热气燥于外，故身体发斑如锦文。凡发斑不可用发表药，令疮开泄，更增斑烂，表虚故也。出第九卷中。

《肘后》：比岁有病天行发斑疮，头面及身，须臾周匝，状如火疮，皆戴白浆，随决随生。不即疗，剧者数日必死。疗得瘥后，疮瘢紫黯。弥岁方灭。此恶毒之气也。世人云：以建武中于南阳击虏所得，仍呼为虏疮。诸医参详作疗，用之有效方。

取好蜜通身摩疮上，亦以蜜煎升麻，数数拭之，亦佳。

又方

以水浓煮升麻，渍绵洗之。苦酒渍煮弥佳，但燥痛难忍也。并出第二卷中。

文仲陶氏云：天行发斑疮，须臾遍身，皆戴白浆，此恶毒气方。

云永徽四年，比疮从西域东流于海内。但煮葵菜叶，蒜韭啖之则止。鲜羊血入口亦止。初患急食之，少饭下菜亦得。出第

二卷中。

天行发疮豌豆疱疮方一十三首

《病源》:夫表虚里实,热毒内盛,攻于脏腑,余气流于肌肉,遂于皮肤毛孔之间,结成此疮。重者匝遍其身,状如火疮。若根赤头白,则毒轻;若色紫黑,则毒重。其疮形如豌豆,亦名豌豆疮。脉洪数者,是其候也。出第九卷中。

《千金》疗人及六畜天行热气病豌豆疮方。

浓煮黍穰汁洗之,若是穄穰则不瘥。疮若黑者,捣蒜封之。又煮干芸薹汁洗之。

又方

真波斯青黛大如枣,水服之瘥。

又热病后发豌豆疮方。

黄连三两,去毛,水二升,煮取八合,顿服之。忌猪肉、冷水。

又若赤黑发如疥大者方。

煎羊脂摩敷之。

又方

青木香二两,水三升,煮取一升,顿服之效。

又方

小豆屑和鸡子白敷之。

又方

以月布拭之。

又疗豌豆疮,初发觉壮热者方。

煮大黄五两服之。《延年》同。

又疗疮出烦疼者,木香汤方。

青木香二两　丁香一两　薰陆香一两　白矾一两　麝香二分

上五味,以水四升,煮取一升半,分再服。热盛者加一两生犀角,如无犀角,以升麻代之。如病轻去矾石,大神效。

又方

疮上以芒硝和猪胆涂,勿动,痂落无瘢,仍卧黄土末上良。此病小便涩有血者,中坏疮,皆黑靥不出脓,死不疗。

又内发疮盛方。

醋四合　大猪胆一具

上二味,煎三沸,一服一合,日五服,良验。并出第十卷中。

《延年》疗天行壮热头痛,发疮如豌豆遍身,大青汤方。

大青三两　栀子二七枚,擘　犀角屑一两　豉五合

上四味,切,以水五升,煮取二升,分三服,服之无所忌。

《古今录验》水解散,疗天行热气,则生疱疮疼痛,解肌出汗方。出翟世平。

麻黄一两,去节　黄芩三分　芍药二分　桂心一分

上四味,捣筛,暖水解服二方寸匕,覆令出汗,日再服,瘥者减之。忌海藻、菘菜、生葱。《延年》同。出第二卷中。一方有大黄三分、甘草二分。

天行虚烦方二首

《病源》:夫天行病,阴气少阳气多,故身热而烦。其毒气在于心腑而烦者,则令人闷而欲呕;若其人胃内有燥粪而烦者,则谬语,时绕脐痛,腹满,皆当察其证候也。出第九卷中。

文仲疗天行表里虚烦不可攻者,但当与竹叶汤方。

竹叶二把　石膏碎,绵裹,一升　麦门冬去心,一升　半夏半

升,洗　人参　甘草各二两

上六味,切,以水一斗,煮取六升,去滓,内粳米一升,煮米熟去之,分五服。呕者与橘皮汤,汤方在上呕哕篇中。不愈者重作此。官泰数用甚效。若伤寒后虚烦,亦宜服此方。是仲景方。忌羊肉、海藻、菘菜、饧。

又疗虚烦不可攻方。

青竹茹二升

上一味,以水四升,煎至三升,去滓。分温五服,徐徐服之。

天行狂语方三首

《病源》:夫病热盛则弃衣而走,登高而歌,或至不食数日,逾垣上屋,所上非其素时所能也。病反能者,皆阴阳气争而外并于阳。四肢者,诸阳之本也。阳盛则四肢实,实则能登高而歌;热盛于身,故弃衣而走;阳盛故妄言骂詈,不避亲疏;大热遍身,狂言而妄见妄闻也。出第九卷中。

《千金》水道散,疗天行病烦热如火,狂言妄语欲走方。

白芷一两　甘遂二两,熬

上二味,捣筛,以水服方寸匕,须臾令病人饮冷水,腹满则吐之,小便当赤也。一名濯腹汤,此方疗大急者。出第十卷中。文仲、范汪同。

又五苓散,主天行热病,但狂言烦躁不安,精采言语,与人不相主当方。

猪苓二分　白术三分　泽泻五分　茯苓三分　桂心二分

上五味,捣筛为散,水服方寸匕,日三服,多饮暖水,汗出愈。忌大酢、生葱、桃李、雀肉等。张仲景论。深师同。出第九卷中。

《古今录验》疗天行壮热,狂言谬语五六日者方。

鸡子三枚　芒硝方寸匕　井花水一杯

上三味,合搅,尽服之。心烦下则愈。出第三卷中。

天行热毒攻手足方五首

《病源》:热毒气从脏腑中出,攻于手足,则焮热赤肿疼痛也。人五脏六腑井荥输,皆出于手足指,故此毒从内而出,攻于手足也。出第九卷中。

《肘后》疗天行病毒热攻手足,疼痛赤肿欲脱方。

盐、豉及羊肉一斤以来

上三味,以水一斗,煮肉熟,以汁看冷暖渍手足,日三度瘥。范汪同。

又方

细锉黄柏五斤许,以水三斗煮渍之,必效。亦治攻阴肿。

又方

作坎令深三尺,大小容两足,烧坎中令热,以酒灌坎中,着屦踞坎上,衣壅勿令气泄。日再作之。

又方

煮羊桃叶汁渍之,加少盐尤好。并出第二卷中。

崔氏疗天行热毒攻手足方。

猪蹄一具,去毛锉碎,合葱白一握切,以水一斗,煮熟去滓,内少盐以渍之。《肘后》同。出第一卷中。

天行大小便不通胀满及涩方四首

《病源》：天行大小便不通，此由脾胃有热，发汗太过，则津液竭，津液竭则胃干燥，结热在内，故大便不通。又汗后津液虚少，其人小肠有伏热，故小便不通。出第九卷中。

《广济》疗天行热气，恶寒头痛，壮热，大小便涩，柴胡散方。

柴胡八分　茵陈十分　青木香十分　黄芩八分　土瓜根十分　白鲜皮八分　栀子仁十分，擘　大黄二十四分　芒硝十二分

上九味，捣为散，平辰空肚，以新汲水服五六钱匕，少时当三两行微利，利后煮葱豉稀粥食之。热如未歇，明辰更服四钱匕，热歇停药。忌热食、猪犬肉、油腻等。

又疗天行恶寒壮热头痛，大小便赤涩，不下食饮，柴胡汤方。

柴胡七分　茵陈七分　大黄十二分，别渍　升麻七分　栀子四枚，擘　芒硝四分，汤成下　芍药七分　黄芩十二分

上八味，切，以水四升，先渍药，少时猛火煮取一升五合。分温三服，服别相去如人行六七里吃一服，以快利为度。第二服则利，更不须服之。忌热食、炙肉、蒜、粘食。并出第一卷中。

《近效》主天行后两胁胀满方。

熬盐熨之，如小便涩，亦用盐熨脐下，如水肿，以谷枝汁服愈，大效。

《集验》疗天行病腹胀满，大小便不通，滑石汤方。

滑石十四分，研　葶苈子一合，纸上熬令紫色，捣　大黄二分，切

上三味，以水一大升，煎取四合，顿服。兼捣葱敷小腹，干即易之效。《肘后》、崔氏同，无大黄。

天行热痢及诸痢方四首

《病源》:此由热气在肠胃,挟毒则下黄赤汁也。又热毒伤于肠胃,故下浓血如鱼脑,或烂肉汁,壮热而腹绞痛,此温毒热气所为也。并出第九卷中。

深师疗天行毒病,酷热下痢,七物升麻汤方。

升麻　当归　黄连去毛　甘草炙　芍药　桂心　黄柏各半两

上药切,以水三升,煮取一升,顿服之。忌海藻、菘菜、猪肉、冷水、生葱等物。

又天行诸下,悉主黄连汤方。

黄连三两,去毛　黄柏二两　当归二两

上三味,以水六升,煮取三升,去滓,内蜜一合,微火煎取二升半,分三服,良验。忌猪肉、冷水。并出第十四卷中。一方有龙骨一两。

范汪疗天行热毒,下痢赤白,久下脓血,及下部毒气,当下细虫如布丝缕大,或长四五寸,黑头锐尾,麝香丸方。

麝香一分　附子二分,炮　雄黄　丹砂　干姜各二分

上五味,各捣下筛讫,复更合治之,蜜和,为丸如小豆大。饮下一丸,老少半之,效验。忌猪肉、生血等。出第三十三卷中。

《甲乙方》疗天行热病瘥后,痢脓血不止方。

龙骨一两

上一味,捣研为末,米饮下一钱,不计时节,日三服佳。

天行䘌疮方八首

《病源》：毒热结在腹内，谷气衰，毒气盛，三虫动作，食人五脏，多令泄痢，下部疮痒。若下唇内生疮，但欲寐者，此虫食下部也。重者肚烂，见五脏。出第九卷中。

深师疗天行下部疮烂方。

乌梅二七枚，去核　大蒜二七枚　屋尘半升，筛取细者

上三味，捣筛为散，苦酒一升，和调于铜器中，煎成丸，作长挺，内下部。范汪同。出第十四卷中。

范汪疗人下部中痒方。

蒸枣取膏，以水银熟研丸之，令相得，长二三寸，以绵薄裹，内大孔中，虫出瘥。

又疗谷道中疮方。

以水中荇叶细捣，绵裹内下部，日三。《肘后》同。

又疗天行䘌虫食下部生疮，雄黄兑散方。

雄黄半两　青葙子三两　苦参　黄连各三两　桃仁一两半，去皮尖及两仁，熬

上五味，合捣筛，绵裹如半枣核大，内下部。亦可米汁服方寸匕，日三服。忌猪肉、冷水及热面、炙肉、蒜等物。

又桂枝汤，疗天行䘌病方。

桂心二两　小蓝二两

上二味，㕮咀，以水一斗，煮取二升半，内猪肝十两，去上膜细研，着汤中，和令相得，临时小温。若毒悉在腹内，尽服之。在下部者，三分药中用一分，竹筒内下部中，服药一时间，当下细虫如发大五六升。小儿半作之。忌生葱。并出第三十三卷中。

文仲姚氏疗天行病䘌,下部生疮方。

浓煮桃皮煎如糖,以绵合导下部中。若口中生疮,含之。《肘后》、范汪同。出第二卷中。

《甲乙方》疗天行病有䘌虫,蚀下部生疮,青葙子散方。

青葙子一两　藋芦二两　狼牙一两　橘皮一两　苦参三两

上五味,捣筛为散,米饮和服方寸匕。日三服,未瘥更服,以瘥为度。

又疗天行痢脓血,下部生䘌虫,黄连丸方。

黄连二两,末,生用　蜡一两　乌梅肉三两,熬,末

上三味,熔蜡和蜜为丸,如梧子大。空心米饮下三十丸,再服加至四十丸瘥。忌猪肉、冷水。

天行阴阳易方二首

《病源》:天行阴阳易病者,是男子妇人天行病新瘥未平复,而与交接得病者,名为阴阳易也。其男人病新瘥未平复,而妇人与之交接得病者,名为阳易。其妇人新病瘥未平复,男子与之交接得病者,名为阴易。若二男二女,并不相易。所以呼为易者,阴阳相感动,其毒度着于人,如换易也。其病状,身体热冲胸,头重不能举,眼中生眵,四肢拘急,小腹绞痛,手足拳,皆即死。其亦有不即死者,病苦小腹里急,气上冲胸,头重不欲举,百节解离,经脉缓弱,血气虚,骨髓竭,便嘘嘘吸吸,气力转少,着床不能摇动,起止仰人,或岁月方死。出第九卷中。

深师疗丈夫得妇人阴易之病,若因房室及诸虚劳,少腹坚,绞痛阴缩,困笃欲死方。

灸阴头一百壮便瘥,可至三百壮皆愈,良无比。后生子如

故，无妨。范汪同。无所忌。

又疗阴阳易病方。

取豚卵二枚，温令热酒吞之，则瘥。出第十四卷中。

天行虚羸方二首

《病源》：夫人荣卫先虚，复为邪热所中，发汗吐下之后，经络损伤，阴阳竭绝，虚邪始散，真气尚少，五脏犹虚，谷神未复，无津液以荣养，故虚羸而生众病焉。出第九卷中。

崔氏疗烦躁而渴不止，恶寒仍热盛者，竹叶汤常用亦佳。不徒疗天行，凡虚羸久病，及疟后胸上痰热者，服之皆妙方。

甘草二两，炙　枣十五枚，擘　半夏一两，洗　芍药三两　前胡一两　黄芩一两　小麦五合　人参二两　粳米一升　知母二两　麦门冬四合，去心　栝楼一两　生姜四两　竹叶一把，须以竹筱饮代水煮汤，不用其叶

上十四味，切，以竹筱饮一斗五升，煮取五升，分五服。若非天行，而虚羸久病，胸生痰热，亦可服之，加黄芪二两，除黄芩，减知母一两，除栝楼，用之大效。忌羊肉、海藻、菘菜、饧。出第一卷中。通按：筱乃小竹，即箭竹也。

《千金》补虚，大病后不足，万病虚劳同此方。

取五岁以上，七岁以下黄牛新生者乳一升，以水四升，煎取一升，如人肌，稍稍饮之，不得过多，十日不住服佳。出第十卷中。

天行瘥后禁忌方二首

《集验》云：凡热病新瘥及大病之后，食猪肉及肠血、肥鱼、油腻等，必大下痢，医不能疗也，必至于死。若食饼饵、粢黍、饴脯、

鲙炙、枣栗诸果，及坚实难消之物，胃气尚虚弱，不能消化，必更结热。适以药下之，则胃中虚冷，大痢难禁，不下必死，下之复危，皆难救也。热病之后，多坐此死，不可不慎也。病新瘥，但得食糜粥，宁可少食令饥，慎勿饱，不得他有所食，虽思之勿与。引日转久，可渐食羊肉糜，若羹汁兔雉鹿肉，慎不可食猪犬肉也。新瘥后，当静卧，慎勿令人梳头洗面，非但体劳，亦不可多言语，用心使意劳，凡此皆令劳复。故督邮顾子献得病已瘥未健，诣华旉视脉，旉曰：虽瘥尚虚未复，阳气不足，勿为劳事，余劳尚可，御内即死，临死当吐舌数寸。其妻闻其夫病除，从百余里来省之，止宿交接，中间三日发病，舌出数寸而死。病新瘥未经百日，气未平复，而以房室者，略无不死也。盖正疾愈后六十日，已能行射猎，以房室则吐涎而死。及热病房室，名为阴阳易之病，皆难疗多死。近者有士大夫，小得伤寒，发汗已十余日，能乘马行来，自谓平复，故以房室，则小腹急痛，手中拘拳而死。出第二卷中。《千金》同。

深师说：天行病未复，强食黄花菜，手足稍重。一方云青花。天行病瘥，食鲴鲙必变成瘕，又食鳢鱼肉，结气不化。天行病瘥，饮酒合阴阳，复必死。天行病损未满三月日，食鲻鲓肉，则复下血；食盐豉令人四肢不举。天行病瘥，食诸菜有花者，三年肌肤不充。天行病未好时，食生瓜芥，三月流肿也。天行病瘥，食菜，合阴阳，复必死。出第十四卷中。《千金》天行病瘥后来满五日，食一切肉面者，病更发困。天行病瘥，食芥鲙作疽。天行病瘥，新起饮酒及食蘸菜，病更发。天行病新瘥。食生鱼鲊，下痢必不止。天行病瘥，食生菜，颜色绝身不平复。天行病新汗解，饮冷水者损心包，令人虚不复。天行病未损，食犬肉并葫荽，合食之，复则死。天行病瘥,食生枣及羊肉者,膈上作热蒸。天行新瘥,食犬肉、羊肉,作骨中蒸热。天行病瘥,食鱼肉并瓜生菜,令人身肿。天行病瘥,食蒜脍者,病发大困。出第十卷中。

天行劳复食复方六首

《病源》:夫病新瘥,血气尚虚,津液未复,因即劳动,更成病焉。若言语思虑则劳伤于神,梳头澡洗则劳于力。未堪劳而强劳之,则生热,热气既还入经络,复为病者,名曰劳复。又病新瘥,脾胃尚虚,谷气未复,若食肥肉、鱼脍、饼、枣栗之属,则未能消化,停积在于肠胃,使胀满结实,因更发热,复为病者,名曰食复。并出第九卷中。

《广济》疗患天行热气瘥后劳发,头痛如初病者,鼠矢汤方。

雄鼠屎三七枚,熬末,汤成下 干葛二两 栀子十四枚,擘 葱白一升 豉八合

上五味,切,以水三升,煮取一升七合,去滓,内鼠屎末。分温二服,服别相去如人行六七里。微汗,内消不利。忌如药法。

又疗患数日复劳发者,枳实汤方。

枳实三枚,炙 栀子十四枚,擘 葱白切,一升 香豉半升 鼠屎二七枚

上五味,以水一斗,煎取二升五合。分温三服,服别相去如人行六七里进一服。内消不利。忌如药法。并出第一卷中。

深师竹叶汤,疗天行后虚热牵劳食复,四肢沉重,或一卧一起,气力吸吸羸弱方。

竹叶一把 小麦一升 甘草一两,炙 石膏二两,碎 茯苓二两 半夏一升,洗去滑 前胡二两 知母二两 黄芩二两 人

参二两　生姜四两　大枣二十枚,擘

上十二味,切,以水一斗二升,煮竹叶、小麦减四升,去滓,内药,煮取三升,分三服。忌海藻、菘菜、酢物、羊肉、饧等物。

《备急》疗劳复方。

以粉三升,以暖饮和服,厚覆取汗。又以水和胡粉少许服之,亦佳。出第一卷中。

《延年》葛根饮,主热病劳复,身体痛,天行壮热,烦闷,葛根汤方。

葛根一两　葱白一握　豉半升　米一合

上四味,先切葛根,以水九升,煮取七升,则内葱白,更煮取四升,去葛及葱滓讫,则内豉及少许米,煮取三沸,并滤去米等滓。分四服,当有汗出即瘥。明旦又更作服。忌猪肉、蒜等。并出第九卷中。

《必效》疗天行劳复,鼠矢汤方。

雄鼠屎五枚,两头尖者　豉一升　栀子二十枚,擘　枳实三枚,中破,炙令黄

上四味,以水五升,煮取二升四合。分四服,相去十里久。若觉大便涩,加大黄二两。出第一卷中。

天行瘥后劳发方五首

许仁则云:此病复发,不但起动劳役,或因饮食稍多,或因言语过分,或缘视听不节,或为动转不常,皆成此复。若复甚者,乃至不救,剧于初得病时,不可以复发而云轻易。劳复状一如伤寒初有,如此者宜合葱白等七味饮,服之渐覆取汗方。

葱白连须切,一升　干葛切,六合　新豉一合,绵裹　生姜

切,二合　生麦门冬去心,六合　干地黄六合　劳水八升,此水以
杓扬之一千过

上药用劳水煎之,三分减二,去滓。分温三服,相去行八九
里。如觉欲汗,渐渐覆之。兼主伤寒。忌芜荑。

又依前葱白等七味饮服之得可,但适寒温将息,以取安稳。
若不觉可,宜合葳蕤等五味饮子服之方。

葳蕤五两,切　葱白切,一升　豉心一升,绵裹　粳米三合,
研碎　雄鼠屎七枚,末之

上药以水七升,先煮豉以上取四升汁,去滓,内粳米屑,煮米
烂讫,内鼠屎末搅调,顿服。覆被安卧,取汗瘥。

又凡天行病瘥后,准常合渐,健能行履,遂过限不堪起动,体
气虚羸,每觉头痛唇口干,乍寒乍热,发作有时,或虽能行动运
转,然每作时节有前状者,名天行后不了了,有此宜合地骨白皮
等五味饮子,白薇等十味丸方,细细服之。

地骨白皮三两　知母三两　麦门冬五两,去心　竹沥一升
白蜜三合

上药切知母以上,和麦门冬,然后以水六升,煮取二升,去
滓,内竹沥、蜜搅调。分温三服,服相去如人行十里久。如觉虚,
不能空服顿尽,欲间食服亦佳。兼主伤寒。

又若服前地骨白皮等五味饮子不可,虽可不能全退,宜合白
薇等十味丸方。

白薇三两　知母四两　地骨皮三两　干地黄六两　麦门冬
五两,去心　甘草四两,炙　蜀漆三两　葳蕤三两　橘皮二两
人参三两

上药细切,合捣筛,绢罗为散,蜜和丸如梧桐子大。初服以

饮下十五丸，日再服，稍加至三十丸。服经三数日后，自候腹中，若觉热则食前服。如不能以空饮下药，宜合乌梅等四味饮下前丸。忌菘菜、海藻、芜荑等。

乌梅饮方

乌梅十枚　葳蕤五两　生姜五两　白蜜一合

上药切，以水六升煮三味，取二升，去滓，内白蜜搅调。细细用下前丸，多少冷暖以意斟酌。纵不下丸，但觉口干渴则饮之。吴升同。

第四卷

温病论病源二首

《病源》经言：春气温和，夏气暑热，秋气清凉，冬气冰寒，此则四时正气之序也。冬时严寒，万类深藏，君子同密，则不伤于寒。触冒之者，乃为伤寒耳。其伤于四时之气，皆能为病，以伤寒为毒者，以其最为杀厉之气。中而即病者，名为伤寒；不即病者，其寒毒藏于肌肤中，至春变为温病，至夏变为暑病。暑病者热极，又重于温也。是以辛苦之人，春夏多温热病者，皆由冬时触冒寒气之所致。以上与《伤寒论》同。

凡病伤寒而成温病者，先夏至日者为病温，后夏至日者为病暑。故曰：冬三月早卧晚起，必待日光，使志若伏若匿，若有私意，若已有得，去寒就温，无泄皮肤，使气亟夺。又因于寒，欲如运枢。故冬伤于寒，春必病温也。又有冬时伤非节之暖，名为冬温之毒，与伤寒大异也。

有病温者，乃天行之病耳。其冬月温暖之时，人感乖候之气，未遂发病，至春或被积寒所折，毒气不得泄，至天气暄热，温毒始发，则肌肉斑烂也。经曰：虚邪贼风，避之有时，恬淡虚无，真气从之，精神内守，病安从来？故曰：人清净则肉腠闭拒，虽有大风苛毒，弗之能害？又云：四时阴阳者，万物之根本也。是以圣人春夏养阳，秋冬养阴，以从其根也。从阴阳则生，逆之则死。故曰：精者身之本，藏于精者，春不病温也。

有病温汗出辄复热,而脉躁疾,不为汗衰,狂言不能食,病名为何?曰:病名阴阳交,交者死。人所以汗出者,皆生于谷,谷生于精。今邪气交争于骨肉之间而得汗者,是邪却而精胜也,精胜则当能食而不复热。热者,邪气也;汗者,精气也。今汗出而辄复热者,是邪胜也。不能食者,精无裨也。病而留者,其寿可立而倾也。汗出而脉尚躁盛者死。今脉不与汗相应,此不胜其病也,其死明矣。狂言者是失志,失志者死。今见三死,不见一生,虽愈必死。

凡肤热其脉盛躁者,病温也;其脉盛而滑者,汗且出也。凡温病人三二日,身躯热,脉疾头痛,食饮如故,脉直疾,八日死。四五日头痛,脉疾喜吐,脉来细,十二日死。此病不疗,八九日脉不疾,身不痛,目不赤,色不变而反利,脉来牒牒,按不弹手指时大,心下硬,十七日死。病三四日以下,不得汗,脉大疾者生;脉细小难得者,死不治也。下痢腹中痛者,死不治。

辟温方二十首

《肘后》屠苏酒辟疫气,令人不染温病及伤寒,岁旦饮之方。

大黄 桂心各十五铢 白术十铢 桔梗十铢 菝葜六铢
蜀椒十铢,汗 防风 乌头各六铢

上八味,切,绛袋盛,以十二月晦日中悬沉井中,令至泥,正月朔旦平晓出药,至酒中煎数沸,于东向户中饮之。屠苏之饮,先从小起,多少自在。一人饮,一家无疫。一家饮,一里无疫。饮药酒待三朝,还滓置井中,能仍岁饮,可世无病。当家内外有井,皆悉著药,辟温气也。

又太乙流金散,辟温气。

雄黄三两　雌黄六两　矾石一两半　鬼箭羽一两半　羚羊角烧,二两

上五味,治下筛,三角绛袋盛一两,带心前,并挂门户上。若逢大疫之年,以月旦青布裹一刀圭,中庭烧之,温病人亦烧熏之《肘后》、《千金》并《翼》、《延年》、《集验》同。并出第一卷中。

又雄黄散。辟温气方。

雄黄五两　朱砂一作赤木　菖蒲　鬼臼各二两

上四味,捣筛末,以涂五心、额上、鼻人中及耳门。

又断温疫,转相染著至灭门,延及外人,无收视者方。

赤小豆　鬼箭羽　鬼臼　雄黄各三两

上四味,捣末,以蜜和丸,如小豆大。服一丸,可与病人同床。

又辟温粉。

芎䓖　苍术　白芷　藁本　零陵香各等分

上五味,捣筛为散,和米粉粉身。若欲多时,加药增粉用之。出第十卷中。

《千金》辟温,虎头杀鬼丸方。

虎头骨五两,炙　朱砂一两半,研　鬼臼一两　雄黄一两半,研　皂荚一两,炙　雌黄一两半,研　芜荑一两

上七味,捣筛,以腊蜜和,如弹丸大,绛囊盛系臂,男左女右,家中置屋四角,月朔望夜半中庭烧一丸。忌生血物。《肘后》同。

又治瘴气,竹茹汤方。

青竹茹二升

上一味,以水四升,煮取三升,分三服。

又辟温病,粉身散方。

芎䓖　白芷　藁本

上三味等分,捣下筛,内米粉中,以粉涂身。《延年》同。

又断温疫,朱蜜丸方。

白蜜和上等朱砂粉一两,常以太岁日平旦,大小勿食,向东方立,人吞三七丸,如麻子大,勿令齿近之,并吞赤小豆七枚。投井泉水中。终身勿忘此法。

又治温病不相染方。

正旦吞麻子、赤小豆各二七枚,又以二七枚投井中。《肘后》、《延年》同。

又方

新布盛大豆一升,内井中一宿出,服七枚。《肘后》用小豆。

又方

切松叶如粟米,酒服方寸匕,日三服,辟五年温。

又方

常以七月七日,合家含赤小豆,向日吞二七枚。

又方

常以七月七日,男吞大豆七枚,女吞小豆七枚。

又方

神仙教人立春后有庚子日,温芜菁菹汁,合家大小并服,不限多少。

又疗温气,蒜豉汤方。

蒜五十子,并皮研之　豉心一升

上二味,以三岁小儿小便二升,合煮五六沸,顿服。并出第九卷中。

《千金翼》老君神明白散方。

白术二两　桔梗一两　细辛一两　附子二两,炮　乌头四

两,去黑皮

上五味,捣筛,绛囊盛带之,所居闾里皆无病。若有得疫疬者,温酒服一方寸匕,覆取汗,得吐则瘥。若经三四日者,以三方寸匕,内五升水中,煮令大沸,分三服。

又度瘴散方。

麻黄去节 升麻 附子炮 白术各一两 细辛 防己 干姜 桂心 防风 乌头炮 蜀椒出汗,去目 桔梗各二分

上十二味,捣筛为末,密封贮之。山中所在有瘴气之处,旦空腹服一钱匕,覆取汗,病重稍加之。并出第十卷中。

《古今录验》许季山所撰干敷散,主辟温疫疾恶,令不相染著气方。《肘后》作敷干。《抱朴子》作敷干。

附子一枚,炮 细辛一分 干姜一分 麻子一分,研 柏实一分

上五味,捣筛为散,正旦,举家以井华水各服方寸匕。服药一日,十年不病;二日,二十年不病;三日,三十年不病。受师法但应三日服,岁多病三日一服之。《肘后》、胡洽、《延年》、范汪、《删繁》同。出第二卷中。

又杀鬼丸,去恶毒方。

雄黄五两,研 朱砂五两,研 鬼臼五两 鬼督邮五两 雌黄五两,研 马兜铃五两 皂荚五两,炙 虎骨五两,炙 阿魏五两 甲香一两 羚羊角一枚,屑 桃白皮五两 白胶香一两 菖蒲五两 羖羊角一枚,屑 蜡蜜八斤,炼 石硫黄五两,研

上十七味,捣筛十六味,蜡蜜和之,丸如杏子,将往辟温处烧之,杀鬼去恶毒气。若大疫家可烧,并带行。与胡洽方七味不同。出第三卷中。

《延年秘录》辟温方。

正旦取东行桑根大如指，长七寸，以丹涂之，悬着门户上，又令人带之。出第十卷中。

辟温不相染方二首

《病源》：此病皆因岁时不和，温凉失节，人感乖候之气而生病，则病气转相染易，乃至灭门，延及外人，故须预服药，及为法术以防之。出第十卷中。

《千金》断温疫。主温病转相染着，乃至灭门，延及外人，无收留者，赤小豆丸方。

赤小豆二两　鬼臼二两　鬼箭二两　丹砂二两，研　雌黄二两，研

上五味，末之，以蜜和如小豆大，服一丸，可与病人同床傅衣也。出第九卷中。

《延年》主辟温疫疾恶气，令不相染易，豉汤方。

豆豉一升　伏龙肝三两，研　小儿小便三升

上三味，用小便煎，取一升五合，去滓，平旦服之，令人不着瘴疫。天行有瘴之处，宜朝朝服。出第十卷中。

温病哕方四首

《病源》：伏热在胃，令人胸满。胸满则气逆，气逆则哕。若大下后，胃中虚冷，亦令致哕也。并出第十卷中。

《小品》茅根汤，疗温病有热，饮水暴冷哕者方。

茅根　葛根各切半升

上二味，以水四升，煮取二升，稍温饮之，哕止则停。

又疗温病热未除,重被暴寒,寒毒入胃,热蕴结不散,变哕者方。

单煮梓皮,稍稍饮之佳。温病积饮冷,冷结胃中,热入肾中,变壮热大哕者,服梓皮温哕得止也。夫肾中有热者,病瘥后,足心皮喜剥脱去,头发秃落,是其证也。

又茅根橘皮汤,疗春夏天行、伤寒、温病干胃,冷变哕方。

白茅根切,一升　橘皮三两　桂心二两　葛根二两

上四味,切,以水六升,煮取三升,分温服三合,数连服之,尽复合,哕止乃停耳。微有热,减桂一两。文仲、《古今录验》同。出第六卷中。

《古今录验》疗温病有热,饮水暴冷哕,枇杷叶饮子方。

枇杷叶拭去毛　茅根各半升

上二味,切,以水四升,煮取二升。稍稍饮之,哕止则停。出第三卷中。

温病渴方四首

《病源》:热气入肾脏,肾脏恶燥,热气盛则肾燥,肾燥则渴引饮也。出第十卷中。

深师疗温毒病及吐下后有余热渴,芍药汤神方。

芍药五分　黄连四分　甘草二分,炙　黄芩二两　桂心二两
栝楼二分

上六味,切,以水五升,煮取三升。分三服,一日令尽。出第十四卷中。

《古今录验》知母解肌汤,疗温热病头痛,骨肉烦疼,口燥心闷者;或是夏月天行毒,外寒内热者;或已下之,余热未尽者;或

热病自得利,有虚热烦渴者方。

麻黄二两,去节　知母三两　葛根三两　石膏三两　甘草二两,炙

上五味,切,以水七升,煮取三升,分为三服。若已下及自得下,虚热未歇者,除麻黄,加知母、葛根。病热未除,因梦泄者,可除麻黄加白薇、人参各二两,则止。《小品》同。出第二卷中。

温病发斑方七首

《病源》:夫人冬月触冒寒毒者,至春始发病,病初在表,或已发汗吐下,而表证未罢,毒气不散,故发斑疮。又冬月天时温暖,人感乖候之气,未即发病,至春又被积寒所折,毒气不得泄,至夏遇热,其春寒解,冬温毒始发出于肌肤,斑烂隐疹如锦文也。出第十卷中。

《肘后》疗温毒发斑,大疫难救,黑膏方。

生地黄半斤　好豉一升

上二味,以猪膏二斤合露之,煎五六沸,令三分减一,绞去滓,末雄黄、麝香如大豆者,内中搅和,尽服之,毒便从皮中出则愈。忌芜荑。出第二卷中。

《小品》葛根橘皮汤,疗冬温未即病,至春被积寒所折,不得发,至夏得热,其春寒解,冬温毒始发出,肌中斑烂隐疹如锦文,壮热而咳,心闷,呕但吐清汁,宜服此汤则静方。大效。

葛根二两　橘皮二两　杏仁二两,去尖皮　麻黄二两,去节　知母二两　黄芩二两　甘草二两,炙

上七味,切,以水七升,煮取三升,分温三服。呕闷吐当先定,便且消息。《古今录验》同。出第六卷中。

《删繁》疗肺腑藏热,暴气斑点,香豉汤方。

香豉一升,绵裹　葱须切,四两　石膏八两　栀子仁三两
生姜八两　大青二两　升麻三两　芒硝三两

上八味,切,以水六升,煮七味,取二升五合,去滓,然后下芒
硝,分三服。出第十卷中。

《备急》疗温毒发斑,赤斑者五死一生,黑斑者十死一生,大
疫难救,黑奴丸方。

麻黄三两,去节　大黄二两　芒硝一两　黄芩一两　釜底墨
一两,研　灶尾墨一两,研　屋梁上尘二两,研

上七味,捣末,用蜜和如弹子大,新汲水五合,研一丸服之。
若渴但与水,须臾当寒,寒讫便汗则解。日移五丈不觉,更服一
丸。此疗六日胸中常大热,口噤,名坏病,医所不疗,服此丸多
瘥。胡洽、《小品》同。一名水解丸。又一方加小麦黑勃一两,名为
麦奴丸。范汪方同。

《古今录验》黄连橘皮汤,疗冬温未即病,至春被积寒所折,
不得发,至夏得热,其春寒解,冬温毒始发出肌中,斑烂隐疹如锦
文而咳,心闷,呕吐清汁,眼赤,口疮,下部亦生疮,已自得下痢,
宜服此方。

黄连四两,去毛　橘皮二两　杏仁二两,去尖皮　枳实一两,
炙　麻黄二两,去节　葛根二两　厚朴一两,炙　甘草一两,炙

上八味,切,以水八升,煮取三升,分三服令尽,且消息下当
先止。

又漏芦橘皮汤,疗冬温未即病,至春被积寒所折,不得发,至
夏热,其春寒解,冬温毒始发出肌中,斑烂隐疹如锦文而咳,心
闷,呕吐清汁,眼赤口疮,下部亦生疮方。

漏芦　橘皮　甘遂　麻黄去节　杏仁去皮尖　黄芩各二两

上六味,切,以水九升,煮取三升。分四服,得下为佳。下后余外证未除,更服葛根橘皮汤,方在前《小品方》。一方有知母、枳实、白薇、升麻、大黄、甘草,为十二味。出第三卷中。

又发斑疮方。

黄连切,三两,去毛

上一味,以水二升,煮取八合,顿服之。忌猪肉,冷水。

温病劳复方四首

《病源》:温病劳复,谓病新瘥,津液未复,血气尚虚,因劳动早,更生于热,热气还入经络,复成病也。

又凡得温毒病新瘥,脾胃尚虚,谷气未复。若食犬、猪、羊肉并肠血,及肥鱼炙脂腻,必大下痢。下痢则不可复救。又食饼、饵炙鲙、枣栗、诸生果难消物,则不能消化,停积在于肠胃,便胀满结实,大小便不通,因更发热,复成病也。非但杂食,梳头洗浴诸劳事等,皆须慎之。如桃李、生葱、生菜、海藻、菘菜、雀肉等俱在所忌。并出第十卷中。

《千金》论曰:凡热病新瘥及大病之后,食猪肉及肠血肥鱼炙腻,必大下痢,医所不能疗也,必至于死。若食饼,饵粢黍、饴脯、炙鲙、枣栗诸果,及坚实难消之物,胃气尚虚弱,不能消化,必更结热,适以药下之,则胃虚冷,大利难禁,不下之必死,下之复危,皆难救也。热病及大病之后,多坐此死,不可不慎也。新病瘥后,但得食糜粥,宁可少食令饥,慎勿饱,不得他有所食,虽思之勿与。引日转久,可渐食羊肉糜,若羹汁雉兔鹿肉,不可食猪狗肉也。新瘥后,当静卧,慎勿早起,勿令人梳头澡洗,非但体劳,亦不可多语言,用心使意劳,凡此皆令人劳复。有人得病已瘥而未健,诣华旉视脉,曰:虽瘥,尚虚未复,阳气不足,勿为劳事,余劳尚可,御内则死,临死当吐舌数寸。其妻闻其夫病除,从百余里来省之,止宿交接,中间三日发病,舌出数寸而死。病新瘥未满百日,气力未平复,而以房室者,略无不死。及热病房室,名阴阳易之病,皆难疗多死。《古今录验》《集验》同。

又疗重病新瘥,早起劳及饮食多,致复欲死方。

烧鳖甲末服方寸匕。忌苋菜。《肘后》、《集验》、文仲、《备集》同。出第十卷中。

深师疗温病瘥愈食复病,麻黄散方。

麻黄十分,去节　大黄十五分,炙　附子一分,炮　厚朴二分,炙　苦参六分　石膏六分,碎,绵裹　乌头六分,炮

上七味,捣筛,以酒若米汁和服方寸匕,日三夜二服。出第十四卷中。

《古今录验》疗热病复,麻子汤。吴正服效方。

麻子一升　豉一升　牡鼠屎一十一枚

上三味,以水五升,煮取二升半。分温三服,立愈。试之有神验。《肘后》同。

又大黄丸方。

大黄一两,蒸之二斗米下　巴豆五十枚,去心皮,熬　硝石三分,熬,无者以芒硝代之　桂心二分　干姜二分,炮

上五味,捣筛四味,别捣巴豆令如泥,合和以蜜,更捣二千杵,丸如梧子,一丸汤服之。但热在膈上当吐,在膈下当利,预作粥,如服他吐下丸法。服药两食顷不吐下,以热饮动之。若不得吐下,可更服一丸半,能药壮人可二丸。此药优于他下药丸,故

宜大小。下多，冷粥解之。若有疮，绵挺如指，蜜和一丸，涂挺头，且内疮中，蹁出之，不瘥更作。温病不得大便，服之得下佳，宿食不消亦服之。飞尸遁尸，浆服半丸，日一，应须臾止。心腹胀满痛服一丸。疟者依发日先宿勿食，清晨服一丸，丁壮人服二丸，得吐下，忍饥过发时乃食。妇人产后血结中奔走起上下，或绝产无子，或月经不调，面目青黄，服半丸。小儿淋沥寒热，胪胀大腹，不欲食，食不生肌，三四岁者如麻子服一丸，日一；六七岁儿服二丸，比三十日心腹诸病瘥。儿小半之愈，大良。忌野猪肉、芦笋、生葱。出第三卷中。

诸黄方一十三首

《病源》：黄病者，一身尽疼，发热，面色洞黄，七八日后，结热在里，有血当下，去之如豚肝状，其人小腹满急。若其人眼睛涩疼，鼻准疼，两膊及项强，腰背急，则是患黄。大便涩，但令得小便快，则不虑死。不用大便多，多则心腹胀不好。此由寒湿在表，则热蓄于脾胃，腠理不开，瘀热与宿谷相搏，郁蒸不得消，则大小便不通，故身体面目皆变黄色。凡黄候，其寸口近掌无脉，口鼻气冷，并不可疗之，必死。出第十二卷中。

仲景《伤寒论》诸黄，猪膏发煎主之方。

猪膏八两　乱发大如鸡子一枚

上二味，内发膏中煎之，发消尽研，绞去膏细滓，分二服。病从小便去也。《肘后》、《备急》、文仲、《千金》、《古今录验》、深师、范汪同。云：太医校尉史脱家婢再病，胃中干粪下便瘥，神验。出第十四卷中。

《删繁》疗天行毒热，通贯脏腑，沉鼓骨髓之间，或为黄疸、黑疸、赤疸、白疸、谷疸、马黄等疾,喘息须臾而绝,瓜蒂散方。

瓜蒂二七枚　赤小豆三七枚　秫米二七粒

上三味,捣筛为散,取如大豆粒,吹于两鼻之中,甚良。不瘥,间日复服之。《千金》、范汪、《集验》同。

又方

瓜蒂二七枚

上一味,以水一升,煮取五合,作一服。

又方

盐一升

上一味,纸裹渍湿,烧之取通赤,内三升水中搅令调,手巾漉度为一服。已前二方服讫,并吐出黄汁。

崔氏疗黄,贫家无药者,可依此方。

取柳枝三大升,以水一斗,煮取浓汁,搦半升,一服令尽。

又疗黄,兼主心腹方。

蔓菁子一大合,拣令净

上一味,捣碎熟研,以水一升,更和,研滤取汁,可得一大盏,顿服之。少顷自当转利;或亦自吐,腹中便宽;亦或得汗,便愈。《备急》、文仲、深师同。并出第一卷中。

《延年秘录》疗黄,瓜蒂汤方。

瓜蒂一两　赤小豆四十九枚　丁香二七枚

上三味,捣末,以水一升,煮取四合,澄清,分为两度,滴入两鼻中。出第十卷中。

《救急》疗三十六种黄方。

蛇床子一颗并壳烧作灰,研酢一合,又温之,总和顿服。身体眼暗极黄者,不过三颗,鼻中虫出,神效。

又疗诸黄。暗黄眼暗,及大角赤黑黄,先掷手足;内黄,患渴;疸黄,眼赤黄;肾黄,小便不通,气急心闷,五色黄,瓜蒂散方。

丁香　瓜蒂　赤小豆各十枚

上三味,细捣筛,取暖水一鸡子许,和服,大神验。并出第十七卷中。《广济》同。

《必效》疗一切黄,蒋九处得。其父远使得黄,服此极效,茵陈汤及丸方。

茵陈四两　大黄三两　黄芩三两　栀子三两

上四味,切,以水五升,煮取三升,分为三服,空肚服之。不然,捣筛,蜜和为丸,饮服二十丸,稍稍加至二十五丸,量病与之。重者作汤胜服丸,日一服。忌羊肉、酒、面热物等。以瘥为限。小便黄色及身黄者并主之。

又疗诸黄,眼已黄亦瘥,瓜蒂散方。

丁香一分　赤小豆一分　瓜蒂一分,一方加秫米一分

上三味,捣末,温水食前顿服使尽,则当利,并吐黄水,不瘥更服。并出第一卷中。

《千金》疗黄疸,大黄丸方。

大黄二两　葶苈三两

上二味,捣筛为末,蜜和为丸,如梧子大。未食服十丸,日三服,病瘥便止。

又大黄丸方。

大黄二两　黄连三两　黄芩　黄柏各一两　曲衣五合

上五味,捣筛为末,蜜和,丸如梧子大。食前服三丸,日三服,不知可至五丸。忌猪肉、冷水。并出第十卷中。

急黄方六首

《病源》:脾胃有热,谷气郁蒸,因为热毒所加,故卒然发黄,心满气喘,命在顷刻,故云急黄也。有得病即身体面目发黄者,有初不知是黄,死后乃身面黄者,其候得病,但发热心战者,是急黄也。并出第十二卷中。

《广济》疗急黄,身如金色,瓜蒂散方。

赤小豆二七枚　丁香二七枚　黍米二七枚　瓜蒂二七枚麝香　薰陆香等分,别研　青布二方寸,烧为灰

上七味,捣筛为散,饮服一钱匕,则下黄水,其黄则定。忌生冷、热面、粘食、陈臭等。一方止三味。出第一卷中。

《必效》疗急黄疸内黄等,大黄汤方。

大黄三两,切　芒硝二两

上二味,以水二升,生渍大黄一宿,平旦绞汁一升半,内芒硝搅服,须臾当快利瘥。出第一卷中。

《延年秘录》疗急黄,心下坚硬,渴欲得水吃,气息喘粗,眼黄,但有一候相当,即须宜服此瓜蒂散,吐则瘥方。

瓜蒂二小合　赤小豆二合

上二味,捣筛为散。年大人暖浆水五小合和散一服,满一方寸匕,一炊久,当吐不吐,更服五分匕,水亦减之。若轻病,直吹鼻中,两黑豆粒大亦得,当鼻中黄水出即歇。并宜灸心厌骨下一寸,名巨阙,灸五七炷以来。初小作炷,在后渐大,仍不得,大如梧子。

吐讫及灸了计即渴,仍服麦门冬饮子方。

麦门冬四两,去心　栝楼三两　竹叶一升　茯苓四两　升麻

二两　生芦根一升　甘草一两,炙

上七味,切,以水七升,煎取二升五合,绞去滓,分温三服,服别相去如人行八九里久,服此饮渴即止。出第十卷中。

《千金》疗急黄,热气骨蒸,两目赤脉,地黄汁汤方。

生地黄汁八合　大黄六分,末　芒硝一两

上三味合和,一服五合,日二服,以利为度。

《近效》疗急黄方。

取蔓荆子油一盏顿服之。临时无油,则以蔓菁子捣取汁,水和之吃亦得。候颜色黄,或精神急,则是此病。韦给事试用之有效。

黄疸方一十三首

《病源》:黄疸之病,此由酒食过度,脏腑不和,水谷相并,积于脾胃,复为风湿所搏,瘀结不散,热气郁蒸,故食已如饥,令身体面目爪甲及小便尽黄,而欲安卧。若身脉多赤多黑多青皆见者,必寒热身痛。面色微黄,齿垢黄,爪甲上黄,此黄疸也。疸而渴者,其病难疗;疸而不渴者,其病可疗。发于阴部,其人必呕;发于阳部,其人振寒而发热。出第十二卷中。

仲景《伤寒论》黄瘅,麻黄醇酒汤主之方。

麻黄一大把,去节

上一味,美清酒五升,煮取二升半,去滓,顿服尽。《古今方》云:伤寒热出表发黄疸,宜汗之则愈。冬月用酒,春宜用水煮之良。《小品》、《古今录验》、张文仲、《经心录》同。

又黄疸,茵陈蒿五苓散主之方。

茵陈蒿末十分　五苓散五分

上二味和,先食,白饮和方寸匕服之,日三。深师、范汪同。

又五苓散，利小便，治黄疸方。

猪苓三分，去皮　白术三分　茯苓三分　泽泻五分　桂心二分

上五味，捣筛和合，白饮和服一方寸匕，日三，多饮暖水，以助药势，汗出便愈。《千金》、深师、范汪同。并出第十四卷中。

《肘后》疗黄疸方。

烧乱发服一方寸匕，日三，秘验。酒饮并得。《备急》、文仲同。出第一卷中。

范汪疗黄疸散方。

取瓠子白瓤及子，熬令黄，捣为末。服半钱匕，日一服，十日愈。用瓠子数数有吐者，当先详之。出第三十四卷中。

《集验》疗黄疸，百药不瘥者方。

驴头一枚煮熟，以姜齑啖之，并随多少饮汁。《备急》、崔氏、张文仲、《古今录验》同。出第二卷中。

《千金》疗黄疸方。

取生小麦苗捣，绞取汁。饮六七合，昼夜三四饮，三四日便愈。无小麦苗，穬麦苗亦得。范汪云：用小麦胜也。《备急》、文仲、《集验》并同。出第十卷中。

《千金翼》疗黄疸，目黄不除，瓜丁散方。

瓜丁细末如大豆许，内鼻中，令病人深吸取入鼻中，黄汁出。

又黄蒸汤方。通按：黄蒸末详。

黄蒸一升　麦面一升　猪屎一升

上三味，以水五升，渍一宿，煮取三升，绞去滓。顿服一升，覆取汗。《必效》同。出第十八卷中。

崔氏疗黄疸，年六十以上方。

茅根一把　猪肉一斤

上二味合作羹,尽一服愈。当灸脐上下两边各一寸半,一百壮;手鱼际白肉侧各一,灸随年壮。《备急》、范汪同。

又疗黄疸方。

苦胡芦瓢如大枣许

上一物,以童子小便二合浸之,三两食顷,取两酸枣许汁,分内两鼻孔中,余节候与上方同。比来常用,乃胜瓜蒂散。

《近效》疗黄疸,瓜蒂散方。

瓜蒂二七枚　赤小豆七枚　生秫米二七枚　丁香二七枚

上四味,捣筛,重者取如大豆二枚,各着一枚鼻孔中,痛缩鼻须臾,鼻中沥清黄水,或从口中出升余则愈。病轻者如一小豆则可,一与不尽,间日复频用效。李暠用之立验。俗人或使人以竹筒极力吹鼻中,无不死者,慎之。

又疗男子女人黄疸病,医疗不愈,身目悉黄,食饮不消,胃中胀热,生黄衣,在胃中有干屎使病尔方。

以成煎猪脂一小升,温热顿尽服之,日三,燥屎下去乃愈。《备急》、崔氏同。

黄疸遍身方一十一首

《广济》疗黄疸,遍身面悉黄,小便如浓栀子汁,茵陈丸方。

茵陈四两　黄芩三两　枳实二两,炙　大黄三两

上四味,捣筛蜜丸,空腹以米饮服,如梧子二十丸,日二服,渐加至二十五丸,微利为度。忌热面、蒜、荞麦、粘食、陈臭物。一方有升麻三两。出第一卷中。

《肘后》疗黄疸者,一身面目悉黄如橘柚,暴得热,外以冷迫之,热因留胃中,生黄衣,热熏上所致方。

猪脂一升

上一味，成煎者温令热，尽服之，日三，燥屎当下，下则稍愈，便止。与前《近效方》同。《备急》、崔氏同。出第三卷中。

《小品》疗黄疸，身目皆黄，皮肤曲尘出，三物茵陈蒿汤方。

茵陈蒿一把　栀子二十四枚，擘　石膏一斤　《千金方》加大黄三两

上三味，以水八升，煮取二升半，去滓，以猛火烧石膏，令正赤，投汤中，沸定取清汁。适寒温，服一升。自覆令汗出周身遍，以温粉粉之，则愈。若不汗，更服一升，汗出乃愈也。深师、《古今录验》、《千金翼》同。出第四卷中。

《集验》疗黄疸，身体面目皆黄，大黄散方。

大黄四两　黄连四两　黄芩四两

上三味，捣筛为散。先食服方寸匕，日三服。亦可为丸服。《备急》、文仲、《千金》同。出第二卷中。

《删繁》疗黄疸者，通身并黄，茵陈汤方。

茵陈四两　柴胡四两　升麻三两　龙胆草二两　黄芩　大黄各三两

上六味，切，以水九升，煮取三升，分三服。若身体羸，去大黄，加栀子仁五六两、生地黄切一升。《古今录验》《千金》同。出第十卷中。

《千金翼》论曰：凡遇天行热病，多必内瘀着黄，但用瓜丁散内鼻中，令黄汁出乃愈，即于后不复恐病黄矣。常须用心警候病人四肢身面微似有黄气，则须用瓜丁散，不得令散漫失候，必大危矣。特忌酒、面，犯者死。

又凡人无故，忽然振寒，便发黄，皮肤黄曲尘出，小便赤少，

大便时闭,气力无异,食饮不妨,已服诸汤,余热不除,久黄者,苦参散方。

苦参一两　黄连一两　葶苈子熬　瓜蒂　黄芩　黄柏　大黄各一两

上七味,捣为散,饮服方寸匕,当大吐者日一服,不吐日二,亦得下。服药五日,知可消息,不知更服。忌猪肉、冷水。《古今录验》《千金》《小品》同。出第十八卷中。

崔氏疗黄疸,身体面目尽黄,茵陈汤。太医校尉史脱方。

茵陈蒿三两　黄连二两　黄芩三两　栀子十四枚　大黄一两　甘草一两,炙　人参一两

上七味,切,以水一斗,煮取三升,分三服。《千金》同。出第一卷中。

《延年秘录》栀子汤,疗遍身黄如橘,心肋满急方。

栀子仁四两　黄芩三两　柴胡四两　升麻三两　龙胆草二两　大黄三两　栝楼三两　芒硝二两

上八味,切,以水九升,煮取二升八合,去滓。分温三服,相去四五里进一服。出第十卷中。

《必效》黄疸,身眼皆如金色,但诸黄皆主之方。

取东引桃根细切如箸,若钗股以下者一握,取时勿令见风,及妇人并鸡犬等见之,以水一大升,煎取搦一小升,适寒温,空腹顿服。服后三五日,其黄离离如薄云散,唯眼最后瘥,百日方平复。身黄散后,可时时饮一盏清酒,则眼中易散,不则散迟。忌食面、猪鱼等肉。此方是张之才家秘方,其侄珍藏说,密用。出第一卷中。

《近效》疗发黄,身面眼悉黄如金色,小便浓如煮黄柏汁者,

众医不能疗,良验茵陈汤方。

茵陈四两　黄芩二两　栀子三两　升麻三两　大黄三两
龙胆草二两　枳实二两,炙　柴胡四两

上八味,切,以水八升,煮取二升七合,分温三服。若身绝赢,加生地黄一升,栀子加至七两,去大黄。如气力不赢,依前着大黄取验。忌如法。不瘥更作,以瘥为限,不过三四剂瘥,隔三五日一剂。《经心录》同。李曅处得此方,神良。

阴黄方三首

《病源》:阳气伏阴气盛,热毒加之,故但身面色黄,头痛而不发热,名为阴黄也。出第十二卷中。

《广济》疗阴黄,身面眼俱黄,小便如豉汁色,茵陈散方。

茵陈四两　白鲜皮三分　栝楼四分　黄芩三分　栀子四分
芍药三分　青木香三分　柴胡三分　枳实三分,炙　黄连三分
紫雪八分　土瓜根三分　大青三分　大黄十分

上十四味,捣筛为散。煮茅根饮,待冷,平旦空腹以茅根饮服五钱匕,一服少间。当一两行微利,利后煮稀葱豉粥食之,利多以意渐减,常取微泄,利通一两行为度,瘥止。忌猪肉、冷水、鱼、蒜、黏腻及诸热食。出第一卷中。

《必效》疗阴黄,眼睛黄,汗染衣,涕唾黄方。

好黄蒸二大升

上一味,每夜以水二大升浸,煅暖令热,勿令沸铜器中。平旦绞取汁半升饮之,余汁须臾则饮。冬日微暖服,夏冷饮。每夜则浸,依前服之亦得。每夜小便中浸白帛片,取色退为验。两方并极效。忌面、羊肉、猪、鱼。

又疗阴黄,汗染衣,涕唾黄者方。

取蔓菁子捣细末,平旦以井花水和一大匙服之,日再,渐加至两匙,以知为度。每夜小便里浸少许帛,各书记日,色渐退白,则瘥。不过服五升以来必瘥。李润州传,极效。《备急》、《肘后》、张文仲、深师同。出第一卷中。

黄疸小便不利及腹满喘方二首

仲景《伤寒论》:黄家腹满,小便不利而赤,身汗出者,表和里实也。宜下之,大黄黄柏皮栀子硝石汤方。

大黄四分　黄柏四两　栀子十五枚　硝石四两

上四味,切,以水六升煮三物,得二升半,去滓,内硝石更煎取一升。先食,顿服尽。《小品》、《千金翼》、深师、范汪并同。

又黄疸小便色不变,欲自利,腹满而喘者,不可除其热,热除必哕,哕者小半夏汤主之方。

半夏五两,炮　生姜八两

上二味,以水六升,煮取一升半,去滓,分温三服。忌羊肉、饧。范汪同。并出第十四卷中。

黄汗方三首

《病源》:黄汗之为病,身体洪肿,发热汗出而渴,状如风水,汗染衣色正黄如柏汁。其脉自沉。此由脾胃有热,汗出而入水中,若浴水入汗孔得之。出第十二卷中。

仲景《伤寒论》:师曰:黄汗为病,身体肿,发热汗出而渴,状如风水,汗沾衣色,正黄如柏汁,脉自沉也。问曰:从何得之? 师曰:以汗出水入汗孔,水从外入而得之,宜黄芪芍药桂心酒汤主之方。

　　黄芪五两　芍药三两　桂心三两

　　上三味，切，以苦酒一升，水七升，和煮取三升，去滓，温服一升，正当心烦也，至六七日稍稍自除。其心烦不止者，以苦酒阻故也。阻作。一方用美清醨代酒。忌生葱。《备急》、张文仲、《千金》、《古今录验》、深师、范汪、《经心录》同。

　　又凡黄汗之病，两胫白冷，假令发热，此属历节。食已则汗出，又身常夜卧盗汗出者，此劳气也。若汗出即发热者，久久身必甲错也。发热不止者，必生恶疮也。若身重汗出已辄轻者，久久必身瞤瞤则胸中痛，又从腰以上必汗出，下无汗，腰髋弛痛，如虫在皮中状，剧者不能食，身疼重，烦躁，小便不利者，名曰黄汗，桂枝汤加黄芪五两主之方。

　　桂心三两　芍药三两　甘草三两，炙　生姜三两　大枣十二枚　黄芪五两

　　上六味，切，以水八升，微火煎取三升，去滓。温服一升，覆取微汗，须臾间不汗者，食稀热粥一升余，以助汤力。若不汗者，更服汤也。忌海藻、菘菜、生葱。《古今录验》、范汪同。出第十四卷中。

　　疗黄疸身肿，发热汗出而渴，状如风水，汗出着衣皆黄，黄汗吴蓝汤方。

　　吴蓝六分　芍药　麦门冬去心　桑白皮　汉防己　白鲜皮　山栀子各六分

　　上七味，各细切，以水二升，煎取八合，去滓。空腹，分二服，未效再合服。此方未详所出。

女劳疸方四首

《病源》：女劳疸之状，身目皆黄，发热恶寒，少腹满急，小便难。因大劳大热而房室，房室毕，入水所致也。出第十二卷中。

仲景《伤寒论》：黄家日晡发热而反恶寒，此为女劳。得之膀胱急，小腹满，身体尽黄，额上反黑，足下热，因作黑疸，大便必黑，腹胪胀满如水状，大便黑溏者，此女劳之病，非水也。腹满者难疗，硝石矾石散主之方。

硝石熬黄　矾石烧令汁尽

上二味，等分，捣绢筛。以大麦粥汁和服方寸匕，日三。重衣覆取汗，病随大小便去。小便正黄，大便正黑也。大麦则须是无皮麦者。《千金方》云：硝石二分，熬令燥，矾石一分，熬令燥，故注之。《肘后》、《小品》、崔氏、文仲、《千金》、范汪、深师并同。出第十四卷中。

《千金翼》疗黄疸之为病，日晡所发热恶寒，小腹急，体黄，额黑，大便黑，溏泄，足下热，此为女劳也。腹满者难疗方。

滑石五两，研　石膏五两，研

上二味，为散。以大麦粥汁服方寸匕，日三。小便极利则瘥。《小品》、《千金》、《备急》、文仲并同。出第十八卷中。

《近效》女劳疸黄家，日晡发热而反恶寒，此为女劳。得之膀胱急，小腹满，身体尽黄，额上反黑，足下热，因作黑疸。其大便必黑，腹胪胀满如水状，大便黑溏。此女劳之病，非水也。疗与黑疸同。谷疸食则眩，心忪怫郁不安，久久发黄为谷疸，并以前茵陈汤主之。方在遍身黄部中。

《必效》：女劳之黄，气短声沉者，宜服此方。

取妇女月经布和血衣烧作灰,以酒空腹服方寸匕,日再服。不过三日必瘥。

黑疸方三首

《病源》:黑疸之状,苦小腹满,身体尽黄,额上反黑,足下热,大便黑是也。夫黄疸、酒疸、女劳疸,久久变成黑疸。出第十二卷中。

《肘后》疗黄疸变成黑疸者,多死,急治之方。

取土瓜根汁服一小升,平旦服至食时,病从小便去则愈。不忌。先须量病人气力,不得多服,力衰则起不得。《千金》并《翼》、文仲、《集验》、崔氏、《删繁》、范汪并同。出第一卷中。

深师疗黑疸,身体及大便正黑,赤小豆茯苓汤方。

赤小豆三十枚　茯苓六铢　瓜蒂四铢　雄黄二铢　甘草半两,炙　女葳四铢

上六味,切,以水三升,煮小豆、茯苓,取八合汁,捣后四药为散,取前汁调半钱匕,适寒温服之。须臾当吐,吐则愈。一方云:疗久黄疸。忌大酢、海藻、菘菜。《千金方》名赤苓散,《千金翼》同。出第二十卷中。

《千金翼》茵陈丸,主黑疸,身体暗黑,小便涩,体重方。

茯苓四分　茵陈一两　枳实五分,炒黄　白术五分,土炒半夏三两,洗　甘遂一分　杏仁三分,去尖皮　蜀椒二升,汗　当归二分　葶苈子四分,熬　大黄三分,熬,勿令焦　干姜四分

上十二味,捣筛,蜜和,丸如梧子。空肚,饮服三丸,日三服。忌羊肉、饧、酢、桃李、雀肉等。出第十八卷中。

酒疸方七首

《病源》:夫虚劳之人,若饮酒多,进谷少者,则胃内生热,因大醉当风入水,则身目发黄,心中懊痛,足胫满,小便黄,面发赤斑。若下之久久变为黑疸,目青面黑,心中如啖蒜韭状,大便正黑,皮肤抓之不仁,其脉浮弱,故知之。酒疸心中热欲呕者,当吐之即愈。小便不利,其候当心中热,足下热,是其证明也。若腹满欲吐,鼻躁,其脉浮者先吐之,沉弦者先下之。出第十二卷中。

仲景《伤寒论》:酒瘅者,心中懊恼,或热痛,栀子枳实豉大黄汤主之方。

栀子七枚　枳实五枚　香豉一升　大黄一两

上四味,切,以水六升,煮取二升,去滓。温服七合,日三服。《肘后》、《千金》同。出第十四卷中。

《肘后》疗酒疸者,心中懊痛,足胫满,小便黄,饮酒面发赤斑黄黑,由大醉当风入水所致,黄芪散方。

黄芪二两　木兰皮一两

上二味为散,酒服方寸匕,日三。《备急》、文仲同。

深师酒疸艾汤方。

生艾叶一把　麻黄二两,去节　大黄六分　大豆一升

上四味,切,清酒五升,煮取二升,分为三服。出第三十卷中。

《千金》茵陈汤,主黄疸、酒疸、酒癖,身体面目尽黄,方太医校尉史脱处。

茵陈三两　大黄二两,一方一两　栀子二七枚　黄芩三两,一方用一两　人参半两,一方用一两　黄连二两,一方用一两　甘草一两,炙

上七味,切,以水一斗,煮取三升,分为三服。忌猪肉、冷水、海藻、菘菜。文仲、范汪同。

又夫人病疸者,或无热,静言了了,腹满欲吐。酒疸心中热欲呕,吐之即愈方。

取《千金翼》苦参散吐良,在上通身黄部中七味者是也。

又肉疸,饮少小便多,白如泔色,得之从酒,寒水石散方。

寒水石五分　白石脂五分　栝楼五分　菟丝子三分,酒渍　知母三分　桂心三分

上六味,捣筛,麦粥服五分匕,日三服,五日知。忌生葱。《古今录验》、深师等并同。

《古今录验》疗酒癖及饮黄疸散方。

芫花　椒目各等分

上二味,捣下筛为散。平旦服一钱匕,老少半服之。药攻两胁则下,便愈。间一日复服,使小减如前,又与之,使尽根源。深师同。出第二十七卷中。

谷疸方三首

《病源》:谷疸之状,食毕头眩,心忪怫郁不安而发黄。由失饥大食,胃气冲熏所致。阳明病脉迟,食用难饱,饱则发烦头眩者,必小便难,此欲为谷疸,虽下之其腹必满,以其脉迟故也。出第十二卷中。

范汪疗谷疸,茵陈汤方。

茵陈四两,切,以水一斗,煮取六升,以汁煎大黄二两、栀子七枚,得二升,分为三服。黄从小便去,病出立愈。《肘后》同。出第十四卷中。

《集验》疗劳疸、谷疸丸方。

苦参三两　龙胆草一两

上二味,下筛,牛胆汁和丸。先食,以麦粥饮服如梧子大五丸,日三,不知稍增。《千金》同。出第二卷中。

《删繁》疗劳疸、谷疸,苦参丸方。劳疸者,因劳为名也。谷疸者,因食而劳,故曰谷疸。

苦参三两　龙胆草二两　栀子仁三七枚

上三味,捣筛为散。若病甚,取猪胆和为丸,如梧子大。一服五丸,日三四服,以饮汁下之。

许仁则疗诸黄方七首

许仁则疗急黄病。此病始得,与前天行病不多异,五六日但加身体黄;甚者洟泪汗唾小便如柏色,眼白睛正黄;其更重状,与天行病候最重者无别。如至此困,自须依前救天行最重半夏等分十味汤救之。若未至是者,宜依后法。急黄状始得,大类天行病经三两日,宜合麻黄等五味汤服之,发汗以泄黄势方。

麻黄三两,去节　干葛五两　石膏八两　生姜六两　茵陈二两

上药切,以水八升,煮取二升七合,去滓。分温三服,服相去十里久。服讫当欲汗,则覆被微取汗以散之。

又依前麻黄等五味汤,服之取汗,汗出后未歇,经三五日,又合栀子等五味汤以取利方。

栀子二十枚　柴胡三两　黄芩三两　茵陈三两　芒硝六两

上药切,以水八升,煮四味,取二升六合,去滓,内芒硝,搅令消。分温三服,如人行十里久,更服之效。

又依前栀子等五味汤,服之取利,利后病势不歇,经六七日,

又合秦艽牛乳二味汤服之方。

秦艽六两　牛乳二升

上药切，秦艽以牛乳煮之，可三分减一，去滓，带暖顿服令尽，极验。文仲、《必效》同。西域法也。

又依前秦艽等二味汤药服后，不觉病退，渐加困笃，势如前天行最重状，则不可更服诸冷物，冷物在心唯是痞，速宜同前天行用半夏等十味汤以救之，亦可合瓜蒂等三味散吹鼻孔中，并与之服方。

瓜蒂七枚　丁香七枚　赤小豆七枚

上药捣筛末，取如大豆，分吹两鼻孔中，须臾当出黄水，正如煮柏汁，及出黄虫。亦可以新汲水和一方寸匕，与患人服。或痢或吐，吐痢所出，亦如煮黄柏汁。天行用此疗，亦与崔氏同。

又论云：此病俗间亦有单煮瓜蒂汁灌鼻孔中者，亦有单服生麻油者。

又疗黄疸病。此病与前急黄不同，自外状与平常无别，但举体正黄，甚者眼色如柏，涕涎洟小便及汗悉如柏汁，食消多于寻常，稍觉瘦悴乏力。此病不甚杀人，亦有经年累岁不疗而瘥者。此由饮酒多，亦是积虚热所致。黄疸初得，稍觉心中烦热，满身黄色，眼白睛黄。觉如此者，宜合白鲜皮等七味汤以泄之，黄连十味丸以压之。

白鲜皮三两　干葛五两　黄芩三两　郁金三两　豉五两
栀子十枚　芒硝六两

上药切，以水八升，煮取二升半，去滓，内芒硝。分温三服，服相去如人行二十里久更服此汤，当得利。利后将息一二日，则合后黄连等十味丸服之。

又黄连丸方。

黄连五两　黄芩五两　苦参六两　沙参五两　干地黄六两　干葛六两　栀子仁三两　麦门冬一升，去心　地骨白皮五两　茯苓五两

上十味，捣筛为末，蜜和为丸，以米饮下。初服十丸，日三服，稍稍加至三十丸，如梧子大。黄疸亦有单服猪脂得瘥者。忌猪肉、冷水、大酢、芜荑等物。吴升同。

杂黄疸方三首

《千金》湿疸之为病，始得之，一身尽疼，发热，面色黄黑，七八日后壮热，热在里，有血当下，去之如豚肝状。其小腹满者，急下之。亦一身尽黄，目黄腹满，小便不利，矾石散方。

矾石五两　滑石五两

上二味，为散。大麦粥汁服方寸匕，日三服，当先食服。便利如血者，当汗出瘥。深师、《古今录验》并同。出第十卷中。

《古今录验》九疸秦王散方。

胃瘅，食多喜饮。栀子仁主之。

心瘅，烦心，心中热。葛根主之。

肾瘅，其人唇干。葶苈子主之。

脾瘅，溺赤出少，心惕惕若恐。栝楼主之。

肺瘅，饮少，小便多。秦椒汗、瓜蒂主之。一云膏疸。

舌瘅，渴而数便。石钟乳主之。

肉瘅，其人小便白。凝水石主之。

髓瘅，目眶深，多嗜卧。牡蛎、泽泻主之。

肝瘅，胃热饮多，水激肝。白术主之。

上十一味,名秦王散,各等分,随病所在加二分,捣合下筛。饮服五分匕,日三,稍加可至方寸匕。忌桃李、雀肉等。

膏瘅,饮少小便多,秦椒散方。

秦椒一分,汗　瓜蒂二分

上二味,捣下筛,水服方寸匕,日三服。深师、《千金》同。出第二十七卷中。

第五卷

疗疟方二十一首

《病源》:夏日伤暑,秋必病疟。疟病之发以时者,此由邪气客于风府,循膂而下。卫气一日一夜常大会于风府,其明日下一节,故其作也晏。此先客于脊背也。每至于风府则腠理开,腠理开则邪气入,邪气入则病作,此所以日作稍益晏者也。其出于风府,日下一节,二十五日下至尾骶,二十六日入于脊内,注于伏膂之脉。其气上行,九日出于缺盆之中,其气日高,故作日益早也。其间日发者,由邪气内薄于五脏,横连募原,其道远,其气深,其行迟,不能与卫气俱行,不得皆出,故间日蓄积乃作。夫卫气每至于风府,则腠理乃发,发则邪气入,邪气入则病作。今卫气日下一节,则其气之发也,不当风府,其日作者奈何?曰:此邪气客于头项,循膂而下者也。故虚实不同,邪中异所,则不得当其风府也。故邪中于头项者,气至头项而病;中于背者,气至背而病;中于腰脊者,气至腰脊而病;中于手足者,气至手足而病。卫气之所在,与邪气相合则病作。故风无常府,卫气之所发,必开其腠理,邪气之所合,则其府也。

风之与疟也,相与同类,而风独常在也,而疟得以时休者,何也?由风气留其处,疟气随经络沉以内薄,故卫气应乃作。阳当陷而不陷,阴当升而不升,为邪所中,阳遇邪则蜷,阴遇邪则紧,蜷则恶寒,紧则为慄,寒慄相薄,故名曰疟。弱则发热,浮乃汗出,旦中旦发,晚中晚发。夫疟,其人形瘦,皮必粟起。问曰:病疟以月一日发,当以十五日愈。设不愈,月尽解。出第十一卷中。

《广济》疗疟常山散方。

常山五分 升麻二分 蜀漆一分

上三味,捣筛为散,一服二钱匕,和井华水煮米半合,顿服。少间则吐,吐讫则瘥。忌生葱、生菜及诸果子、生冷、油腻等物。

又疗疟常山汤方。

常山三两

上一味,切,以浆水三升,浸经一宿,煎取一升,欲发前顿服之。后微吐,瘥止。忌生葱、生菜。《近效》疗疟间日或夜发者。张文仲、《备急》同。并出第一卷中。

张仲景《伤寒论》:辨疟病。师曰:夫阴气孤绝,阳气独发,而脉微者,其候必少气烦满,手足热而欲呕也,名曰瘅疟。若但热不寒者,邪气在心脏,外舍分肉之间,令人消烁脱肉。

又辨疟脉。夫疟脉自弦,弦数者多热,弦迟者多寒,弦小紧者下之瘥,弦迟者温药愈,弦紧者可发汗针灸也,浮大者吐之瘥,脉弦数者风疾也。以饮食消息之。

又辨疟,岁岁发,至三岁发连日,发不解者,以胁下有痞也。疗之不得攻其痞,但虚其津液。先其时发汗,其服汤已,先小寒者,渐引衣自覆,汗出小便利则愈。疟者病人形瘦,皮上必粟起。

又问:病疟,以月一日发,当以十五日愈;设不瘥者,当月尽解也。如期不瘥,当云何?师曰:此结为症瘕,名曰疟母,宜急疗之。大鳖甲煎方。

鳖甲十二分,炙 乌扇三分 黄芩三分 柴胡六分 鼠妇三分,熬 干姜三分 大黄三分 芍药五分 桂心三分 葶苈二分,熬　石韦二分　厚朴三分,炙　牡丹皮五分　瞿麦二分　紫葳三分　半夏一分,洗　人参一分　䗪虫五分,熬　阿胶三分,炙　蜂窠四分,炙　赤硝十二分　蜣螂六分,炙　桃仁三分,去皮尖,熬

上二十三味,末之,取锻灶下土一斗,清酒一斛五升浸土,候酒尽一半,着鳖甲于中煮,令泛烂如胶漆,绞取汁,下诸药煎,为丸如梧子大。空心服七丸,日三服。忌苋菜、生葱、胡荽、羊肉、饧等物。《千金》有海藻、大戟、虻虫,无赤硝、鼠妇,用锻灶灰一斛。

又疟发渴者,与小柴胡去半夏加栝楼汤方。

柴胡八两　黄芩三两　人参三两　大枣十二枚,擘　甘草三两,炙　生姜三两　栝楼根四两

上七味,切,以水一斗二升,煮取六升,去滓,更煎取三升。温服一升,日三。忌海藻、菘菜。《经心录》疗劳疟。并出第十五卷中。

《肘后》疗诸疟方。

取青蒿一把

上一味,以水一升渍,绞取汁,尽服之。《备急》、张文仲同。

又方

鳖甲二两,炙

上一味,捣末,酒服方寸匕,至发时令服,三服,兼用火炙,无不断者。忌苋菜。

又方

牛膝茎叶一把,切,以酒三升,渍一宿,分三服,令微有酒气,不即断,更作,不过三服止。文仲、《备急》、《集验》同。并出第一卷中。

深师疗疟，膈痰不得吐，宜吐之，常山乌梅汤方。

乌梅半两　桂心半两　芫花半两　豉五合，绵裹　半夏半两　常山半两

上六味，切，以酒三升，水四升，合煮取二升，分三服，必得吐。一方取三升。忌生葱、羊肉、饧、生菜。一方无半夏、常山。

又疗疟丸神方。

人参三分　铅丹三分　天雄十分，熬

上三味，捣合下筛，蜜和。初服二丸，如梧子，临发服二丸，中当温热，四肢淫淫痹为知。服药忌饱饭食，疟断后，食如常，万不失一。《备急》、文仲同。

又疗疟撩膈汤方。

常山三两　甘草三两，炙　松萝二两　乌梅十四枚　黄芩一两　瓜蒂十四枚　栀子仁十四枚，擘

上七味，切，以酒二升渍一宿，明旦以水四升，煮取三升，分三服。忌海藻、生葱、生菜、菘菜等。

又疟结实积热，烦扰迷冒，寒热但多，绵惙困笃，常山大黄汤方。

常山三两　甘草三两，炙　前胡二两　大黄三两

上四味，切，以水一斗，煮取三升半，下大黄，煎取三升，分澄令冷。初服七合，中服八合，比欲发服九合。王文州大子因疟危困，服此皆愈。忌海藻、菘菜、生葱、生菜等。

又疗疟，醇醨汤方。

生姜三两　乌梅三七枚，擘，一方十四枚　甘草三两，炙　桂心二两　常山三两　蘘荷根三两

上六味，切，以水六升，煮取一升曰醇，未发时，须顿服，更以

水三升,煮取一升曰醨,至发不断,复顿服,甚良。别方说,发日平旦服醨一升,以醇着头边,若欲发便服醇,神良。二说不同也。忌海藻、菘菜、生菜。出第二十二卷中。

《千金》麻黄汤,疗疟须发汗方。

麻黄四两,去节　大黄四两　栝楼四两　甘草一两,炙

上四味,切,以水七升,煮取二升半。分三服,未发前食顷服,临发更服,服后皆覆取汗。忌海藻、菘菜。《集验》同。出第十卷中。

《千金翼》疗疟病,医不能救者方。

以绳量病人脚,围绕足跟及五指一匝讫,截断绳,取所量得绳置项上,著反向背上当绳头处,中脊骨上,灸三十壮,则定。候看复恶寒,急灸三十壮则定。比至过发一炊,久候之,虽饥勿与食,尽日。此神验。男左足,女右足。出第十八卷中。

崔氏疗疟,会稽赖公常山汤方。

常山三两　石膏八两,碎,绵裹　甘竹叶一把,切　糯米一百粒

上四味,切,以水八升,明旦欲服,今晚渍于铜器中,露置星月下高净处,横刀其上,向明取药,于病人房门前,于铜器里缓火煎取三升。分三服,日欲出一服,临发又一服。若即定,不须后服。取药滓石膏裹置心上,余四分置左右手足心,甚验。忌生葱、生菜。出第四卷中。

《备急》华佗常山桂心丸,神良方。

甘草炙　常山　大黄　桂心各四分

上四味,末之,蜜和。平旦服如兔屎,每欲发服六丸,饮下之。欲服药时,先进少热粥良。忌海藻、菘菜、生葱、生菜。文仲同。出第二卷中。

《延年》疗疟,常山丸方。裴右庶送。

常山四分　青木香四分,南者　蜀漆一分　牡蛎二分,煅

大黄二分　乌梅肉一分,熬　丹砂二分,研　豉二分,熬　知母二

分　鳖甲二分,炙　麻黄一分,去节

上十一味,捣筛,蜜和为丸,丸如梧子大。未发前粥饮服五

丸讫,微吐后,须臾任食,至欲发更服十丸。忌苋菜、生血物、生

葱、生菜、油腻。崔氏同。

又疗疟丸方。

常山三两　甘草二分,炙　知母四分

上三味,捣筛,蜜和为丸,丸如梧子。未发前饮服十五丸,临

发服十五丸,得快吐则愈。忌海藻、菘菜、生葱、生菜。并出第十

五卷中。

《必效》疗疟,鸡子常山丸方。

取鸡子一枚,断开头,出黄及白令尽,置小铛子中;又取常山

细末,量满前空壳,又倾铛子中;又量白蜜还令满壳,复倾铛子

中。三味同搅,微火煎之,勿停手,微冷可丸则停,丸如梧子。如

病人午时发,巳时服三十丸,欲至发时又服三十丸,用饮汁下。

欲吐任吐,亦如前。服讫,更不发者,不须服。服后禁脂腻、油

面、生菜、瓜果七日。此方敕赐乔将军,服之立效。《小品》、崔

氏、文仲、《延年》、支家、《备急》并同。

又疗疟不瘥,虎骨常山丸方。

虎头骨炙　常山　甘草炙　鳖甲炙　乌梅熬　葳蕤　白薇

升麻　茯苓　石膏研　知母　麦门冬去心　豆豉熬　地骨白皮

上十四味,各等分,合捣,蜜和,丸如梧子大。未发前,日晚

空肚服二十丸,至发日,平旦服四十丸,如人行十里,食白粥一

碗。欲发时，亦服三十丸。三日内慎生冷，万无一触，不吐自瘥。魏右史处得，云奇效。忌海藻、菘菜、大酢、生葱、生菜、苋菜。

又疗疟，常山酒方。

常山一两，切　独头蒜一颗，去根茎，横切　糯米一百粒　乌豆一百粒　清酒一升

上五味，病未发前一日，以酒浸药于碗中，以白纸一张覆之，碗上横一刀。欲发时，三分饮一分，如未吐，更服一分，得吐则瘥。忌生菜、生葱。并第一卷中。

《古今录验》疗疟，豉心丸方。

香豉五合，熬令色变　常山二两　大黄三分　附子二分，炮

上四味，捣筛，蜜和丸。服如大豆十丸，当勿食。比至发来，令服三十丸，疟不止亦可至四十丸，疟必止。若膈上有停痰，欲吐，听之。若腹中实，欲下亦无妨。常有验。忌生葱、生菜等。杨孔思方。出第四卷中。

又乌梅丸，疗疟无问温瘴、痰疟，悉皆主之方。

乌梅肉二两　常山二两　鳖甲二两，炙　香豉二两　蜀漆二两，生用　人参一两　肉苁蓉二两　桂心二两　知母二两　桃仁二两，去尖皮，别捣如稀饧

上十味，捣筛为末，蜜和，丸如桐子。空心以酒饮任下三十丸。忌生葱、生菜、苋菜、海藻、菘菜。一方有升麻、甘草各二两，为十二味。

五脏及胃疟方六首

《病源》：肺病为疟者，乍来乍去，令人心寒。寒甚则热发善惊，如有所见，此肺疟证也。若人本来语声清雄，忽尔不亮，拖气

用力，方得出言，而反于常人，呼共语，直视不应。虽曰未病，势当不久。此则肺病声之候也。察病观疾，表里相应，依源审疗，乃不失也。

心病为疟者，令人心烦甚，欲饮清水，多寒少热。若人本来心性和雅，而忽卒急，反于常伦；或言未讫便住，以手剔脚爪，此人必死。祸虽未及，呼曰行尸。此心病声之候也。虚则补之，实则泻之，不可疗者，明而察之。

肝病为疟者，令人色苍苍然，气息喘闷战掉，状如死者。若人本来少于悲恚，忽尔嗔怒，出言反常，乍宽乍急，言未讫，以手向眼，如有所思。若不即病，祸必至矣。此肝病声之候也。其人若虚，则为寒风所伤；若实，则为热气所损。阳则泻之，阴则补之。

脾病为疟者，令人寒则腹中痛，热则肠中鸣，鸣已则汗出。若其人本来少于喜怒，而忽反常，嗔喜无度，多言自笑，不答于人，此是脾病，声之候也。不盈旬日，祸必至矣。

肾病为疟者，令人凄凄然，腰脊痛而宛转，大便涩，身掉不定《素问》作目眴眴然，手足寒。若人本来不喜不怒，忽然謇而好嗔怒，反于常性。此肾已伤，虽未发觉，是其候也。见人未言，而前开口笑，还闭口不声，举手爪栅腹。此肾病声之候也。虚实表里，浮沉清浊，宜以察之，逐以疗之。

夫疟脉者自弦，弦数者多热，弦迟者多寒，弦小紧者可下之，弦迟者温药已。若脉数而紧者，可发汗针灸之；脉浮大者，不可针灸之。凡疟先发食顷，乃可以疗之，过之则失时。

足太阳之疟，令人腰痛头重，寒从背起，先寒后热，熇熇喝喝然，热止汗出，难已，刺郄中出血。

足少阳之疟，令人身体解㑊，寒不甚，热不甚，恶见人，见人心惕惕然，热多汗出甚，刺足少阳。

足阳明之疟，令人先寒，洒洒淅淅，寒甚久乃热，热去汗出，喜见日月光火，气乃快然，刺足阳明跗上。

足太阴之疟，令人不乐，好太息，不嗜食，多寒热，汗出，病至则善呕，呕已乃衰，则取之。

足少阴之疟，令人闷，吐呕甚多，寒热，热多寒少，欲闭户而处，其病难止。

足厥阴之疟，令人腰痛，少腹满，小便不利，如癃状，非癃也。数小便，意恐惧，气不足，腹中悒悒，刺足厥阴。

肺疟者，令人心寒，寒甚发热，热间善惊，如有所见者，刺手太阴阳明。

心疟者，令人烦心甚，欲得清水，反寒多，不甚热，刺手少阴。

肝疟者，令人色苍苍然太息。其状若死者，刺足厥阴，见血。

脾疟者，令人病寒则腹中痛，热则肠中鸣，鸣已汗出，刺足太阴。

肾疟者，令人洒洒，腰脊痛，宛转，大便难，目眴眴然，手足寒，刺足太阳、少阴。

胃疟者，令人且病也，善饥而不能食，食即支满腹大，刺足阳明太阴横脉出血并出第十一卷中。

《千金》疗肝邪热为疟，颜色苍苍，战掉气喘，或热久劳动如疟，积年不瘥，乌梅丸方。

乌梅肉四分　蜀漆四分　石膏八分，研　鳖甲四分，炙　常山六分　香豉一合，熬　知母四分　甘草三分，炙　细辛三分　苦参四分　葳蕤五分

上十一味，捣筛，蜜和，丸如梧子大。酒服十丸，日再，饮下

亦得。忌苋菜、生菜、生葱、海藻、菘菜。

又疗心疟,令人烦心甚,欲得清水,多寒少热者,常山汤方。

常山四两　淡竹叶切,二升　栀子仁三七枚,擘　石膏五两,碎,绵裹　乌梅三七枚,擘　鳖甲四两,炙　甘草一两,炙　香豉一升,绵裹　蜀漆三两

上九味,以水九升,煮取三升,分温三服。忌生葱、生菜、菘菜、人苋、海藻。《删繁》同。

又疗脾热,或渴或不渴,热气内伤不泄,转为脾疟,令人病寒则腹中痛,热则肠中鸣,转汗出,常山丸方。

常山三两　甘草半两,炙　知母一两　鳖甲一两,炙

上四味,捣筛,蜜和,丸如梧子大。未发前酒服十丸,临发又一服,正发又一服。忌生葱、生菜、海藻、菘菜、人苋等。

又疗肺热,痰聚胸中,来去不定,转为疟。其状令人心寒,甚即发热,热间善惊,如有所见,常山汤方。

常山三两　秫米三百粒　甘草二分,炙

上三味,切,以水七升,煮取三升。分三服,至发时令三服尽。忌生葱、生菜、海藻、菘菜等。《删繁》同。

又疗肾热发为疟,令人凄凄然腰脊痛,宛转大便难,目眴眴然,手足寒,常山汤方。

常山三两　乌梅三七枚,碎　香豉八合,熬,裹　淡竹叶切,一升　葱白一握,除青令尽

上五味,切,以水九升,煮取三升,去滓。分温三服,至发令尽。忌生葱、生菜等。并出第十卷中。

《删繁》疗胃腑疟者,令人善饥而不能食,四肢胀满气喘,藜芦丸方。

藜芦一两　皂荚一两,去皮子　常山一两　巴豆三十枚,去皮,熬　牛膝一两

上五味,熬藜芦、皂荚色令黄,合捣为末,蜜丸如小豆。旦服一丸,未发前一丸,正发一丸。一日勿食饮。忌野猪肉、芦笋、生葱、生菜、狸肉等。六腑唯胃有疟,不可别列,故附于后。《千金》同。出第六卷中。

温疟方五首

《病源》:夫温疟与寒疟安舍? 温疟得之冬,中于风寒,寒气藏于骨髓之中,至春则阳气大发,邪气不能出,因遇大暑,脑髓铄,肌肉消释,腠理发泄,因有所用力,邪气与汗偕出。此邪气先藏于肾,其气先从内出之于外,如是则阴虚而阳盛,盛则病矣。阳衰则气复反入,入则阳虚,阳虚则寒矣,故先热而后寒,名曰温疟。疟先寒而后热者,此由夏伤于大暑,汗大出,腠理开发,因遇夏气凄沧之小寒,寒迫之,藏于腠理皮肤之中,秋伤于风则病成矣。夫寒者,阴气也。风者,阳气也。先伤于寒而后伤于风,故先寒而后热,病以时作,名曰寒疟。先伤于风而后伤于寒,故先热而后寒,亦以时作,名曰温疟。夫病疟六七日,但见热者,温疟也。出第十一卷中。

《甲乙经》黄帝曰:夫疟皆生于风。夏伤于暑,秋为痎疟。

黄帝问:疟先寒而后热何也? 岐伯对曰:夫寒者,阴气也。风者,阳气也。先伤于寒而后伤于风,故先寒而后热也,名曰寒疟。

又问曰:先热而后寒者何也? 对曰:先伤于风而后伤于寒,故先热而后寒也,名曰温疟。

其但热而不寒者,阴气先《千金》作孤绝,阳气独发,即少气

烦冤,手足热而欲呕,名曰瘅疟。

又曰:温疟者得之冬,中于风寒,寒气藏于骨髓之中,至春即阳气大发,邪气不能出,因遇大暑,脑髓铄,肌肉消释,腠理发泄,因有所用力,邪气与汗偕出。此邪气先藏于肾,其气先从内出之于外,如是者阴虚而阳盛,盛则病矣。阳衰则气复反入,入则阳虚,阳虚则复寒矣。故先热而后寒,名曰温疟。

又曰:瘅疟者,肺素有热,气盛于身,厥气逆上,中气实而不外泄,因有所用力,腠理开,风寒舍于皮肤之内,分肉之间而发,发则阳气盛,阳气盛而不衰则病矣。其气不及于阴,故但热不寒,热气内藏于心,外舍分肉之间,令人销铄脱肉,故名曰瘅疟。出庚卷第七。《千金》同。

《广济》疗温疟,渐渐羸瘦,欲成骨蒸,常山汤方。

常山三两　车前叶一握　甘草二两,炙　猕猴骨三两,炙乌梅肉二两　天灵盖一两,烧作灰末　驴粪汁三合

上七味,切,以水六升,煮五味,取三升,去滓,下粪汁、天灵盖末,分三服。微吐不利。忌生葱、生菜、海藻、菘菜、面、粘食等。

又疗温疟,常山丸方。

常山　乌梅肉熬　豉　天灵盖烧,各六分　知母　朱砂蜀漆　大黄各四分

上八味,捣筛,蜜和,丸如梧子。空肚以温酒下二十丸,至三十丸,日三服,并未发前服。不吐痢。忌生葱、生菜、生血等物。并出第十卷中。

《千金》论曰:瘅疟者,阴气孤绝,阳气独发。其候也,少气烦满,手足热,欲呕,热而不寒,气藏在心。

又曰:有温疟者,其脉如平人,无寒时热。其候骨节疼烦,时

呕,朝发暮解,暮发朝解,皆白虎加桂心汤主之方。

知母六两　甘草二两,炙　石膏碎,一斤　粳米六合

上四味,切,以水一斗二升,煮取米烂,去滓,加桂心三两,煎取三升。分温三服,覆令汗,先寒发热汗出者愈。忌海藻、菘菜、生葱。《伤寒论》云:用秕粳米,不熟稻米是也。出第十卷中。

《备急》竹叶常山汤,疗温疟。壮热微寒,温疟之候也。壮热后如觉微寒,或瘅疟依时手足冷,少时便壮热,亦有手足烦热干呕者,痰疟先大寒后大热者,并主之。神效。尤宜乳下小儿亦瘥方。

常山三两,切　淡竹叶一握　小麦一升

上三味,以水五升渍一宿,明旦煮取二升,温分三服。忌生葱、生菜。《支方》、《小品》、文仲并同。出第三卷中。

《延年》疗温疟,壮热不能食,知母鳖甲汤方。

知母　鳖甲炙　地骨皮各三两　常山二两　竹叶切,一升
石膏四两,碎

上六味,切,以水七升,煮取二升五合,去滓,分三服。忌蒜、猪肉、苋菜、生葱、生菜。出第十七卷中。

山瘴疟方一十九首

《病源》:此病生于岭南带,山瘴之气也。其状发寒热,休作有时,皆由挟溪源岭瘴温毒气故也。其病重于伤暑之疟矣。出第十一卷中。

《小品》疗山瘴疟,陵鲤甲汤。南方山岭溪源瘴气毒作,寒热发作无时,痿黄肿满,四肢痹弱,皆山毒所为也。并主之方。

陵鲤甲十片,炙,《千金》用十四片　乌贼鱼骨去甲　鳖甲炙,各一两　常山三两　附子一枚,炮

上五味,切,以酒三升,渍之一夕。先疟发前,稍稍服之,勿绝药味,兼以涂身体,断杂人,勿食饮,过时乃得通人进饮食。忌苋菜、生葱、生菜、猪肉。《千金》、文仲、《备急》、《经心录》并同。出第六卷中。

《千金》疗乍寒乍热,乍有乍无,山瘴疟酒方。

常山三两　鳖甲炙　升麻　附子　乌贼鱼骨去甲,各一两

上五味,并切,绢袋盛,以酒六升渍之,小令近火转之,一宿成,一服一合,比发可数服,或吐。忌猪肉、生葱、生菜、苋菜。《肘后》疗老疟久不断。出第十卷中。

《备急》:夫瘴与疟,分作两名,其实一致。或先寒后热,或先热后寒。岭南率称为瘴,江北总号为疟,此由方言不同,非是别有异病。然南方温毒,此病尤甚。原其所归,大略有四:一山溪毒气,二风温痰饮,三加之鬼疬,四发以热毒。在此之中,热毒最重。故所用药物,须审病源。患疟瘴之后,特须防瘴而发痢,死不旋踵。所以然者,瘴体先虚,虚不宜利;又瘴宜冷瘥,痢宜温断,断痢则益瘴,断瘴则益痢,大率如此,不可不慎。非直药疗,亦须宜加将息取适,若能用一色药兼二种病,冷而止痢,温而断疟,最其妙也。如不然,先须断痢,然后疗瘴,瘴缓痢急故也。仍率须作挟毒防之,不得专医其痢。又服瘴药,皆在发前,必须平旦空腹服,服药之后,勿洗手面漱口,勿通外人,勿吃食,勿劳力,既过发时久,小进糜粥,如此将疗,无不即断。又当发热之时,慎勿多饮冷水及多服冷药。若心下冷结,更是难疗。得疟之后,复成症癖,亦有即发气者死不救。若热渴者,豉汁暖服,取足得吐弥善。水煮豉,研犀汁与服,兼时进生葛根汁。其大热盛者,与紫雪如两枣许大,水和饮之,并烧猪粪、人粪,作黄龙汤亦善,各

可服三二升。又捣一大鼠,绞汁与服,大止热毒。瘴热病服此俱效。其鼠并头皮五脏等全捣,若汁少著少许水和绞,亦不难服,常用立验也。

又疗瘴疟服药后灸法。

灸大椎三四十壮,无不断。若先寒者,将欲寒,预前以炭火安床下,令背暖,并灸鳖甲末一方寸匕,暖酒和服,至发时令得三服,被覆,过时无不断。此是陶氏法。比欲寒时,但以火灸其背,亦乃即瘥者。纵发亦轻,效验。

又疗瘴疟常山丸方。

常山　黄连　豉各三两　附子二两,炮

上四味,捣筛为末,蜜和,丸如梧子。发前空腹服四丸,欲发更服三丸,饮下之,自旦至暮,乃食三日。勿杂食猪肉、鱼、肥腻及生冷、生葱、生菜。桂广州家传,已用有效。此方兼痢者瘥。

又麻黄散方。

麻黄去节　常山　杏仁去尖皮,熬　人参　干漆熬　甘草炙　鳖甲各二两,炙

上七味,作散,平旦空腹温酒三合,服方寸匕,日再。宜七日连服,服后七日不得食杂物。此许仁则五方,元比部云:在岭南服得力大验,年时常服一剂。按:此兼补虚羸者。忌苋菜、生葱、生菜、海藻、菘菜。

又若患瘴热实,兼吐痢者,大黄汤方。

大黄　常山　升麻　甘草炙,各三两

上四味,切,以水七升,煮取二升半,分三服,发前尽服,别取吐痢。此蒋家传。忌海菜、菘菜、生葱、生菜。

又若瘴热,兼痢苦渴者,乌梅饮方。

乌梅二十枚,取好者擘破

上一味,以水一大升,煮取一大盏,去梅,和一匙蜜,细细啜之,近方验。并出第二卷中。

《延年》蜀漆丸,主岭南瘴气发,乍热乍寒,积劳似疟,皆主之。《千金翼方》云:兼主痎疟连年不瘥方。

蜀漆　知母　升麻　白薇　地骨皮　麦门冬各五分　乌梅肉　鳖甲炙　葳蕤各四分　石膏八分　甘草三分,炙　常山六分　豆豉一合,熬

上十三味,捣筛为末,蜜和,丸如梧子大。饮下十丸,日再服,加至二十丸。此方用无不瘥,加光明砂一两,神良。忌海藻、菘菜、人苋、生葱、生菜。《千金》亦疗劳疟。崔氏、《千金翼》、《集验》并同。出第十七卷中。

《救急》疗疟瘴疠,经百日或一年以上,诸药不能瘥,进此方无不损者,蜀漆汤方。

白薇　蜀漆　知母　甘草炙　苦参　升麻　龙胆各二两　常山　大黄别渍,后下,各四两　鳖甲炙　石膏碎　茯苓　黄芩各三两　香豉二合,裹　独蒜七颗,切　淡竹叶切,一升

上十六味,切,以水一斗渍之,并春酒二升合煮取三升,去滓。分三服,未发前一服,欲至发时又一服,皆温之。当发日勿见人,在一静房卧,药滓置病儿头边,仍以药汁涂手面,过时任出。忌肥腻、腥臊、滑物、生冷、海藻、人苋、大酢、菘菜、生葱、生菜。

又朱砂丸方。

朱砂光明者　牛膝　常山各等分

上三味,捣筛为末,蜜和,丸如梧桐子。候疟发日,平明服七丸,饮下,欲觉发时,更服七丸。当日不断,更作一服,即瘥。忌

生葱、生菜、生血物、油腻、牛肉等。

又敕赐长孙祥极效常山汤方。

常山八分　橘皮六分　牡蛎四分,熬　桂心二分

上四味,捣筛为散。发日平旦酒服一方寸匕,临发又一匕,发后又一匕。二日不得洗手面,七日忌食杂物,唯药用酒,余皆断。或吐或不吐,皆瘥。忌生葱、生菜。

又方

取五六岁儿小便一升,内白蜜二大匙,搅使相得,去白沫讫,即顿服,当大吐碧绿痰,然后食。若不得吐,但数小便亦佳。以前两方吐碧痰外,更吐白沫,出后可吃食,不然瘴气终不除。

又常山汤方。

常山苗一握,无苗取根五两代之　独蒜七颗　淡竹叶二握豉一合,裹　鳖甲三两,炙

上五味,切,以苦酒三升,煎取一升,临发随性多少服之,尽服之讫,当大吐便愈。忌人苋、生葱、生菜。

《古今录验》瘴疟及瘴气,常山汤方。

常山三两,细切

上一味捣碎,虚弱者二两,蒜七瓣去皮中切,以酒一小升半渍一宿,旦去滓,暖服尽,须臾当吐令尽好,过时食。一日不得漱口及洗手面,三七日慎生葱、生菜、生冷、肉、面、油腻。若早发者,半夜服,要令吐。出第四卷中。

《近效》疗疟瘴,孟补阙岭南将来,极效常山丸方。

常山　豉熬　桃仁去尖皮,熬,等分

上三味,各捣末,先以豉和桃仁捣如泥,然后下常山末细搅,蜜丸如梧桐子。候欲发前,一食时酒下四十丸,须臾更服二十

丸,如不瘥更服,远不过三服,能信用者无不瘥。忌生葱、生菜。

又凡跋涉江山,防诸瘴疠及蛊毒等,常服木香犀角丸方。

青木香　犀角屑　羚羊角屑各六分　升麻　玄参　猪苓　槟榔各十分　鳖甲炙　甘草炙,各八分　豉二十分,熬

上十味,捣筛为末,蜜和,丸如梧子。酒饮服三十丸,日二服。若体热即去甘草、槟榔,加大黄二十分。忌海藻、菘菜。

又主疟兼痢,无问赤白、水谷、鲜血痢皆瘥,黄连犀角丸方。

黄连　犀角屑　香豉熬,各二两　龙骨四两　牡蛎二分,熬

上五味,捣筛为末,蜜和,丸如梧子。米饮下三十丸,日三服,瘥止。忌猪肉、冷水、油腻等。

又瘴疟不瘥,蜀漆丸方。

蜀漆　青木香　升麻　鳖甲炙　牡蛎熬　朱砂　猪苓　香豉各四分　常山　大黄各八分

上十味,捣筛为末,蜜和,为丸如梧子。米汤下十二丸,日二服,渐渐瘥,至平复止。忌人苋、油腻、陈臭、生血等物。

十二时疟方一十二首

《千金翼》:黄帝问岐伯曰:疟多方少,愈者何? 岐伯答曰:疟有十二种。帝曰:疟鬼字,何可得闻乎? 岐伯曰:但得疟鬼字便愈,不得其字,百方不愈。黄帝曰:疟鬼者十二时,愿闻之。岐伯曰:

寅时发者,狱死鬼所为,疗之。

上以疟人着窑上,灰火一周,莫令火息,即差。

卯时发者,鞭死鬼所为,疗之。

上用五色衣烧作灰,三指撮着酒中,无酒用清水服之。

辰时发者,堕术死鬼所为,疗之。

上令疟人上木高危处,以棘子塞木根间,立瘥。

巳时发者,烧死鬼所为,疗之。

上令疟人坐,师以周匝燃火,瘥。

午时发者,饿死鬼所为,疗之。

上令疟人持脂火,于田中无人处烧脂香,假拾薪去,即瘥。

未时发者,溺死鬼所为,疗之。

上令疟人临发时,三渡东流水,即瘥。

申时发者,自刺死鬼所为,疗之。

上令疟人欲发时,以刀刺冢上,使得姓名字,咒曰:若瘥,我与汝拔却,即瘥。

酉时发者,奴婢死鬼所为,疗之。

上令疟人碓梢上捧上卧,莫令人道姓字,即瘥。

戌时发者,自绞死鬼所为,疗之。

上令索绳系其手脚腰头,即瘥。

亥时发者,盗死鬼所为,疗之。

上以刀子一口,箭一枝,灰一周,刀安疟人腹上,其箭横着底下瘥。

子时发者,寡妇死鬼所为,疗之。

上令疟人脱衣东厢床上卧,左手持刀,右手持杖,打令声不绝,瓦盘盛水着路边,即瘥。

丑时发者,斩死鬼所为,疗之。

上令疟人当户前卧,头东向,血流头下,即瘥。并出第十八卷中。

发作无时疟方二首

《病源》:夫卫气者,阳气也。一日一夜大会于风府,则腠理开。腠理开则邪气入,邪气入则病作。当其时,阴阳相并,随其所胜,则生寒热,故动作皆有早晏。若腑脏受邪,内外失守,邪气妄行,所以休作无时也。出第十一卷中。

《肘后》疗疟,发作无常,心下烦热者,常山汤方。

常山二两　甘草一两半,炙　豉五合,绵裹

上三味,切,以水六升,煎去滓,取二升,再服。当快吐,仍节饮食。忌海藻、菘菜、生葱、生菜。文仲同。

又鸡子常山丸,疗诸疟,并经服诸药法术不断,发无复定时不可复断者,宜服此丸。忌食物,勿劳力,即断方。

常山三两

上一味,捣筛为散,以鸡子白和,并手为丸,如梧桐子大令圆,调丸讫,分置铜鏂子中,以汤煮铜鏂令热,杀得鸡子腥气即止。以竹叶清饮服三十丸,欲吐但吐,比至发时,令得三服。时早可食者断,若晚不可断食者,当作竹叶汁糜食之。忌生葱、生菜。《经心录》同。并出第一卷中。

痎疟方五首

《病源》:夫痎疟者,夏伤于暑也。其病秋则寒甚,冬则寒轻,春则恶风,夏则多汗,然其蓄作有时。以疟之始发,先起于毫毛,伸欠乃作,寒慄鼓颔,腰脊俱痛。寒去则外内皆热,头痛而渴,唯欲冷饮。何气使然?此阴阳上下交争,虚实更作,阴阳相移也。阳并于阴,则阴实而阳明虚,阳明虚则寒慄鼓颔,太阳虚则腰背头项痛,三阳俱虚则阴气胜,阴气胜则骨寒而痛。寒生于内,故中外皆寒。阳盛则外热,阴虚则内热,外内皆热,则喘而渴,故欲冷饮也。此皆得之夏伤于暑,热气盛,藏于皮肤之内,肠胃之外,此营气之所舍也。此令人汗出空疏,腠理开,因得秋气,汗出遇风乃得之,及得以浴,水气舍于皮肤之内,与卫气并居。卫气者,昼日行阳,夜行于阴。此气得阳而外出,得阴而内薄,内外相薄,是以日作其间。日作者,谓其气之舍深,内薄于阴,阳气独发,阴邪内着,阴与阳争不得出,是以间日而作。出第十一卷中。

《小品》常山汤,疗痎疟先寒战动地,寒解壮热,日日发及间日发并断方。

鳖甲一两,炙　淡竹叶切三升,洗　常山二两　甘草炙,三两　久酒三升

上五味,切,以酒渍药,刀置上覆头安露地,明旦以水七升,煮取三升。分五服,比未发前令尽。当吐,吐极伤多,不必尽剂,但断人禁饮食,得吐过时乃佳。忌人苋、海藻、菘菜、生葱、生菜。出第六卷中。

《集验》夫疟必从四肢始,疗方。

先其时一食顷,用细左索绳紧束其手足十指,过发时乃解之。《千金》同。

又方

先作羊肉臛饼饱食之,其进少酒随所能,令其欣欣有酒气,入一密室里,燃炭火,厚覆,取大汗则瘥。燕国公说,此方常见用有验。并出第二卷中。方士弱曰:虚者得效,实者弥甚。

又疗温疟、劳疟,乌梅饮子方。

乌梅七粒　桃柳心各七茎　葱白七茎　豆豉一合　甘草四

分　柴胡四分　知母四分　大黄三分

上八味，各细锉，以童子小便两茶碗宿浸，明旦早煎三两沸，去滓，顿服，瘥。未瘥更作，服三服，永瘥。忌海藻、菘菜。

又疗温疟、痰疟久不瘥，黄连散方。

宣州黄连二两

上一味，捣筛末，以浓酒一盏，调三钱，空心顿服，相次更服三钱，更饮三两盏酒，任意醉却睡，候过时方得食。如渴枳实煎汤，并三日服瘥。忌猪肉、冷水。

间日疟方二首

《病源》：此由邪气与卫气俱行于六腑，而有时相失不相得，故邪气内薄五脏，则道远气深，故其行迟，不能与卫气偕出，是以间日而作也。出第十一卷中。

《备急》疗间日疟方。

烧黑牛尾作灰，酒服方寸匕，日三服。出第十卷中。

又桂广州法，醇醨汤方。

大黄三分　甘草一分半，炙　常山一分半

上三味，以水三升，煮取一升，去滓，更以水二升，煮滓取一升。未发服醨，醨是后煮者，相次服醇，醇是前煮者，瘥。忌菘菜、海藻、生葱、生菜等。支云极验。文仲、《经心录方》无甘草，用石膏三铢，余同。一方有桂心一分半。出第二卷中。

久疟方八首

《病源》：夫疟皆由伤暑及伤风所为，热盛之时，发汗吐下过度，腑脏空虚，荣卫伤损，邪气伏藏，所以引日不瘥，仍故休作也。

疟岁岁发,至三岁发,连日发不解,胁下有痞,疗之不得攻其痞,但得虚其津液。先其时发其汗,服汤已,先寒引衣自覆汗出,小便自利则愈也。出第十一卷中。

深师疗久疟难断,香豉丸方。

香豉一分,熬　常山七分　蜀漆十分　附子一分,炮　大黄二分,好者

上五味,捣下筛,蜜和。发日早,服五丸如梧子,须臾又服五丸。发晚者,至发可三四服,令其得吐为佳,欲不即断畏吐者,但则长将久服,无不瘥也。忌生葱、生菜、猪肉。

又疗三十年疟,常山汤方。

常山三两　黄连三两

上二味,切,以酒一斗宿渍之,向晚以瓦釜煮取六升,一服八合。比发时,令得三服。有热当吐,有冷当下。服之者,千百无一不断。亦可半合,无服全剂者。忌猪肉、冷水、生葱、生菜。并出第二十二卷中。

《千金》栀子汤,主疟经数年不瘥者,两剂瘥;一月以来,一剂瘥方。

栀子十四枚　常山三两　车前叶二十枚,炙干　秫米十四粒

上四味,切,以水九升,煮取三升。分三服,未发一服,发时一服,发后一服。以吐痢四五行为瘥,不止,冷饮止之。忌生葱、生菜。出第十卷中。

崔氏疗疟,纵久患者,不过五六服以来亦瘥,常山散方。

常山三两　干漆三两,熬烟尽　牡蛎一两半,熬　桂心二两　橘皮二两　杏仁二两,去皮尖,熬

上六味,捣筛为散,一服方寸匕,先发热,饮和服;若先寒,清

酒和服之。时取未发前一食顷服,服药日唯须晚食,七日内慎如药法。忌生葱、生菜。出第四卷中。

《备急》龙骨丸,疗久疟不断者方。

龙骨一两　常山三两　大黄二两　附子二分,炮

上四味,捣末,以鸡子黄丸如梧子大。先发、临发各饮服五丸,无不断,长将服之。支云:神验。疗三十年疟。忌生葱、生菜、猪肉等。张文仲、《支方》同。出第二卷中。

《备急》疗疟,连绵积日不瘥,常山散方。

常山三两　羚羊角三两,炙令焦　乌梅肉三两　黄芩二两
甘草一两半,炙

上五味,捣为散,以竹叶煮饮,取六七合,饮及热用。调常山散三方寸匕,未发前一服,若瘥停;不瘥临欲发,又进二寸匕。老小以意量之。忌海藻、菘菜、生葱、生菜。

又疗疟,无问年月远近并瘥,乌梅丸方。

乌梅肉三两,熬　苁蓉三两　桃仁三两,熬,去皮　常山三两,熬　升麻二两,炙　桂心二两　甘草二两,炙

上七味,捣筛,蜜和,丸如梧子大。未发时酒服二十丸,欲至发时更服二十丸,百无所忌,唯触之则难瘥,饮服亦得。此药或吐痢,或不吐痢,勿怪。五六日频进佳。忌海藻、菘菜、生葱、生菜。一方有豉三两,熬。文仲、《备急》同。并出第一卷中。

《近效》疗久难瘥疟,常山酒方。

常山三两　鳖甲二两,炙　鲮鲤甲一两,炙　乌贼鱼骨一两,炙　乌梅肉七枚　桃仁四十九枚,去皮尖,别捣如泥　竹叶切,一升　豉三合,熬令香　葱白切,一升

上九味,细切,合以酒三升,渍经再宿。空腹,早朝温服一合。

良久取吐，如不吐，至斋午以来服之。四服如不瘥，隔日更依前服，必瘥。瘥后十日内，不得吃冷水、黏滑、人苋、生菜，余如常。梁颗处。

劳疟方三首

《病源》：凡疟积久不瘥者，则表里俱虚，客邪未散，真气不复，故疾虽暂间，小劳便发也。出第十一卷中。

《肘后》疗劳疟，鳖甲酒方。

鳖甲二两，炙黄　常山三两　蜀漆二两　乌贼鱼骨一两，炙

附子一两　知母二两　椒一两，汗

上七味，切，以酒三斗，渍一宿。平旦服一合，稍稍加至二合，日三四服。忌苋菜、生葱、生菜、猪肉。并出第一卷中。

《千金》劳疟积久不断，众疗无效，此方疗之。

长生大牛膝一虎口，切，以水六升，煮取二升，分再服。第一服取未发前一食顷服，第二服临发服。张文仲、《肘后》同。出第十卷中。

《集验》疗一切疟、劳疟，无问年月深远，阿魏散及丸方。

阿魏　安息香　萝卜子各二两　芜荑一合

上四味，捣筛为散，以暖水服半钱。如不能散服，蜜丸，熟水下三十丸，须臾吐。忌冷水。如吐不止，吃蒜韭、馎饦，仍以贴子盛散一钱，男左女右系臂上，立瘥。出第三卷中。

牝疟方二首

仲景《伤寒论》：牝疟多寒者名牝疟，牡疟汤主之方。

牡蛎四两，熬　麻黄四两，去节　甘草三两，炙　蜀漆三两，若无，用常山代之

上四味,切,以水先洗蜀漆三遍,去腥,以水八升,煮蜀漆及麻黄,去沫,取六升,内二味,更煎取二升,去滓。温服一升,即吐,勿更服,则愈。忌海藻、菘菜。

又疗牝疟,蜀漆散方。

蜀漆洗去腥　云母　龙骨

上三味,等分,捣筛为散。先未发前一炊,以清酢浆水和半钱服,临发时更服一钱。温疟者,加蜀漆半分。云母炭火烧之三日三夜用。云母,一作云实。并出第十五卷中。

一切疟方四首

崔氏疗一切疟,大黄丸方。

大黄三两　朴硝二两　巴豆一两,去皮,熬令黑,研如泥

上三味,捣筛大黄、朴硝,然后内巴豆,以蜜和,捣二千杵,丸如梧桐子大。米饮下两丸,日二服,不断再服,即瘥。忌芦笋、野猪肉等物。

《救急》疗一切疟,常山汤方。

常山三两　石膏八两,打破,绵裹　白秫米一百二十粒　淡竹叶一握

上四味,以水八升,渍一宿,煮取二升五合,去滓。分温三服,清旦一服,欲发一服,正发时一服。三服讫,静室中卧,莫共人语,过时后洗手面与食。七日禁劳、生葱、生菜、酒及热面、毒鱼。久疟不过再剂。一方加乌梅二七枚,熬之。《集验》疗疟间日或夜发。出姚大夫。出第一卷中。

《古今录验》疗一切疟,大有验,朱砂丸方。

朱砂一两　蜀常山三两

上二味,各捣下筛毕,别取朱砂,瓷器中细研,可一日研如面,白蜜和,童儿捣一万七千杵讫,作丸如梧子大。一服三丸,用清酒下,行五十余步,随意坐卧。无酒,汤下亦得。唯须暖将息。病人气力强,仍不废行动者,则须于当发日服之,如似日西发者,临发之日勿食,平旦服三丸,巳时服三丸,午后更服三丸,则瘥。若不瘥,必定轻微,更服则瘥。余时发者,准此日西一时,任意消息。其病人气力微弱者,不得临发日服,应预前一日服之。如似明日发者,今日平旦空腹服三丸,至斋时食一碗粥,至日西更服三丸,至日暮复食一碗淡粥,并不得饱食,至一更尽更服三丸,至平明食粥一碗,至斋前更进三丸,不得食,至午时更进三丸,必瘥。瘥后三日以来,唯得食甜粥饮浆。忌生冷、酢、滑腻、面及饱食。七日以来,特忌生血物、生葱、生菜。若后七日余者,渐食生冷二种,须复日禁。若如百日来,患瘥后,还须百日禁忌生冷。乃至七日患者瘥,还复禁七日生冷。患来虽经多年,但得百日以来禁生冷,过百日后得食无妨。若不禁者,必还重发。患来日久极重者,不过十服瘥;近者三五服则瘥。病人十五以上者,一服三丸;十五以下七岁以上者,一服两丸;七岁以下者,一服一丸;如小者,分此一丸,丸作二小丸服之。出第四卷中。

《近效》加减疗一切疟,无不效。此用不过再服,入口如神,万不一失。桃仁常山丸方。

桃仁二两,不熬,亦不去双仁尖皮　常山二两　豆豉三两

上三味,各别捣五六百杵,又和更捣六七百杵,然后点好酒如黑泥自成丸。不饮酒事,须酒下三十丸如梧子,未发前服,临发更服三十丸,以手捧之,于鼻下嗅取气便定。如不得平复,更服三十丸,或吐或微利,勿怪,亦有不吐利瘥者。吐了仍不得漱

口,亦不得吃生葱、生菜、果子、甜物、油腻等,却发则难瘥。此来者,不过再三服便瘥,一服瘥者多。其常山须蜀者始堪使用,桃仁须是毛桃仁,余者即无效。豉须新美,不用陈者。渴者取乌梅三枚作浆,稍稍咽三五咽。其药唯一人患则少合,不堪预合,无力不效。今方有常山一两、桃仁五七枚、豉一合,恬多者佳,捣常山作散讫,次研桃仁作泥,别捣豉,点酒捣二五百杵,次一处和捣,又六百杵以来,如法服之。医人夏侯拯录之。

灸疟法一十三首

《千金》疗疟灸法。

灸上星及大椎。大椎穴在背,从第一椎上节陷中是也。至发时令满一百壮,艾炷如黍粒,俗人不解取穴,务大炷。

又法:觉小异,则灸百会七壮。若后更发,又灸七壮。极难愈者,不过三灸。

又法:以足踏地,以绳围足一匝,中折,从大椎向百会,灸绳头三七壮,炷如小豆许大。

又法:灸风池二穴各三壮。

又法:从手发者,灸三间。穴在虎口第二指节根下一寸。三年痎疟,欲发惨惨则下火。

又法:从头项发者,未发前预灸项大椎尖头,渐灸,过时止。

又法:从腰发者,灸肾俞百壮。穴在第十四椎下两傍各一寸半是。

又疗一切疟,无问远近法。正仰卧,以绳量两乳间,中屈,从乳向下灸,度头随年壮,男左女右灸。

又疗五脏疟,及一切诸疟法。灸尺泽七壮。穴在肘中约纹间动脉是也。

又疗痎疟法,上星主之。穴在鼻中央直入发际一寸,陷容豆是也。灸七壮。

又疗疟日西而发者法。临泣主之。穴在目眦上入发际五分陷者中是也。灸七壮。

又疗疟多汗,腰痛不能俯仰,目如脱,项如拔者法。昆仑主之。穴在足外踝后跟骨上陷中是也。灸三壮。

又疗疟实则腰背痛,虚则鼻衄法。飞扬主之,穴在外踝上七寸。灸七壮。并出第十卷中。

禳疟法六首

《千金》疗疟法。

未发前,抱大雄鸡一只着怀中,时时惊动,令鸡怀中作大声,无不瘥。《肘后》同。出第十卷中。

崔氏书疟法。

平旦日未出时,闭气书之。先书额上,则戴九天;次书两手心,作把九江;又书背上,从右胛骨下向左,分作两行书之,一如后法。南山有一木,木下不流水,水中有一鱼,三头九尾,不食五谷,唯啖疟鬼,急急如律令。又书两脚心下,作履九江。

上以前法既不损人,又无不瘥者。其有一度书不甚瘥,可更书之。书符必不得脱错,亦不可重点画不成也。又勿食五辛。书疟法路州满上人传,云妙不可道。以下二法,余用俱效。

又法:令所患人未发前,正南北眠,头向南,五心并额及舌上七处,闭气书鬼字,则瘥。随意任东西。《肘后》同。

又法:总书八行,其下七行,一准前行,通而为八。山题子,

山题子,山题子,山题子,准前计更有七行,通前为八行。此符厌
疟鬼,一去千里外,急急如律令,某年某月某州某县某乡某里姓
名牒。姓名则所患人也。上以手把符勿开,男左女右,待过时
久,然后任开。其符仍以火烧却。

咒疟法:候病者发日,日未出时,自执一石于水滨,一气咒
云:腕腕团团,行路非难,捉取疟鬼,送与河官,急急如律令。即
投石沉于水中,勿反顾而去。并出第四卷中。

元希声侍郎《集验》书疟法。

额上书两金字重,胸前书两火字并,背上书两水字并,两手
书木字单,两足下各书土字,脐下作四口字重。

上含水闭气,用朱书。未发前书之,有验。

许仁则疗疟方四首

许仁则:此病之候,乃有数种,亦有宿患痃癖,饮食失宜,因
节气初交,亦生此病;亦有痰澼积聚,久不通散,冷热相攻,亦生
此疾;亦有地居卑湿,时属暑热,内有宿病,外感恶气,亦生此疾;
亦有盛夏蒸热饮冷,冷热间隔,秋夏时交,亦生此疾。以要言之,
终由饮食失常,寒暑乖宜,上热下系,将疗之方吐下为本。人有
强羸,病有轻重,自须临时斟酌,不可一概言之。此病别有祈祷
厌禳而瘥者,自是人心妄识,畏爱生病,亦犹弓影成蛊耳。必有
不诬此法,专意信之,亦任其从禳祷之道。虽然,必须资药以救
之,比见用药攻疗,无不瘥者,以法禳之,则有不效者,以此言之,
明知病在于内,徒劳于外耳。此病之始,与天行不多别,亦头痛
骨肉酸楚,手足逆冷,口鼻喉舌干,好饮水,毛耸,腰脊强欲反拗,
小便赤,但先寒后热,发作有时,可不审察,其发作日有准。凡经

七日以后，先服鳖甲等五味散，取快吐方。

鳖甲三两，生用　常山二两　甘草二两，炙　松萝二两　桂心一两

上药捣筛为散，煮乌梅汤下，初服一方寸匕，日二服，稍稍加之，以得吐为限。忌人苋、生葱、生菜、海藻、菘菜。

又审其候，若体力全强，日再服，每服皆取吐。自觉气力不甚强，则每一服取吐，晚不须服。如全绵惙，事须取吐，则三两日一服，经五六度吐讫，但适寒温将息，并食饮，使体气渐强。若知病虽轻吐，根本未似得除，事须利之，以泄病势，宜合当归等六味散服之取利方。

当归五两　白术五两　细辛四两　桂心三两　大黄五两朴硝四两

上药捣筛为散，平旦空肚以酒饮下，初服一方寸匕，日再服，稍稍加之，得利为度。候气力强羸，取利多少，一一如前取吐法。忌桃李、雀肉、生葱、生菜。

又依前鳖甲等五味散取吐，当归等六味散利后，虽经吐下，其源尚在，如更吐痢，又虑尪羸，宜合鬼箭羽等十味丸服之方。

细辛四两　橘皮四两　鬼箭羽折看之如金色者，二两　白术五两　桂心四两　地骨皮四两　蜀漆二两　甘草三两，炙　当归五两　丁香三两

上药捣筛，蜜和，丸如梧子。煮乌梅饮下之，初服十五丸，日再，稍稍加至三十丸，服经三五日后，若觉热甚，每服药后良久，任吃三两口粥饮压之。忌海藻、菘菜、桃李、雀肉、生葱。

又疗此病，曾用释深师一方，大有效。其方有巴豆、皂荚、藜芦，三味作丸服，虽经困苦，一服永断。吴升同。并出第一卷中。

第六卷

霍乱病源论三首

《病源》：霍乱者，由人温凉不调，阴阳清浊二气有相干乱之时。其乱在于肠胃之间者，因遇饮食而变，发则心腹绞痛。其有先心痛者则先吐，先腹痛者则先痢，心腹并痛者则吐痢俱发。挟风而实者，身发热，头痛体疼而复吐痢。虚者但吐痢，心腹刺痛而已。亦有饮酒食肉，好餐腥脍，生冷过度，或居处不节，或露卧湿地，或当风取凉，而风冷之气归于三焦，传于脾胃。脾胃得冷则不磨，不磨则水谷不消化，亦令清浊二气相干。脾胃虚弱，便生吐痢；水谷不消，则令心腹胀满，皆成霍乱。霍乱有三名：一名胃反，言其胃气虚逆，反吐饮食也；二名霍乱，言其病挥霍之间，便致撩乱也；三名走哺，言其哺食变逆者也。诊其脉来代者霍乱，又脉代而绝者亦霍乱。霍乱脉大可疗，微细不可疗。霍乱吐下，脉微迟，气息劣，口不欲言者，不可疗也。《养生方》云：七月食蜜，令人暴下，发霍乱。出第二十二卷中。

《千金》论曰：原夫霍乱之为病也，皆因食饮，非关鬼神。饱食肫脍，复餐乳酪，海陆百品，无所不啖。眠卧冷席，多饮寒浆，胃中诸食，结而不消。阴阳二气，拥而反戾，阳气欲降，阴气欲升，阴阳乖隔，变成吐痢。头痛如破，百节如解，遍体诸筋，皆为回转。论证虽小，卒病之中，最为可畏，虽临深履危不足以喻之也。养生者宜达其旨趣，庶可免于夭横者矣。

又凡霍乱务在温和将息,若冷则遍体转筋。凡此病定已后,一日不食为佳,仍须三日少少吃粥,三日以后,乃可恣意食息也。七日勿杂食为佳,所以养脾气也。出第二十卷中。

霍乱吐痢方一十二首

《广济》疗霍乱吐痢,扁豆汤方。

扁豆叶一升　香薷叶一升　木瓜一枚　干姜一两

上四味,以水六升,煮取二升五合,绞去滓。分温三服,服别相去如人行六七里。并无所忌。

又疗冷热不调,霍乱吐痢,宿食不消,理中丸方。

人参八分　白术八分　甘草八分,炙　干姜六分　高良姜八分　桂心六分

上六味,捣筛,蜜丸。空腹,以饮下梧子大三十丸,日二服,渐加至四十丸,老小以意减之。忌生冷、油腻、生葱、海藻、菘菜、桃李、雀肉等物。

又疗霍乱,冷热不调,吐痢,高良姜汤方。

高良姜五两　木瓜一枚　杜梨枝叶三两

上三味,切,以水六升,煮取二升,绞去滓。空腹,温三服,服别如人行六七里。无所忌。并出第四卷中。

《小品》霍乱吐痢,心烦,乱发汤主之方。

乱发一握,烧焦　人参一两　吴茱萸一升　甘草一两,炙

上四味,切,以水三升,酒二升,煮取二升,绞去滓,温服五合。总海藻、菘菜。

又疗霍乱吐痢,已服理中及四顺汤不解者,以竹叶汤方。

竹叶一虎口　小麦一升　生姜十两　甘草一两,炙　人参一

两　附子一两,炮　肉桂二两　当归二两　芍药一两　白术三两　橘皮二两

上十一味,以水一斗半,先煮小麦、竹叶,取八升汁,去滓,内诸药,煮取二升半,分三服。吐痢后腹满,加厚朴二两炙;上气,加吴茱萸半升瘥。理中、四顺则大热,热毒霍乱,宜竹叶汤。忌生葱、海藻、菘菜、猪肉、桃李、雀肉等。《千金》《古今录验》并同。

又霍乱吐痢而汗出,小便复利,或下痢清谷,里外无热,脉微欲绝,或恶寒,四肢拘急,手足厥逆,四逆加猪胆汤主之方。

甘草二两,炙　干姜半两,炮　附子一枚,生　猪胆汁半合

上四味,切,以水二升,煮取一升四合,温分再服。无猪胆以羊胆代之。强人可与大附子一枚,干姜加至三两。若吐之后,吸吸少气者,及下而腹满者,加人参一两,诸药皆减为一两。如证者,亦宜与理厥人参汤佳。忌海藻、菘菜、猪肉。《删繁》《千金》《经心录》同。

又四顺汤,与前疗同,常用此方。

人参三两　干姜三两　甘草三两　附子二两

上四味,切,以水六升,煮取二升,绞去滓,温分三服。转筋肉冷,汗出呕哕者良。忌海藻、菘菜、猪肉。《千金》同。《删繁》《范汪方》云:利甚者,加龙骨二两妙。

又白丸,疗霍乱呕吐及暴痢良方。

半夏三两,洗　附子四两,炮　干姜四两,炮　人参三两　桔梗二两

上五味,作散,临病和之。若吐痢不止者,以苦酒和之,饮服二丸如梧子。不瘥复服,耐药者加之以意。下者用蜜和丸亦得。忌猪羊肉、饧。范汪同。并出第四卷中。

崔氏理中丸,疗三焦不通,呕吐不食,并霍乱吐逆,下痢及不得利,悉主之方。

人参三两　干姜二两,炮　白术三两　甘草三两,炙

上四味,捣筛,蜜和,丸如梧子,平旦取粥清服五丸,日再服。一方干姜三两。忌海藻、菘菜、桃李、雀肉等。出第二卷中。

《延年》理中丸,疗霍乱吐痢,宿食不消方。

白术二两　干姜二两,炮　人参二两　甘草二两,炙　大麦蘖二两,炒黄

上五味,捣筛,蜜和为丸。以饮服十五丸,如梧子大,日再服,稍加至二十丸。忌海藻、菘菜、桃李、雀肉等。出第六卷中。

《必效》理中散,主霍乱及转筋,吐痢不止方。

青木香六分　桂心八分,炙　厚朴八分,炙　甘草八分,炙白术八分　干姜十分,炮　附子六分,炮

上七味,捣筛为散。饮服两钱匕,如人行五六里,不定更服一钱匕,瘥止。忌海藻、菘菜、生葱、猪肉、桃李、雀肉等。

又方

若热霍乱则渴,心烦欲得冷水吃,则宜恣意饮冷水及土浆,取足定止。

霍乱脐上筑方三首

《病源》:霍乱而气筑悸者,由吐下之后,三焦五脏不和,而水气上乘于心故也。肾主水,其气通于阴,若吐下则三焦五脏不和,故脾气亦虚,不能制水,水不下宣,与气俱上乘心。其状起脐下,上从腹至心,气筑筑然而悸动不定也。出第二十二卷中。

仲景论霍乱脐上筑者,肾气动也。先疗气,理中汤去术加

桂。凡方加术者,以内虚也;加桂者,恐作奔豚也。理中汤方。

人参二两　甘草三两,炙　白术三两　干姜三两,炮

上四味,切,以水八升,煮取三升,去滓。温服一升,日三夜一。若脐上筑者,肾气动也,去术,加桂心四两;吐多者,去术,加生姜三两。若下多者,复用术;悸者,加茯苓二两。若先时渴喜得水者,加术合前成四两半。若腹中痛者,加人参,合前成四两半。若恶寒者,加干姜,合前成四两半。若腹满者,去术加附子一枚,炮去皮,破六片。服汤后一食顷,饮热粥一升许,汗微出自温,勿发揭衣被也。忌海藻、菘菜、桃李、雀肉等。《千金》、《备急》、文仲、崔氏、《集验》、《必效》、《小品》、《古今录验》并同。

又霍乱脐上筑者,以吐多故也。若吐多者,理中汤主之。方如前法加减。霍乱四逆吐少呕多者,附子粳米汤主之方。

附子一枚,炮　半夏半升,洗　甘草一两,炙　大枣十枚　粳米半升

上五味,切,以水八升,煮米熟,去滓。温服一升,日三。忌羊肉、猪肉、海藻、菘菜、饧。一方有干姜一两。《小品》《千金》同。出第十七卷中。

范汪疗霍乱脐上筑而悸,茯苓理中汤方。

茯苓二两　甘草三两,炙　干姜一两,炮　人参三两　木瓜三两

上五味,㕮咀,以水六升,煮取三升,去滓。适寒温,分为四服。忌海藻菜、酢物。出第四卷中。

霍乱腹痛吐痢方七首

《广济》疗霍乱,腹痛吐痢方。

取桃叶切三升,以水五升煮取一升三合,分温二服。出第四卷中。

范汪理中加二味汤,疗霍乱胸满腹痛吐下方。

人参三两　干姜三两,炮　甘草三两,炙　白术三两　当归二两　芍药二两

上六味,㕮咀,以水七升,煮取三升,绞去滓。温服一升,日三,甚良。忌海藻、菘菜、桃李、雀肉等。

又主霍乱腹痛吐下方。

取桃叶,冬取皮煎汁,服一酒杯,有效。《千金》云,捣绞取汁一升,服立止。出第四卷中。

《千金》理中汤,疗霍乱吐下,胀满食不消,心腹痛方。

人参三两　白术三两　甘草三两,炙　干姜三两

上四味,以水六升,煮取三升,绞去滓。温分三服,不瘥,频进两三剂。远行防霍乱,作丸如梧子服二十丸。散服方寸匕,酒亦得。若转筋者,加石膏三两。忌海藻、菘菜、桃李、雀肉等。与前仲景方同,加减别。《备急》、《集验》、《小品》、文仲、《古今录验》同。出第二十卷中。

《备急》疗霍乱吐痢,高良姜酒方。

高良姜火炙令焦香,每用五两打破,以酒一升,煮取三四沸,顿服。亦疗霍乱腹痛气恶。崔氏、《延年》同。出第一卷中。

《救急》疗霍乱,初觉不好,则用此方。主腹痛吐痢,香薷汤方。

生香薷切,一升　小蒜一升,碎　厚朴六两,炙　生姜十两

上四味,切,以水一斗,煮取三升。分三服,得吐痢止,每服皆须温。如吐痢不止,用后方。

又芦根汤方。

生芦根切,一升　生姜一斤　橘皮五两

上三味,切,以水八升,煮取二升。分二服,服别相去,以意消息之。并出第一卷中。

霍乱不止及洞下泄痢方八首

《病源》:霍乱而下痢者,是冷气先入于肠胃,肠胃之气得冷则交击而痛,故霍乱若先腹痛者则先下痢也。出第二十二卷中。

《广济》疗霍乱不止方。

取酢浆水三升,煮取一升五合,内米粉一抄,搅调。分二服,服别相去如人行三四里。出第四卷中。

《小品》霍乱卒吐下不禁,脉暴数者,人参汤主之方。

人参二两　茯苓二两　葛根二两　橘皮二两　麦门冬去心,二两　甘草二两,炙

上六味,切,以水五升煮取二升,绞去滓,温分三服。忌海藻、菘菜、酢物。出第四卷中。

《删繁》疗霍乱洞泄不止,脐上筑筑,肾气虚,人参理中汤方。

人参　干姜　甘草炙,各三两　茯苓四两　橘皮四两　桂心三两　黄芪二两

上七味,切,以水九升,煮取三升,去滓,分温三服。忌海藻、菘菜、生葱、酢物。《肘后》云:洞者,宣泻也。出第四卷中。

又疗中焦虚寒洞泄,人参汤补虚泄方。

人参三两　甘草二两,炙　黄芩二两　当归三两　茯苓四两

干姜四两　厚朴四两,炙　芎䓖三两　粟米二升

上九味,切,以水一斗五升,煮米取熟,去米,澄取七升,下诸药,煎取三升,分三服。忌海藻、菘菜、大酢等物。

又疗中焦洞泄下痢,或因霍乱后泻黄白无度,腹中虚痛,黄连汤方。

黄连四两　黄柏三两　当归三两　厚朴二两　石榴皮四两　干姜三两　地榆四两　阿胶四两

上八味,切,以水九升,煮取三升,去滓,下阿胶更煎取烊,分三服。忌猪肉、冷水。并出第四卷中。

《千金》疗霍乱洞下不止方。

取艾一把,水三升,煮取一升,顿服之。《备急》同。出第二十卷中。

《延年》增损理中丸,主霍乱下气能食,止泄痢方。

人参六分　白术六分　厚朴六分,炙　茯苓六分　甘草六分,炙　姜屑二分

上六味,捣筛,蜜和,为丸如梧子大,一服十丸,饮下,酒下亦得,加至十五至二十丸。忌生冷、海藻、菘菜、桃李、雀肉、大酢。出第六卷中。

《必效》疗霍乱水痢,腹中雷鸣,无不瘥,乌梅黄连散方。

乌梅肉三两　黄连三两　熟艾叶三两　赤石脂二两　当归三两　甘草三两,炙　附子二两,炮　阿胶三两,炒

上八味,捣筛为散。有患者每服二方寸匕,疑热则饮下,疑冷则酒下。忌海藻、菘菜、猪肉、冷水。出第二卷中。

霍乱后脉绝手足冷方四首

《病源》:霍乱而大吐下后,其肠胃俱虚,乃至汗出。其脉欲绝,手足皆冷,名为四逆。四逆者,谓阴阳卒厥绝也。出第二十二卷中。

仲景《伤寒论》:既吐且痢而大汗出,小便复利,或下痢清谷,里寒外热,脉微欲绝,或发热恶寒,四肢拘急,手足厥逆者,四逆汤主之方。

甘草二两,炙　附子一枚,生姜　干姜一两半

上三味,切,以水三升,煮取一升二合,去滓,温分二服。加减依后法。忌海藻、菘菜、猪肉。《千金》同。

又吐已,下断,汗出厥冷,四肢拘急不解,脉微欲绝者,通脉四逆汤主之方。

甘草二两,炙　大附子一枚　干姜三两,炮

上三味,以水三升,煮取一升二合,去滓,温分二服。其脉即出愈。若面色赤者,加葱九茎。若腹中痛者,去葱加芍药二两。若呕者,加生姜二两。若咽痛者,去芍药加桔梗一两。若利止脉不出者,去桔梗加人参二两。病皆与方相应,乃合服之。若吐痢止,身疼痛不休者,消息和其外。《伤寒论》中,又有疗诸发热霍乱者,审取之。忌海藻、菘菜、猪肉。仲景《伤寒论》,上证合用通脉四逆加猪胆汤。又吐痢止,身痛不休者,消息和解其外,宜桂枝汤小和之。并出第十七卷中。

《小品》扶老理中散,并作丸,长服亦得。疗羸老冷气恶心,食饮不化,腹虚满,拘急短气,及霍乱呕逆,四肢厥冷,心烦气闷流汗,悉主之方。

人参五两　干姜六两　白术五两　麦门冬三两,去心　附子三两,炮　茯苓三两　甘草五两,炙

上七味作散,临病煮取三合,白汤饮和方寸匕,一服不效又服,常将蜜丸,酒服如梧子二十丸。忌海藻、菘菜、猪肉、桃李、雀肉、大酢。《千金》同。出第四卷中。

《千金》四逆汤,主多寒,手足厥冷,脉绝方。

吴茱萸二升　当归三两　桂心三两　芍药三两　细辛二两　通草二两　生姜八两　甘草二两,炙　大枣十二枚

上九味,切,水六升,清酒六升,合煮取三升,分温四服。旧方,枣二十五枚,今以霍乱法多瘁,故除之。若除枣,入葛根二两佳。忌生葱、生菜、海藻、菘菜。《小品》同。仲景《伤寒论》此方名当归四逆加吴茱萸生姜汤。

霍乱烦躁方八首

《病源》:霍乱之后,烦躁卧不安者,由吐下之后,腑脏虚极,阴阳未理,血虚气乱,故血气之行,未复常度,内乘于腑脏,故烦躁而不得安卧也。出第二十二卷中。

《肘后》霍乱后,烦躁卧不安,葱白大枣汤方。

葱白二十茎　大枣二十枚

上二味,以水二升半,煮取一升,去滓,顿服之。文仲同。

又疗霍乱心腹胀痛,烦满短气,未得吐下方。

生姜或干姜一小升

上一味,㕮咀,以水五升,煮三沸,顿服。若不即愈,可更作。

又方

桂心屑半升,以暖饮二升和之,尽服。忌生葱。《备急》同。

并出第三卷中。

文仲疗霍乱烦躁方。

浓煮竹叶,饮五升,令灼灼尔以淋转筋处。《肘后》《备急》同。

又方

服干姜屑三两方寸匕。《肘后》《备急》同。

又方

小蒜一升,㕮咀,水三升,煮取一升,顿服之。《肘后》同。并出第二卷中。

《备急》疗霍乱烦躁方。

黄粱米粉半升,水一升半,和搅如白饮,顿服。糯米亦得。

又方

烧乱发如鸡子大,以盐汤三升和服之。不吐复服。出第一卷中。

霍乱众药疗不效方二首

《小品》疗霍乱,诸药不能疗,乱发汤方。

乱发一握,烧灰　小蒜十四枚　附子一两,炮　甘草二两,炙

上四味,切,以水六升,煮取三升,去滓,温分三服。忌猪肉、海藻、菘菜。出第四卷中。

《千金》人参汤,疗毒冷霍乱吐痢,烦呕转筋,虚冷汗出,手足指浮肿,气息垂死,绝语音声不出,百方不效,脉不通者,服此汤取瘥乃止,随吐者,续更服勿住方。

人参　附子炮　厚朴炙　茯苓　甘草炙　橘皮　当归　葛根各二两　桂心　干姜炮,各三两

上十味,以水七升,煮取二升半,分温三服。忌海藻、菘菜、

生葱、大酢。出第二十卷中。

干湿霍乱及痰饮方五首

《病源》:霍乱者,多吐痢也。干霍乱者,冷气抟于胃,饮食不消,但腹满烦乱,绞痛短气。其肠胃先挟实,故不吐痢,名为干霍乱也出第二十二卷中。

《救急》疗霍乱,无问干湿冷热等,木香汤方。

青木香长三寸　高良姜二两　豆蔻子二枚

上三味,㕮咀,以水一大升,煮取半升,顿服之则定。

又方

取乌牛屎二两,以水二升,煮沸绞滤,顿服之,大良。

又生姜汤方。

以东壁土一把　生姜一大两,碎之

上二味,用水一大升,煮取半升,澄清,热饮之。如渴,依前进。并出第一卷中。

《必效》疗上吐下痢者,名为湿霍乱方。

黄牛屎半大升许,取水一大升,煮三两沸,和牛屎滤取汁,服半升即止。犁牛子屎亦佳,无牛处,常将干者相随,亦好用。《备急》、崔氏、范汪同。出第三卷中。

又四神丸,主霍乱冷实不除,及痰饮百病,无所不主方。

干姜一两　桂心一两　附子一两,炮　巴豆六十枚,制

上四味,末之,蜜和,为丸如小豆大。饮服二丸,取快下,不下又服一丸。忌生葱、野猪肉、芦笋。胡洽同。出第四卷中。

霍乱心腹痛方三首

《病源》：霍乱而心腹痛者，是风邪之气客于脏腑之间，冷气与真气相击，或上攻心，或下攻腹，故心腹痛也。出第二十二卷中。

《广济》疗霍乱心腹痛，烦呕不止，厚朴人参汤方。

厚朴四两，炙　橘皮二两　人参二两　高良姜一两　当归一两　藿香一两

上六味，以水七升，煮取二升五合，绞去滓。分温三服，服别相去如人行六七里。忌生冷、黏腻。出第四卷中。

《肘后》疗霍乱，苦绞痛不止方。

姜二累　豉二升

合捣，中分为两份，手捻令如粉，熬令灼灼尔，更番以熨脐中，取愈。并第一卷中。

《千金》霍乱蛊毒，宿食心腹痛，冷气鬼气方。

极咸盐汤三升一味，霍乱心腹暴痛，宿食不消，积冷烦满者，热饮一升，以指刺口，令吐宿食使尽，不尽更刺，吐讫复饮，三吐住静止。此法大胜诸药，俗人以为田舍浅近法，鄙而不用，守死而已。凡有此疾，即须先用之。《备急》、崔氏、《集验》、文仲并同。出第二十卷中。

霍乱烦渴方四首

《病源》：霍乱而烦渴者，由大吐逆，上焦虚，气不调，气乘于心则烦闷也。大痢则津液竭，津液竭则脏燥，脏燥则渴也。烦渴不止则引饮，引饮则痢亦不止。出第二十二卷中。

《肘后》疗霍乱吐下后大渴，多饮则杀人方。

黄粱米五升，水一斗，煮之，令得三升汁，澄清，稍稍饮之，勿饮余饮。《备急》同。糯米亦得。出第二卷中。

《备急》《近效》疗霍乱不吐不下食，气急而渴方。

木瓜一枚，切，以水四升，煮取二升，细细饮，尽更作。吐不止者亦瘥。若渴，惟饮此汤佳。根茎亦可用。此汤令人吐。崔氏、张文仲同。出第一卷中。

《必效》霍乱渴方。

糯米二升，涛取泔，饮讫则定。若不渴不须。一方渴者服之，并当饱。又云：研糯米取白汁，恣意饮之，以瘥为度。泾阳崔尉云奇效，偏主干霍乱。出第三卷中。

又疗霍乱后渴，口干，腹痛不止者，厚朴桂心汤方。

厚朴四两，炙　桂心二两

上二味，切，以水四升，煮取一升二合，绞去滓。内分六合，细细饮之。服了如其渴，欲得冷水，尽意饮之。长安傅少府常服。忌生葱。出第二卷中。

霍乱干呕方五首

《病源》：霍乱而干呕者，由吐下之后，脾胃虚极，上焦不理气，痞结于心，下气时逆上，故干呕。干呕者，谓欲呕而无所出也。若更遇冷，冷折胃气，胃气不通，则变哕也。出第二十二卷中。

《肘后》疗苦呕不息方。

取薤白一虎口，切，以水三升，煮令得一升半，服之不过三度。《备急》同。

又干茱萸汤方。

干姜切　茱萸各二两，熬

上二味,以水二升,煮取一升,顿服之。下不止,手足逆冷者,加椒百粒、附子一枚炮,水三升,煮取一升,顿服。出第二卷中。

《删繁》疗霍乱后不欲食,胃弱呕吐不止,厚朴汤方。

厚朴四两,炙　干扁豆叶二两　茯苓三两　白术五两　人参三两

上五味,切,以水七升,煮取二升,分三服。忌桃李、大醋、雀肉等。出第二卷中。

《千金》疗霍乱引饮后辄干呕方。

生姜五两,水五升,煮取二升半,分二服。又煮高良姜饮之,大佳。《延年》、《秘录》、《备急》、《小品》、崔氏、张文仲同。出第二十卷中。

《经心录》疗霍乱后烦呕,厚朴汤方。

厚朴二两,炙　生姜三两　枳实三两,炙

上三味,切,以水六升,煮取二升,分三服。出第二卷中。

霍乱转筋方一十四首

《病源》:霍乱而转筋者,由冷气入于筋故也。足之三阴三阳之筋,起于足指,手之三阴三阳之筋,起于手指,并循络于身。夫霍乱大吐下之后,阴阳俱虚,血气虚极,则手足逆冷,而荣卫不理,冷抟于筋,则筋为之转。冷入于足之三阴三阳,则脚筋转;入于手之三阴三阳,则手筋转。随冷所入之筋,筋则转。转者,由邪冷之气击动其筋而移转也。又转筋者,由荣卫气虚,风冷抟于筋故也。手足之三阴三阳之筋,皆起于手足指,而并络于身。若血气不足,阴阳虚者,风冷邪气中其筋,随邪所中之筋,筋则转。转者,谓其转动也。经云:足太阳下血气皆少,则喜转筋。若踵

下痛者,是血气少则阳虚,虚而风冷乘之故也。诊其左手关上,肝脉也。沉为阴,阴实者,肝实也,苦肉动转筋。左手尺中名神门,以后脉足少阴经也。浮为阳,阳虚者病苦转筋。其汤熨针石,别有正方,补养宣导,今附于后。《养生方导引法》云:偃卧,展两胫两手,外踝者相向,令鼻内气,自极七息。除两膝寒,胫骨疼转筋。又云:覆卧,傍视,立两踵伸腰,鼻内气,去转筋。又云:张胫两足指,号五息止,令人不转筋。极自用力张,脚痛挽两足指,号言宽大,去筋节急挛蹙痛,久行身开张。又云:覆卧,傍视,立两踵伸腰,以鼻内气,自极七息,除脚中弦痛,转筋酸疼。一本云:疗脚弱。出第二十二卷中。

《广济》疗霍乱吐痢转筋欲入腹,高良姜汤方。

高良姜四两　桂心四两

上二味,切,以水七升,煮取二升,去滓。分三服,如人行四五里一服。忌生冷、生葱。

又疗霍乱转筋不止,茱萸汤方。

吴茱萸一升　甘草二两,炙　干姜二两,炮　蓼子一把　乱发一两,烧　桂心二两

上六味,切,以水七升,煮取二升三合,绞去滓。分温三服,服别相去如人行六七里。忌生葱、海藻、菘菜、生冷、黏腻等。

又疗转筋方。

取故绵,多取酽醋,甄中蒸及热,用裹病人脚,冷更易,勿停,瘥止。《千金》同。并出第四卷中。

《肘后》疗两臂脚及胸胁转筋者方。

取盐一升半,水一斗,煮令热灼灼尔,渍手足。在胸胁者,汤洗之。转筋入腹中,到担病人,令头在下,腹中平乃止。若剧者

引阴,阴缩必死,犹在到担之可冀活耳。

又方

煮苦酒三沸,浸毡裹转筋上,合少粉尤佳。又以绵缠膝下至足。崔氏、《集验》、《备急》同。

又若转筋入腹中转者方。

取鸡屎白一方寸匕,水六合,煮三沸,温顿服,勿令病者知。仲景、《经心录》、《备急》、《集验》、《必效》同。

又若霍乱注痢不止,而转筋入腹欲死者方。

生姜三两捣破,以酒一升,煮三四沸,顿服之。《肘后》《小品》《备急》同。出第二卷中。

《删繁》疗舌强筋缩,牵阴股,引胸腹,胀痛霍乱,黄龙藤汤方。

黄龙藤切,一升　此樟木上藤也。断以吹气,从中贯度者好也。

上一物,以水四升,煮取八合,为一服。一剂不止,更至一剂,良验。或宿食不消霍乱,或干霍乱,或吐痢不止,或不吐痢,并悉疗之。出第三卷中。

《千金》霍乱转筋入腹,不可奈何方。

极咸作盐汤,于槽中暖渍之则瘥。《小品》《集验》同。

又方

以醋煮青布拓脚膝,冷复易之。《备急》、文仲、崔氏、《小品》、《集验》、《救急》同。

又方

蓼一把,去两头,以水二升,煮取一升,顿服。一方云梨叶。文仲、《小品》、《备急》同。并出第二十卷中。

《救急》霍乱脚转筋绝,四肢已冷强,气绝,心上微暖者,犹可救之方。

取朱砂二两熟研，蜡三两和之为丸，待冷著火笼中，如熏衣被，厚覆勿令烟泄，兼床下著火，令腹微暖彻，良久当汗，则渐气通便活。忌生血物。出第一卷中。

《必效》主霍乱脚转筋及入腹方。

以手拗所患脚大拇指，灸当脚心下急筋上七壮。

又方

木瓜子根皮合煮汤，服之。并出第三卷中。

霍乱杂灸法二十六首

《肘后》疗霍乱先腹痛者法。灸脐上十四壮，名太仓，在心厌下四寸，更度之。《千金》、《备急》、崔氏、《古今录验》并同。通按《铜人经》：中管，一名太仓，在脐上四寸，胃募也。

又疗先洞下者法。灸脐边二寸，男左女右，十四壮，甚者至三四十壮，名大肠募也。《千金》、《备急》、崔氏、《古今录验》同。

又疗转筋者法。灸脚心下，名涌泉穴。又灸当足大拇指聚筋上六七壮，神验。又灸足大指下约中一壮。《千金》及《翼》同。

又疗转筋入腹痛者法。令四人捉手足，灸脐左二寸十四壮。又灸股中大筋上去阴一寸。

又疗苦哕者法。灸手腕第一约理中七壮，名心主，当中指。

又疗下痢不止者法。灸足大指本节内侧一寸白肉际，左右七壮，名大都。《千金》同。通按《铜人经》：大都二穴，在足大指本节后陷中。

又疗吐且下痢者法。灸两乳边连黑外近腋白肉际，各七壮，可至二七壮。

又疗苦烦闷急满法。灸心厌下三寸七壮，名胃管。文仲同。

又法，以盐内脐中，灸上二七壮。文仲、《千金翼》同。

又疗苦绕脐痛急者法。灸脐下三寸三七壮，名关元良。文仲同。

又疗先吐者方。灸心下一寸十四壮。又并疗下痢不止，上气，灸五十壮，名巨阙，正心厌尖头下一寸是也。《千金翼》、文仲、崔氏、《备急》同。通按《铜人经》：巨阙在鸠尾下一寸，心之募也。

又疗霍乱，神秘起死灸法。以物横度病人口中，屈之，从心鸠尾度以下，灸度下头五壮，横度左右，复灸五壮。此三处并当先灸中央毕，更横度左右也。又灸脊上，以物围令正当心厌，又夹脊左右一寸各七壮，是腹背各灸三处。崔氏、文仲同。

又华佗疗霍乱已死，上屋唤魂者。又以诸疗皆至，而犹不瘥者法。捧病人覆卧之，伸臂对，以绳度两肘尖头，依绳下夹背脊大骨空中，去脊各一寸，灸之百壮，无不活者。所谓灸肘椎，空囊归。已试数百人，皆灸毕即起坐。佗以此术传其子孙，世世皆秘之不传。《千金》、崔氏、《备急》同。并出第一卷中。

《千金》凡得霍乱灸之，或时虽未立瘥，终无死忧，不可逆灸。或但先腹痛，或先下后吐，当随病灸之。

又疗霍乱灸法。灸谷门穴，在脐傍二寸，男左女右，一名大肠募，灸二七壮。不止，又灸如前数。通按《甲乙针经》：天枢，一名长溪，一名谷门，夹脐两傍各二寸陷者中。

又疗吐下不禁，两手三阴三阳脉俱疾数者法。灸心厌骨下三寸，又灸脐下三寸，各六七十壮。

又疗干呕者法。灸间使穴，在手掌后三寸两筋间，左右各灸七壮。不瘥，更灸如前数。《翼》、文仲、《肘后》同。

又疗手足逆冷者法。灸三阴交穴，在足内踝直上三寸廉骨际陷中,左右七壮。不瘥,更灸如前数。《肘后》《古今录验》同。

又疗转筋不止者法。灸足踵聚筋上白肉际七壮,立愈。

又疗走哺转筋者法。灸踝白肉际,左右各二十一壮。又灸小腹下横骨中央,随年壮。

又疗转筋四厥者法。灸两乳根黑际各一壮。

又疗转筋在两胁及胸中法。灸手掌白肉际七壮。又灸膻中、中府、巨阙、胃管、尺泽,以上并疗筋拘,头足挛急皆愈。

又疗转筋不止者法。若是男子,手挽其阴牵之;女子挽其乳,逐左右边。

又疗转筋欲死者方。令四人手持足,灸脐上一寸十四壮,自不动,勿复持之。

又疗霍乱泄痢所伤,烦欲死者方。灸慈宫各二十壮。慈宫在横骨两边各二寸半。横骨在脐下横门骨是也。并出第二十卷中。通按《甲乙针经》:衡门,一名慈宫,上去大横五寸,在横骨两端约中动脉是。

《救急》疗霍乱,心腹痛胀吐痢,烦闷不止,则宜灸之方。令病人覆卧,伸两臂膊著身,则以小绳正当两肘骨尖头,从背上量度,当脊骨中央绳下点之,去度,又取绳量病人口,至两吻截断,便中折之,则以度向所点背下两边,各依度长短点之,三处一时下火,灸绝便定,神验。艾炷大稍加也。

又疗霍乱转筋不止,渐欲入腹。凡转筋能杀人,起死之法无过于灸。灸法惟三处要穴,第一承筋穴,在腨股下际。取穴法:以绳从脚心下,度至脚踵便截断度,则回此度,从脚踵纵量向上,尽度头,当腨下际宛宛中是穴,灸三七壮,则定。又不止则灸涌泉,在足心下,当足大指中节后一寸半,正当大筋上是穴。又灸足跟后黑白肉交际当中央。此三处要穴,灸之不过二三七壮,必定。并出第一卷中。

三焦脉病论二首

《删繁》论曰:夫三焦者,一名三关也。上焦名三管,反射中焦名霍乱,下焦名走哺。合而为一,有名无形,主五脏六腑,往还神道,周身贯体,可闻不可见,和利精气,决通水道,息气脾胃之间,不可不知也。凡上焦三管反射者,通三焦名中清之腑也,别号玉海水道,出属膀胱,合者虽合而不同。上中下三焦,同号为孤之腑也。而荣出中焦,卫出上焦。荣者是络脉之气道,卫者是经脉之气道也。上焦如雾雾者,霏霏起上也。起于胃上管,并咽以上,贯膈布胸中,走腋,循足太阴之分而行,还注手阳明,上至舌,下注足阳明。常以荣卫俱行于阳二十五度,行阴亦二十五度,为一周,日夜五十周身,周而复始,大会于手太阴。手少阳也,主心肺之病,内而不出。人有热则饮食下胃,其气未定,汗则出,或出于面,或出于背,或出于身手,皆不循卫气之道而出。盖外伤于风,内开腠理,毛蒸理泄,卫气走之,故不得循其道,此气慄悍滑疾,见开而出,故不得其道,名曰漏泄。其病则肘掌痛,食先吐而后下。气不续,胸膈间厌闷,所以饮食先吐而后下也。寒则精神不守,泄下便利,语声不出。若实则上绝于心,若虚则引气于肺。出第四卷中。《千金》同。

《千金》论曰:三焦病者,腹胀气满,少腹尤坚,不得小便,窘急,溢则为水,留则为胀,候在足太阳之外大络,在太阳少阳之间,亦见于脉,取委阳。少腹病肿痛,不得小便,邪在三焦,约取太阳大络,视其结脉,与厥阴小络结而血者。三焦胀者,气满在皮肤,壳壳然而不坚,手少阳之脉,是动则病耳聋。烨烨焞焞,嗌肿喉痹。是主气所生病者,汗出,目锐眦痛,颊痛,耳后肩臑肘臂外皆痛,小指次指不用。为此诸病,寒则留之,热则疾之,陷下则灸之,不盛不虚,以经取之。盛者人迎一倍于寸口,虚者人迎反小于寸口。出第二十卷中。

上焦热及寒吐痢肠鸣短气方九首

《删繁》疗上焦实热,饮食下胃,其气未定,汗出面背身中皆热,名曰漏气,通脉泻热,泽泻汤方。

泽泻二两　生地骨皮五两　甘草一两,炙　半夏二两,洗　石膏八两　柴胡三两　茯苓三两　生姜三两　竹叶切,五合　人参二两　桂心一两　莼心一升

上十二味,切,以水一斗,煮取三升,分三服。忌海藻、菘菜、羊肉、饧、酢、生葱。《千金》同。

又疗上焦热,腹满而不欲食,或食先吐而后下,肘胁挛痛,麦门冬理中汤方。

生麦门冬一升　生姜四两　白术五两　甘草二两,炙　人参三两　茯苓二两　橘皮三两　竹茹一升　生姜根一升　莼心五合　葳蕤三两　廪粟一升

上十二味,切,以水一斗五升,煮取三升,分三服。忌海藻、菘菜、大酢、桃李、雀肉等。《千金》同。

又疗上焦气不续,胸膈间厌闷,所以饮食先吐而后下,半夏理中续膈破寒汤方。

半夏半升,制　生姜四两　麻黄三两,去节　前胡三两　泽泻三两　竹叶一升　细辛三两　枳实三两,炙　杏仁三两,去皮尖

上九味，切，以水九升，煮取三升，去滓，分三服。忌羊肉、饧、生菜等物。

又疗上焦热，牵肘挛心痛，喘咳短气，动而好唾，润肺止心痛，大枣汤方。

大枣三十枚　杏仁三两，去皮尖　人参三两　紫菀二两　葳蕤三两　麦门冬三两，去心　百部三两　通草三两　石膏八两　五味子一两　羊肾三枚，去膏　麻黄三两，去节

上十二味，切，以水一斗，煮取二升五合，去滓，下蜜三合、生姜汁三合、淡竹沥三合，更上火煎取三升，分三服。

又疗上焦虚寒，精神不守，泄下便利，语声不出，茯苓安心汤方。

茯苓三两　人参三两　干姜三两　桂心一两　远志皮三两　甘草二两，炙

上六味，切，以水九升，煮取三升，去滓，分三服。忌生葱、酢物、海藻、菘菜等物。

又疗上焦虚寒，肠鸣下痢，心下痞坚，半夏泻心汤方。

半夏五两，洗　黄芩三两　甘草三两，炙　人参三两　干姜三两　黄连一两　桂心三两

上七味，以水九升，煮取三升，去滓，分三服。忌海藻、菘菜、饧、羊肉、生葱、猪肉、冷水。此仲景半夏泻心汤方，本无桂心，有大枣十二枚。出第四卷中。

《千金》疗上焦虚寒，短气语声不出，黄芪理中汤方。

黄芪二两　桂心二两　丹参四两，一作人参　桔梗三两　干姜三两　五味子三两　茯苓三两　甘草三两，炙　杏仁四两，去皮尖　芎䓖二两

上十味，切，以水九升，煮取三升，绞去滓，温分三服。忌海

藻、菘菜、猪肉、生葱、大酢。《删繁》同。

又疗上焦冷，下痢，腹内不安，食好注下，黄连丸方。

黄连八两　干姜四两　榉皮两　乌梅肉八两　附子四两，炮

桂心一两　芎䓖三两　黄柏三两　阿胶四两，炙

上九味，末之，白蜜和，为丸如梧子大。饮下二十丸，加至三十丸。忌猪肉、冷水、生葱等。《删繁》同。

又疗上焦闭塞干呕，呕而不出，热少冷多，好吐白沫清涎吞酸，厚朴汤方。

厚朴四两，炙　吴茱萸五合　人参三两　茯苓四两　桔梗三两　生姜八两　玄参三两　芎䓖四两　白术四两　附子三两橘皮三两，去赤脉

上十一味，切，以水九升，煮取三升，绞去滓，分三服。忌猪肉、桃李、雀肉、大酢。《删繁》同。出第二十卷中。

中焦热及寒泄痢方三首

《删繁》论曰：中焦如沤沤者在胃中，如沤也，起于胃中管，在上焦之后。此受气泌糟粕，蒸津液，化其精微，上注于肺脉，乃化而为血，奉以生身，莫贵于此，故独得行于经隧，名曰荣气，主足阳明。阳明别号曰丰隆，在外踝上，去踝八寸，别走太阴，络诸经之脉，上下络太仓。主熟五谷，不吐不下。实则生热，热则闭塞不通，上下隔绝。虚则生寒，寒则洞泄、便痢、霍乱，主脾胃之病。夫血与气，异形而同类。卫是精气，荣是神气，故血与气异形而同类焉。夺血无汗此是神气，夺汗无血此是精气，故人有一死而无再生也。犹精神之气隔绝也。若虚则补于胃，实则泻于脾，调其中和，其源万不遗一也。《千金》同。

又疗中焦实热闭塞,上下不通,隔绝关格,不吐不下,腹满彭彭,喘急,大黄泻热开关格通隔绝汤方。

大黄三两,切,别渍　黄芩三两　泽泻三两　升麻三两　羚羊角四两　栀子仁四两　生地黄汁一升　玄参八两　芒硝三两

上九味,切,以水七升,先煮七味,取二升三合,下大黄更煎数沸,绞去滓,下消,分三服。忌芜荑。《千金》同。

《千金》疗中焦热,水谷下痢,蓝青丸方。

蓝青汁三升　黄连八两　黄柏四两　白术三两　地榆二两　地肤子二两　阿胶五分,炙　乌梅肉三两

上八味,下筛,用蓝青汁和,微火上煎,为丸如杏仁大。饮服三丸,日再。七月七日合之良,当并手丸之。忌猪肉、冷水、桃李、雀肉等。

又疗中焦虚寒,四肢不可举动,多汗洞痢方。

灸大横随年壮。大横侠脐傍行相去两边各两寸五分。《删繁》同。出第二十卷中。

下焦热方六首

《删繁》论曰:下焦如渎渎者,如沟水决泄也,起胃下管,别回肠,注于膀胱而渗入焉。故水谷常并居于胃中,成糟粕而俱下于大肠,主足阳明,灌渗津液,合膀胱主出不主入,别于清浊,主肝肾之病也。若实则大小便不通利,气逆不续,吐呕不禁,故曰走哺。若虚则大小便不止,津液气绝。人饮酒亦入胃,谷未熟而小便独先下者何也? 盖酒者熟谷之液也,其气悍以滑,故后谷入而先谷出也。所以热则泻于肝,寒则补于肾。《千金》同。

又疗下焦热,大小便俱不通,柴胡通塞汤方。

柴胡三两　　黄芩三两　　橘皮三两　　泽泻三两　　栀子仁四两
石膏六两　　羚羊角三两,炙　　生地黄一升　　芒硝三两　　香豉一升

上十味,切,以水一斗,煮九味,取三升,去滓,下芒硝,分三服。忌芜荑。《千金》同。

又疗下焦热,气逆不续,吐呕不禁,名曰走哺,止呕人参汤方。

人参　　生芦根　　栀子仁　　葳蕤　　黄芩　　知母　　茯苓各三两
白术四两　　石膏八两　　橘皮四两

上十味,切,以水九升,煮取三升,去滓,分三服。忌桃李、雀肉、酢等。《千金》同。

又疗走哺不止,或呕噎,热气冲心,满闷,香豉汤方。

香豉一升　　生地黄一升　　白术三两　　甘草二两,炙　　竹叶一
升　　石膏八两　　茯苓三两　　葱白一升

上八味,切,以水七升,煮取二升五合,去滓,分三服。须利下,加芒硝三两。忌芜荑、海藻、菘菜、桃李、雀肉、酢物等。

又疗下焦热,毒痢血如鹅鸭肝不止,升麻汤方。

升麻三两　　犀角三两,屑　　地榆四两,炙　　绛草三两　　蘘荷
根四两　　黄芩三两　　巴焦根切,一升　　桔梗三两　　栀子仁三七枚

上九物,切,以水九升,煮取三升,去滓,分三服。忌猪肉。
出第四卷中。

《千金》疗下焦热,或痢下脓血,烦闷恍惚,赤石脂汤方。

赤石脂八两　　乌梅二十枚　　栀子仁十四枚　　白术三两　　干
姜二两　　禀米一升　　升麻三两

上七味,切,以水一斗,煮米取熟,去米取七升,下诸药,煮取二升五合,去滓,分三服。忌桃李、雀肉等。《删繁》同。

又疗下焦热,毒痢鱼脑,杂痢鲜血,脐下少腹绞痛不可忍,欲

痢不出,香豉汤方。

香豉一升 栀子四两 薤白一升 黄连三两 黄柏三两
黄芩四两 地榆四两,炙 白术三两 茜根三两

上九味,切,以水一斗,煮取三升,分三服。忌猪肉、冷水、桃李、雀肉等。《删繁》同。出第二十卷中。

下焦虚寒方六首

《删繁》疗下焦虚寒,大便洞泄不止,柏皮汤止痢方。

黄柏三两 黄连五两 人参三两 茯苓四两 厚朴四两,炙
艾叶一升 地榆三两,炙 檕皮四两,炙 阿胶三两

上九味,切,以水一斗,煮取三升,去滓,下胶,煎取二升,分三服。忌猪肉、冷水、酢等。《千金》同。

又疗下焦虚寒,津液不止,气欲绝,人参续气汤方。

人参 橘皮去赤脉 茯苓 乌梅皮 麦门冬去心 黄芪
芎䓖 干姜各三两 白术四两 厚朴四两,炙 桂心二两 吴茱萸三合

上十二味,切,以水一斗二升,煮取三升,去滓,分三服。忌桃李、雀肉、生葱、酢物等。《千金》同。

又疗下焦虚寒损,腹中瘀血,令人喜忘,不欲闻人声,胸中气塞而短气,茯苓丸方。

茯苓八分 甘草七分,炙 杏仁五十枚 人参七分 厚朴五分,炙 干姜七分 黄芪六分 桂心四分 当归八分 芎䓖五分
干地黄八分

上十一味,捣筛,下蜜和,为丸如梧子。初服二十丸,加至三十丸,日再服,清白饮进之。忌海藻、菘菜、生葱、酢物、芜荑等。

又疗下焦虚寒损，或先见血后便转，此为近血，或利不利，伏龙肝汤方。

伏龙肝五合　甘草二两，炙　干姜二两　黄柏五两　黄芩二两　牛膝根二两　櫱二两，炙　烧头发屑二合　阿胶二两

上九味，切，以水七升，煮取三升，去滓，下阿胶更煎，取胶烊，下发屑，分三服。忌海藻、菘菜。《千金》并《翼》有干地黄五两，无黄柏。《千金》并《翼》同。出第四卷中。

《千金》疗下焦虚寒损，或先便转后见血，此为远血，或利下，或不利，好因劳冷而发，续断止利汤方。

续断三两　当归三两　干姜四两　蒲黄三分　桂心二两　甘草二两，炙　干地黄四两　阿胶二两

上八味，以水九升，煮六味，取三升五合，去滓，下阿胶更煎，取胶烊尽，下蒲黄，分三服。忌海藻、菘菜、生葱、芜荑。

又疗三焦虚损，或上下发泄吐唾血，皆从三焦因起，或热损发，或虚寒损发，或因劳发，或因酒发，当归汤方。

当归三两　白芍药四两　羚羊角三两，炙　伏龙肝一丸　黄芩二两　干地黄二两　白术四两　青竹皮一升　柏枝三两，炙　小蓟三两　阿胶三两，炙　干姜二两　甘草二两　蒲黄五合　乱发一丸，烧灰

上十五味，切，以水一斗二升，煮十二味，取三升五合，去滓，下阿胶，煎取胶烊，下发灰、蒲黄，分三服。忌海藻、菘菜、芜荑、桃李、雀肉等。《删繁》同。并出第二十卷中。

许仁则疗霍乱方三首

许仁则云：此病有两种，一名干霍，一名湿霍。干霍死者多，湿霍死者少，俱缘饮食不节，将息失宜。干霍之状，心腹胀满，搅刺疼痛，烦闷不可忍，手足逆冷，甚者流汗如水，大小便不通，求吐不出，求痢不下，须臾不救，便有性命之虑。湿霍之状，心腹亦搅痛，诸候有与干同，但吐痢无限。此病始得，有与天行相似者，亦令头痛，骨肉酸楚，手足逆冷，四体发热，干霍大小便不通，烦冤欲死，宜急与巴豆等三味丸服之，服取快利方。

巴豆一百枚，熬，去心皮　干姜三两，崔氏以芒硝五两代，与《千金》同　大黄五两

上药先捣干姜、大黄为散，后别捣巴豆如膏，和前二味同捣，令调，细细下蜜丸。以饮下，初服三丸，如梧子大。服讫数捼肚，令转动速下痢，良久不觉，则以热饮投之。又良久不利，更服一丸，须臾当利。利后好将息，食饮寒温以意取适。如渴者，煮浆水粥少少啜之。忌野猪肉、芦笋等物。张文仲处。

又疗湿霍乱，吐痢无限，宜合高良姜等三味饮子服之方。

高良姜二两　豆蔻子十二枚　桂心二两

上药切，以水四升，煮取一升，去滓，细细啜之。亦有于此方加干姜、人参二物。忌生葱。

又木瓜桂心二物饮之方。

木瓜一枚，湿干并得　桂心二两

上药，以水二升，煮取七合，去滓，细细饮之。亦有豆蔻子代桂心者，亦有单煮木瓜汁饮之。忌生葱。吴升同。出第一卷中。

杂疗霍乱方四首

《小品》疗霍乱呕啘,气逆不得喘息,豉汤方。

豉一升　半夏一两,洗　生姜二两　人参一两　柴胡一两
甘草一两,炙

上六物,切,以水五升,煮取二升半,温服七合。忌羊肉、饧、海藻、菘菜等。《千金》有桂心一两。

又疗卒道中得霍乱,无有方药,气息危急,医视舍去,皆云必死,疗之方。

芦蓬蕽一大把,煮令味浓,顿服二升,则瘥。已用有效。食中鱼蟹毒者,服之尤良。芦蓬蕽,芦花是也。《备急》、《集验》、文仲、范汪同。并出第四卷中。

《删繁》疗霍乱食不消,肠鸣腹痛,热不止,桔梗汤方。

桔梗四两　白术五两　干姜三两　茯苓三两　仓米一升

上五物,切,以水八升,煮仓米熟,去米将汁煮药,取二升,绞去滓,分服。忌桃李、雀肉、猪肉、大酢。

《近效》诃黎勒散,疗一切风气痰冷,霍乱食不消,大便涩方。

取诃黎勒三颗,捣取皮,和酒顿服,三五度则瘥。

干呕方六首

《病源》:干呕者,胃气逆故也。但呕而欲吐,吐而无所出,故谓之干呕也。出第二十一卷中。

《广济》疗卒干呕不息方。

破鸡子去白,吞中黄数枚则愈。《肘后》、《备急》、张文仲同。

又方

生葛根绞取汁,服一升。

又方

甘蔗汁温,令热服一升,日三服。一云甘草汁。张文仲同。并出第三卷中。

《集验》疗病人干呕方。

取羊乳汁饮一杯。《千金》同。

又疗吐逆干呕,生姜汤方。

生姜四两　泽泻三两　桂心二两　橘皮三两　甘草二两　茯苓四两　人参一两　大黄四两

上八味,切,以水七升,煮取三升。服五合,日三。忌海藻、菘菜、酢物、生葱。并出第四卷中。

崔氏疗患呕,人参汤方。

人参一两　胡麻仁八合,灼令香　橘皮二两　枇杷叶半斤,拭毛,蜜炙

上四味,切,以水一斗,煮枇杷叶取五升汁,内人参等三种,煎取三升,稍稍饮之。徐王、张文仲、《千金》同。出第三卷。

呕哕方四首

《病源》:呕哕之病者,由脾胃有邪,谷气不消所为也。胃受邪气,逆则呕;脾受邪,脾胀气逆,遇冷折之,气逆不通则哕也。出第二十一卷。

《广济》疗呕哕不止,橘皮汤方。

橘皮一升　生姜八两　甘草二两,炙　枇杷叶四两,拭毛,蜜炙

上四味,切,以水五升,煮取二升五合,绞去滓。分温三服,

每服相去如人行六七里。忌海藻、菘菜。出第一卷中。

《肘后》疗呕哕方。

生蓴薁藤断之，当汁出器承，取饮一升，生葛藤尤佳。

又方

枇杷叶一斤，拭毛蜜炙，水一斗，煮取三升，分再服。《备急》同。出第一卷中。

《必效》疗呕哕方。

取芦根五两，切，以水五升，煮取三升，顿服。兼以童子小便一两合，不过三服则瘥。出第二卷中。

哕方七首

《病源》：脾胃俱虚，受于风邪，故令新谷入胃，不能传化，故谷之气与新谷相干，胃气则逆。胃逆则脾胀，脾胀则气逆，因遇冷折之则哕也。右手关上脉沉而虚者，病善哕也。出第二十一卷中。

《肘后》疗卒哕不止方。

痛抓眉中央，闭气也。

又方

以物刺鼻中，若以少许皂荚屑内鼻中，令嚏则瘥。

又方

但闭气抑引之。

又方

好豉二升，煮取汁，服之。《千金》同。

又方

粢米粉二升，井华水服之。并出第三卷中。

《集验》疗卒哕方。

枳实三枚，炙去核，㕮咀之，以三家乳一升，以羊脂五两，煎枳实令沸，复内乳令沸，去滓，含咽之。范汪同。出第六卷中。

张文仲陶氏㿊方。

饮新汲井水数升，佳。《肘后》《备急》《千金》同。出第六卷中。

呕逆吐方八首

《病源》：呕吐者，皆由脾胃虚弱，受于风邪所为也。若风邪在胃则呕，膈间有停饮，胃内有久寒，则呕而吐。其状长太息，心里澹澹然，或烦满而大便难，或溏泄，并其候。《养生方》云：八月勿食姜。一云：被霜瓜。向冬发寒热及温病，食欲吐，或心中停饮不消，或为反胃。其汤熨针石，别有正方，补养宣导，今附于后。《养生方导引法》云：正坐，两手向后捉腕，反向拓席，尽势使腹弦弦，上下七，左上换手亦然。除腹肚冷风宿气，或胃口冷，食饮进退吐逆不下。又云：偃卧，展两胫两手，左右跷两足踵，以鼻内气，自极七息。除腹中病食苦呕。又云：坐直舒两足，以两手挽两足，自极十二通，愈肠胃不能受食吐逆。以两手直叉两脚底，两脚痛舒，以头抵膝上，自极十二通，愈肠胃不能受食吐逆。出第二十一卷中。

仲景《伤寒论》：呕吐病在膈上，后必思水者，急与之思水，与猪苓散方。

猪苓去皮　茯苓　白术

上三味，各等分，捣筛。饮汁和服方寸匕，日三服。欲饮水者，极与之。本虚与水则哕，攻其热亦哕。忌桃李、雀肉、酢物。

《千金》同。出第十六卷中。

《必效》小麦汤，主呕吐不止方。

小麦一升，洗　人参四两　青竹茹二两半　茯苓三两　厚朴四两，炙　甘草一两，炙　生姜汁，三合

上七味，以水八升，煮取三升，分三服。忌海藻、菘菜、酢物。《千金》同。

又凡服汤，呕逆不入腹者方。

先单煮炙甘草三小两，以水三升，煮取二升，服之得吐，但更服不吐益好。消息定然后服余汤，则流利更不吐也。忌海藻、菘菜。《千金》同。并出第二卷中。

《延年》人参饮，主吐方。

人参一两　橘皮三两　生姜一两

上三味，切，以水四升，煮取一升五合，分温三服。出第六卷中。

又麦门冬饮，主风邪热气冲心，心闷短气，吐不下食方。

麦门冬二两，去心　人参一两　橘皮一两　生姜三两　羚羊角一两，屑

上五味，切，以水五升，煮取一升五合，去滓，分温三服。

又甘草饮，主脾肾冷气乘心，痛闷吐痢，四肢逆冷，或烦疼方。

甘草二两，炙　人参二两　干姜四两　厚朴二两，炙　白术二两

上五味，切，以水五升，煮取一升五合，去滓。分温三四服，如人行八九里。忌海藻、菘菜、桃李、雀肉等。出第六卷中。

《新附近效》疗呕逆方。

白油麻一大合，以清酒半升，煎取三合，看冷热得所去油麻，

以酒顿服之,立验。无忌。

又方

麻仁三合,熬捣,以水研取汁,著少盐吃,立效。李谏议用有效。

呕逆不下食方八首

《广济》疗呕逆,不能多食方。

诃黎勒三两,去核,煨

上一味,捣为散,蜜和丸。空腹二十丸,日二服。以知为度,利多减服。无所忌。

又疗呕逆不下食,腹中气逆,豆蔻子汤方。

豆蔻子七枚,碎　生姜五两　人参一两　甘草一两,炙

上四味,切,以水四升,煮取一升五合,去滓。分温二服,相去如人行五六里。忌海藻、菘菜。

又疗两胁下妨,呕逆不下食,柴胡汤方。

柴胡八分　茯苓八分　橘皮六分　人参六分　厚朴八分,炙　桔梗六分　紫苏五分　生姜十六分　诃黎勒七枚,去核,熬　甘草五分,炙

上十味,切,以水八升,煮取二升五合,绞去滓。分温三服,服别相去如人行六七里进一服,不吐痢。忌海藻、菘菜、酢物、猪肉等。

又疗患身体烦疼,头痛,吃食呕逆不得食,柴胡汤方。

柴胡十分　茯苓八分　枳实八分,炙　白术八分　生姜八分,合皮切　麦门冬八分,去心　甘草六分,炙

上七味,切,以水六升,煮取二升三合,绞去滓,分温三服,每

服相去如人行六七里。忌海藻、菘菜、酢物、桃李、雀肉、热面、炙肉、油腻。

又疗虚热,呕逆不下食,食则烦闷,地黄饮子方。

生地黄汁六合　芦根一握　生麦门冬一升,去心　人参八分
白蜜三合　橘皮六分　生姜八分,一方云生姜汁一合

上七味,切,以水六升,煮取二升,去滓,下地黄汁。分温三服,如人行四五里进一服,不利。忌芜荑、生冷、面、炙肉、荞面、猪肉、蒜、粘食。

又疗烦热,呕逆不下食,食则吐出,麦门冬汤方。

生麦门冬三两,去心　青竹茹三两　茅根五两　甘草一两,炙　生姜五两　人参一两

上六味,切,以水七升,煮取二升五合,去滓。分温三服,如人行六七里进一服,不吐痢。忌海藻、菘菜。并出第一卷中。

《备急》疗吐逆,水米不下,干姜甘草汤方。

干姜二分,炮　甘草一分,炙

上二味,切,以水二合,煎取一合,去滓,顿服则定,少间与粥则不呕,神验。忌海藻、菘菜。张文仲同。出第三卷中。

《延年》人参饮,主呕不能食方。

人参八分　厚朴六分,炙　橘皮六分　白术八分　生姜八分

上五味,切,以水四大升,煮取一升五合,分温三服。忌桃李、雀肉等。蒋孝璋处。出第六卷中。

许仁则疗呕吐方四首

许仁则疗呕吐病有两种。一者积热在胃,呕逆不下食。一者积冷在胃,亦呕逆不下食。二事正反,须细察之。必其食饮寝

处将息伤热,又素无冷病,年壮力强,肤肉充满,此则是积热在胃,致此呕逆。如将息食饮寝处不热,又素有冷病,年衰力弱,肤肉瘦悴,此则积冷在胃,生此呕逆。若是积冷,呕逆经久,急须救之。不尔,甚成反胃病。积热在胃,呕逆不下食,宜合生芦根五味饮服方。

生芦根切,一升　生麦门冬一升,去心　青竹茹一升　生姜汁五合　茯苓五两

上药切,以水八升,煮取二升半,去滓,加竹沥六大合,搅调。分三服,相去如人行十里久始服一剂。忌酢物。

又依前生芦根等五味饮,服之虽可,然未能全除者,宜合茯苓等五味丸服之方。

茯苓五两　人参三两　麦门冬一升,去心　生姜屑六两　青竹茹一升

上药捣筛,蜜和为丸,煎芦根饮下之。初服十五丸,日二服,稍稍加至三十丸,丸如梧子大。忌酢物。

又积冷在胃,呕逆不下食,宜合半夏等二味丸服之方。

半夏一升,制　小麦面一升

上捣半夏为散,以水溲面丸如弹子大,以水煮令面熟,则是药成。初吞四五丸,日二服,稍稍加至十四五丸,旋煮旋服。服此觉病减,欲更重合服亦佳。忌羊肉、饧。《救急》同。

又依前半夏等二味丸,虽觉渐损,然病根不除,欲多合前丸,又虑毒药不可久服,欲不服药,又恐病滋蔓,宜合人参等七味丸服之方。

人参五两　白术五两　生姜屑八两　厚朴四两,炙　细辛四两　橘皮三两　桂心二两

　　上药捣筛为末，蜜和，为丸如梧子，饮下之。初服十丸，日二服，稍稍加至二十丸。欲与前半夏丸间服亦得。忌桃李、雀肉、生葱、生菜。吴升同。并出第一卷中。

杂疗呕吐哕方三首

　　仲景《伤寒论》：夫呕家有痈脓者，不可疗也。其呕脓尽自愈。若先呕后渴者，为欲解也。先渴后呕者，为水停在心下，此属饮家。

　　呕家本渴，今反不渴者，以心下有支饮故也，此属支饮。张仲景杂方，此证当用小半夏加茯苓汤方，在支饮门中。

　　呕脉弱，小便复利，身有微热，见厥者难疗，四逆汤主之方。

　　甘草二两，炙　附子一枚　干姜一两半

　　上三物，㕮咀，以水三升，煮取一升二合，去滓，温分再服。强人用大附子一枚、干姜三两。忌海藻、菘菜、猪肉。

　　又呕心下痞坚者，大半夏汤主之方。

　　半夏三升，洗　人参三两，切　白蜜一升

　　上三味，以泉水一斗二升，并蜜和，扬之二百四十遍，煮药取二升半。温服一升，日再服。忌羊肉、饧。本论治反胃、支饮。

　　又干呕下痢，黄芩汤主之方。

　　黄芩三两　人参三两　桂心二两　大枣十二枚　半夏半升，洗　干姜三两

　　上六味，切，以水七升，煮取三升，温分三服。忌羊肉、饧、生葱。出第十六卷中。

噫醋方七首

《病源》:噫醋者,由上焦有停痰,脾胃有宿冷,故不能消谷。谷不消,胀满而气逆,所以好噫而吞酸,气息酸臭也。出第二十一卷中。

《广济》疗吐酸水,每食则变作醋水吐出,槟榔散方。

槟榔十六分　人参六分　茯苓八分　橘皮六分　荜拨六分

上五味,捣筛为散,平晨空腹,取生姜五大两,合皮捣,绞取汁,温内散方寸匕,搅调,顿服之,日一服,渐加至一匕半。若利多减,以微通泄为度。忌酢物、生冷、油腻、猪、鱼等。

又疗常吐酸水,脾胃中冷,茯苓汤方。

茯苓十二分　橘皮十二分　白术八分　人参六分　桂心六分　甘草八分,炙　紫苏十分　生姜十二分　槟榔七枚

上九味,切,以水九升,煮取二升半,绞去滓。分温三服,每服如人行七八里。未好瘥,三两日更服一剂,老小取微利。忌生葱、酢物、桃李、雀肉、海藻、菘菜。

又疗呕吐酸水,结气筑心,白术散方。

白术八分　茯苓八分　吴茱萸四分　橘皮六分　荜拨四分　厚朴八分,炙　槟榔十分　人参六分　大黄十分

上九味,捣筛为散。空腹,煮姜枣汤服方寸匕,日二服,渐加至二匕半。觉热服少,饮食三两口压之。忌酢物、桃李、雀肉等。

又疗心头结气,连胸背痛,及吐酸水,日夜不止,茯苓汤方。

茯苓四两　厚朴四两,炙　橘皮二两　白术二两　生姜十两

上五味,切,以水九升,煮取二升七合,绞去滓。分温三服,每服相去如人行七八里。须利加槟榔末一两半,汤欲熟时内之,

甚安稳。三日服一剂，频服五六剂可则停。忌酢物、桃李、雀肉等。一方有吴茱萸、人参各二两。并出第一卷中。

《延年》疗食讫醋咽多噫，吴茱萸汤方。

吴茱萸五合　生姜三两　人参二两　大枣十二枚

上四味，切，以水六升，煮取二升，绞去滓。分为三服，每服相去十里久。《肘后》、《集验》、文仲、《备急》、《千金》并同。《肘后》分两小别。

又增损承气丸，疗胸胁支满，背上时有一苔热则痛，腹胀多噫，醋咽气逆，两胁满，并主之方。

前胡七分　枳实七分，炙　桂心五分　干姜五分　吴茱萸五分　茯苓四分　芍药六分　厚朴十分，炙　橘皮十分　大黄七分　杏仁七十枚，去皮尖

上十一味，捣筛为末，内杏仁脂中研调，筛，度蜜和丸。每服食后少时，酒饮任性，初服七丸如梧子，以气宣下泄为度。忌生葱、大酢。并出第十七卷中。

《必效》理中散，主食后吐酸水，食羹粥酪剧方。

干姜二两　吴茱萸二两

上二味作散。酒服方寸匕，日三，温服，勿冷服之，常醋水瘥。《千金》同。出第二卷中。

第七卷

心痛方八首

《病源》：心痛者，由风冷邪气乘于心也。其痛发有死者，有不死者，有久成疹者。心为诸脏主而藏神，其正经不可伤，伤之而痛，为真心痛，朝发夕死，夕发朝死。心有支别之络脉，其为风冷所乘，不伤于正经者，亦令心痛，则乍间乍甚，故成疹不死。

又心为火，与诸阳会合，而手少阴心之经也。若诸阳气虚，少阴之经气逆，谓之阳虚阴厥，亦令心痛，其痛引喉是也。又诸脏虚受病，气乘于心者，亦令心痛，则心下急痛，谓之脾心痛也。足太阴为脾之经，与胃合。足阳明为胃之经，气虚逆乘心而痛。其状腹胀，归于心而痛甚，谓之胃心痛也。肾之经，足少阴是也，与膀胱合。膀胱之经，足太阳是也。此二经俱虚而逆，逆气乘心而痛者，其状下重，不自收持，苦泄，寒中，为肾心痛也。

诊其心脉急者，为心痛引背，食不下。寸口脉沉紧，苦心下有寒，时痛。关上脉紧，心下苦痛。

左手寸口脉沉，则为阴。阴绝者，无心脉也，苦心下毒痛。出第十六卷中。

《备急》疗心痛方。

桂心末，温酒服方寸匕，须臾六七服。干姜依上法服之亦佳。忌生葱。文仲、《集验》、《肘后》同。出第一卷中。

《延年》疗心痛，茱萸丸方。

吴茱萸一两半　干姜一两半　桂心一两　白术二两　人参一两　橘皮一两　附子一两半,炮　蜀椒一两,出汗　甘草一两,炙　黄芩一两　当归一两

上十一味,捣筛为散,蜜丸。一服五丸,如梧子大,日三服,稍加至十五丸。忌猪肉、生葱、海藻、菘菜、桃李、雀肉等。药尽更合,酒饮无拘,食前后任意。《肘后》有桔梗一两。出第十五卷中。

《救急》疗心痛方。

取驴粪绞取汁五六合,及热顿服,立瘥。《肘后》同。

又方

东引桃枝一握,切,以酒一升,煎取半升,顿服,大效。《肘后》同。出第八卷中。

《必效》疗心痛方。

当归末,酒服方寸匕,频服。《备急》、文仲同。

又方

生油半合,温服瘥。《肘后》、《备急》、张文仲同。并出第五卷中。

《古今录验》疗心痛,黄连汤方。

黄连八两

上一物,㕮咀,以水七升,煮取一升五合,绞去滓。适寒温饮五合,日三。忌猪肉、冷水。《肘后》、范汪同。出第八卷中。

九种心痛方三首

《广济》疗九种心痛,蛔虫冷气,先从两肋、胸背撮痛,欲变吐,当归鹤虱散方。

当归八分　鹤虱八分　橘皮六分　人参六分　槟榔十二分　枳实六分,炙　芍药六分　桂心五分

上八味,捣筛为散。空腹,煮姜枣饮服方寸匕,日二服,渐渐加至一匕半。不利。忌生葱、生冷物、油腻、粘食。出第四卷中。

《千金》疗九种心痛,一虫心痛,二注心痛,三气心痛,四悸心痛,五食心痛,六饮心痛,七冷心痛,八热心痛,九去来心痛,悉主之,并疗冷冲上气,落马堕车,附子丸方。

附子一两,炮 巴豆仁一两,去心皮,熬 人参一两 生狼毒一两,炙令极香 食茱萸一两 干姜一两

上六味,捣末,蜜和。空腹服如梧子三丸,一日一服,弱者二丸。卒中恶心痛,口不能言,连年积冷,流注心胸痛者,亦服之。好好将息,神效。忌野猪肉、芦笋。《必效》《经心录》同。

又疗九种心痛方。

取当太岁上新生槐枝一握,去两头,水三升,煮一升,顿服之。并出第十三卷中。

诸虫心痛方一十八首

《广济》疗诸虫心痛,无问冷热,蛔虫心痛,槟榔鹤虱散方。

当归 桔梗 芍药 橘皮 鹤虱各八分 人参六分 桂心六分 槟榔十分

上八味,捣筛为散。空腹,煮姜枣汤服方寸匕,渐渐加至二匕。不利。忌猪肉、生葱、油腻、小豆、粘食等。

又疗蛔虫心痛,积年久不瘥方。

取苦酒五合,烧青钱二文,令赤,安酒中,则取鸡子白一颗,去却钱,泻著酒中,顿服之瘥。无所忌。

又主心腹搅结痛不止,仍似有蛔虫者,当归汤方。

当归 橘皮 细辛 甘草炙 生姜各四分 大黄八分,别渍

鹤虱二分

上七味，切，以水六升，煮取二升。分温三服，如人行四五里进一服。不利未瘥，三日更作服之。忌海藻、菘菜、生菜。《救急》同。出第四卷中。

《小品》温中当归汤，疗暴冷心腹刺痛，面目青，肉冷汗出，欲霍乱吐下，脉沉细者，及伤寒毒冷下清水，变作青白滞下及白滞后，还复下清水者，悉主之。此方可以调诸冷痛也。

当归　人参　干姜　茯苓　厚朴炙　青木香　桂心　桔梗　芍药　甘草炙，各二两

上十味，切，以水八升，煮取三升。分温三服，日三服。不耐青木香者，以犀角一两代之。忌海藻、菘菜、猪肉、酢物、生葱等。

又凡厥心痛，与背相引，喜瘛疭，如物从后触其心，身伛偻者，肾心痛也。

厥心痛，腹胀满，不欲食，食则不消，心痛尤甚者，胃心痛也。

厥心痛，痛如锥针刺其心，心痛甚者，脾心痛也。

厥心痛，色苍如死灰状，不得太息者，肝心痛也。《千金》同。

厥心痛，卧若徒居，痛间动作痛益甚，色不变，肺心痛也。

真心痛，手足清至节，心痛甚，旦发夕死，夕发旦死。

心腹中痛，发作肿聚，往来上下，痛有休止，腹中热，喜涎出，是蛔虫咬也。出《甲乙经》第一卷中。

《千金》疗心腹中痛，发作肿聚，往来上下，痛有休止，多热，喜涎出，是蛔虫咬也。并宜温中当归汤，服两三剂后，若不效有异，宜改方增损汤。其温中当归汤在前《小品方》中，此是增损汤方。

芍药六两　黄芩四两　厚朴四两　桔梗四两　柴胡四两　当归三两　升麻三两

上七味,切,以水八升,煮取二升半,分三服。忌猪肉。出第十三卷中。

张文仲疗蛔虫心痛,鹤虱散方。

鹤虱二分,末,温酢一盏和服之,虫当出。《备急》《千金》同。

又干漆丸方。

干漆熬捣,蜜和丸,服十五丸,日再。《备急》同。

又方

取槐上木耳,烧灰末如枣大,正发和水服。若不止,饮热水一升,蛔虫立出。《必效方》云:酒下。《备急》同。

又方

发时取盐一匙,内口中,水下立定,虫即出。《备急》同。出第一卷中。

《延年》疗蛔虫,恶吐水心痛,鹤虱丸方。

鹤虱三两,捣筛,蜜和为丸。用蜜浆水,平旦服二十丸,日只一服。《古今录验》用十两。云:韦云患心痛十年不瘥,令服此便愈。

又鹤虱丸,疗蛔虫心痛方。

鹤虱六两　吴茱萸五两　橘皮四两　桂心三两　槟榔四两

上五味,捣筛,蜜和,为丸如梧子大。一服二十丸,蜜汤下,日二服,加至三十丸,以虫出为度。忌生葱。出第十五卷中。

《救急》疗心痛不可忍,似蛔者,胡粉丸方。

生真胡麻一合　胡粉半合,熬捣

上二味,先以猪肉脯一片,空腹啖,咽汁勿咽肉,后取胡粉和胡麻搜作丸,以少清酒使成,顿服尽。十岁以上,斟酌增减。忌生冷、猪肉、鱼、鸡、蒜、酢、滑等七日。若是蛔,吐水者是也。出第八卷中。

《必效》疗蜗心痛方。士弱氏曰:蜗,井中小虫,盖痛一处,若小虫咬也。

取鳗鲡鱼,淡炙令熟,与患人吃一二枚,永瘥。饱食弥佳。

又方

熊胆如大豆,和水服,大效。

又茱萸丸方

吴茱萸一升　桂心二两　当归二两

上三味,捣筛,蜜和,丸如梧子,酒服三十丸,日再服,渐加至四十丸,以知为度。忌生葱。

又丁香散方。

丁香七枚　头发灰一枣许

上二味,并末,和酒服之。

又鹤虱槟榔汤方。

鹤虱二两,小儿用一两　槟榔二七枚

上二味,以猪肉汁六升,煮槟榔,取三升,去滓,内鹤虱末。先夜不食,明旦空腹顿服之。须臾病下及吐水,永瘥,神效。七日禁生冷、酢。并出第五卷中。

冷气心痛方五首

《广济》主冷气心痛,肋下鸣转,喉中妨食不消,常生食气,每食心头住不下,桔梗散方。

桔梗　当归　芍药　茯苓　橘皮　厚朴炙　白术各八分　荜拨四分　豆蔻子四分　槟榔六分　桂心六分　诃黎勒皮六分,炙

上十二味,捣筛为散。空腹,煮姜枣饮服方寸匕,日二服,加至一匕半,不利。忌生葱、猪肉、酢物、桃李、雀肉等。一方有枳

实,不用桔梗。出第四卷中。

《深师》疗胸满短气,心痛吐涎,虚冷,防风茯苓汤方。

防风二两　茯苓二两　桂心六两　甘草二两,炙　半夏四两,洗　干姜四两,炮　人参三两

上七味,切,以水一斗,煮取三升,绞去滓,分三服良。忌酢物、生葱、海藻、菘菜、羊肉、饧。出第十六卷中。

崔氏疗心痛与冷气痛者,特相宜,乌头丸方。

乌头三两,炮　附子三两,炮　赤石脂三两　蜀椒二两,出汗　桂心二两　干姜二两

上六物,捣筛,蜜和为丸。痛发时,温清酒服三丸,如梧子。觉至痛处,痛则止。若不止,加至五六丸,以知为度。若早朝服无所觉,至午时又服三丸。此方丹阳有隐士出山,云得华佗法,其疗略同。若久心痛,每旦服三丸,稍加至十丸,尽一剂,遂终身不发。忌生葱、猪肉。张文仲、《备急》同。出第四卷中。

《延年》疗冷气,久刺心痛,不能食方。

当归　桂心　桔梗　吴茱萸　人参　白术　高良姜以上各六分　橘皮三分

上八味,捣筛为散,蜜和为丸如梧子大。一服十丸,酒下,日二服,加至十五至二十丸为度。忌生葱、桃李、猪肉、雀肉等。

又疗心痛、冷痛、腹满如锥针刺,及虫啮心痛,当归汤方。

当归三两　桔梗二两　吴茱萸三两　桂心三两　芍药二两　大黄二两

上六味,切,以水六升,煮取二升三合,去滓,内鹤虱一两,搅温一沸。分三服,空腹服之,微利为度。忌猪肉、生葱。出第十五卷中。

恶疰心痛方三首

《广济》疗恶疰撮肋连心痛，当归汤方。

当归八分　青木香六分　槟榔十颗，碎　麝香一铢，研

上四味，切，以小便一大升半，煮取六大合，绞去滓，下麝香末，分温三服，服别如人行四五里进一服，微微利。忌生菜、热面、猪犬肉、粘食、蒜、陈臭物。出第四卷中。

崔氏疗疰在心腹，痛不可忍方。

取东引桃枝，削去苍皮，取白皮一握，以水二大升，煮取半升，一服令尽，则瘥。如不定，更依前服之。无忌。

又疗心腹痛不可忍，似疰病者；或暴得恶疰，搅刺欲死，桃仁大黄汤方。

鬼箭羽二两　桃仁六十枚，去皮尖　芍药四两　鬼臼二两，削去皮　橘皮二两　当归二两　生姜五两　桂心二两　柴胡二两　朱砂二两，研，汤成下　麝香一分，研，汤成下　朴硝二两，研，汤成下　大黄三两，别浸

上十三味，切，以水九升，急火煮取三升。温分三服，如人行相去六七里服，但得快利三四行，必瘥。忌生葱、生血物。并出第四卷中。

心痛症块方二首

《广济》疗心痛症块硬筑，心气欲绝，当归汤方。

当归　桔梗　芍药各八分　厚朴十分，炙　橘皮八分　人参六分　高良姜十分　桃仁五十枚，去皮尖　生姜八分

上九味，切，以水八升，煮取二升五合，去滓。分温三服，服

别相去如人行六七里进一服，不利。忌猪肉、生冷、油腻、鸡、鱼、粘食、小豆、大蒜。出第四卷中。

张文仲疗心下坚痛，大如碗，边如旋柈，名为气分，水饮所结方。

枳实七枚，炙　白术三两

上二味，切，以水一斗，煮取三升，分三服。腹中软，即当散也。忌桃李、雀肉等。此张仲景《伤寒论》方。《备急》《肘后》同。出第一卷中。

心背彻痛方四首

仲景《伤寒论》心痛彻背，背痛彻心，乌头赤石脂丸主之方。

乌头二分，炮去皮　附子一分，炮去皮　赤石脂二分　干姜二分　蜀椒一分，汗

上五味，捣筛，蜜和丸。先食服如麻子大，一服三丸，少少加之。忌猪肉、冷水。《千金》《必效》、文仲、范汪、《经心录》等同。出第十五卷中。《千金》分两小别。

张文仲蜀椒丸，疗胸中气满，心痛引背方。

蜀椒一升，出汗　半夏一升，洗　附子一两，炮

上三味，捣筛，蜜和为丸，如梧子大。一服五丸，日三。忌猪羊肉、饧等。出第三卷中。

范汪疗心下切痛引背，胸下蓄气，胃中有宿食，茱萸煎方。

吴茱萸一升　蜀椒五升　甘草二两，炙　干地黄一斤

上四味，以清酒三升渍三宿，绞取汁，铜器中煎令沸，麦门冬五升去心，干漆一斤内煎中，色黄绞去之，内石斛五两、阿胶一斤、白蜜六升。凡九味，以汤煎令可丸，取如枣大含，稍稍咽之，

日三,甚者日五六服。膝胫重痛者加石斛,少气加麦门冬,服药五日愈,当下症。忌海藻、菘菜、芜荑等。奉车都尉陈盖试有验。

又芫花汤,主卒心痛连背,背痛彻心,心腹并懊痛,如鬼所刺,绞急欲死者方。

芫花十分　大黄十分

上二味,捣下筛,取四方寸匕,著二升半苦酒中,合煎,得一升二合,顿服尽。须臾当吐,吐便愈。老小从少起,此疗强实人良。若虚冷心痛,恐未必可服。并出第十八卷中。

卒心痛方一十四首

《肘后》疗卒心痛方。

先煮三沸汤一升,以盐一升,合搅饮之。若无火以作汤,乃可用水盐或半升服之。《古今录验》同。

又方

吴茱萸二升　生姜四两,切　豉一升　酒六升

上四味,煮取二升半,分三服。

又方

白艾成熟者三升,以水三升,煮取一升,去滓,顿服之。若为客气所中者,当吐虫物出。范汪同。

又方

取灶下热灰筛去炭,分以布囊盛,令灼灼尔,更番以熨痛上,冷者更熬令热。

又桂心散方。

桂心　当归各一两　栀子仁十四枚

上三味,捣为散,酒服方寸匕,日三五服。亦主久心痛,发作

有时节者。忌生葱。

又桂心丸方。

桂心一两　乌头一两,炮

上二味,捣筛,蜜和为丸如梧子,服三丸,稍增之。忌生葱、猪肉。

又疗暴得心痛如刺,苦参汤方。

苦参二两　龙胆二两　升麻三两　栀子仁三两

上四味,切,苦酒五升,煮取一升,分二服,当大吐乃瘥。并出第一卷中。

《集验》卒心痛,桂心汤方。

桂心八两

上一味,以水四升,煮取一升半,分二服。忌生葱。《肘后》、范汪、《千金》同。出第一卷中。

张文仲疗卒心痛方。

取败布裹盐如弹子,烧令赤,末,以酒一杯和服之。《肘后》《备急》同。出第五卷中。

又方

闭气忍之数十过,并以手大指按心下宛宛中,取瘥。《肘后》《备急》同。

又方

苦酒一升,破鸡子一枚,著中合搅饮之,好酒亦佳。《肘后》、《备急》、范汪同。

又方

蒸大豆,若煮之,以囊盛,更番熨心上,冷复易之。《肘后》同。并出第十卷中。

《救急》疗卒心痛不能起止方。

井华水一大升　蜜半合

上二味相和，妇人患令男子度与饮，男子患令妇人度与饮，必愈。出第八卷中。

《必效》疗卒心痛，人参汤方。

人参　桂心　栀子　黄芩　甘草各一两，炙

上五味，切，以水六升，煮取二升，分三服，则愈。奇效。忌海藻、菘菜、生葱。《肘后》同。出第五卷中。

中恶心痛方五首

《广济》疗卒中恶，心腹绞刺痛，气急胀，奄奄欲绝，瓜蒂散方。

雄黄四两，研　赤小豆四分，熬　瓜蒂三分

上三味，捣筛为散。空肚，温浆水服一钱匕半，当吐止，不吐加至两钱匕。忌生冷、油腻、粘食、陈臭等。

又疗卒中恶，心腹刺痛，去恶气，麝香散方。

麝香一分，研　生犀角二分，屑　青木香二分

上三味，捣筛为散。空肚，以熟水服方寸匕，立愈。未止更服之，不利。忌五辛。并出第四卷中。

《集验》疗卒暴心痛，或中恶气毒痛不可忍方。

大黄四两　芍药四两　升麻三两　黄芩三两　鬼箭三两　鬼臼二两　桂心二两　桔梗三两　柴胡四两　朱砂二两，别研　朴硝二两

上十一味，切，以水九升，煮取二升七合，分三服。先分朱砂作三份，一服内一份，搅朱砂调服之。此汤快利，若痛不止，宜服后方。忌猪肉、生葱、生血物。《千金》云：寒气卒客于五脏六腑

中,则发心痛方。《千金》同。

又方

赤芍药六两　桔梗五两　杏仁五两,去尖皮

上三味,切,以水六升,煮取二升半。分三服,日三。忌猪肉。《千金》同。出第一卷中。

《千金》疗卒中恶心痛方。

苦参三两,切　好醋一升半

上二味,以醋煮苦参,取八合。强人顿服,老小二服。出第十三卷中。

多唾停饮心痛方二首

《病源》:心痛而多唾者,停饮乘心之络故也。停饮者,水液之所为也。心气通于口,心与小肠合,俱象火。小肠,心之腑也。其水气下行于小肠,为溲便,则心络无有停饮也。膀胱与肾俱象水,膀胱为肾之腑,主藏津液,肾之液上为唾,肾气下通于阴。若腑脏和平,则水液下流宣利。若冷热相乘,致腑脏不调,津液水饮停积,上迫于心,令心气不宣畅,故痛而多唾也。出第十六卷中。

范汪疗胸中寒热心痛,清唾满口,数数欲吐,食不化,干姜丸方。

干姜一分　桂心一分　矾石一分,熬令汁尽　半夏一分　蜀椒一分

上五味,捣筛,蜜和,丸如大豆许。服二丸,日三,不知稍加,以知为度。忌生葱、羊肉、饧。出第十八卷中。

《集验》疗心痛唾多似虫者方。

取六畜心随得生,切作四胾,刀纵横各一割破之,内少真朱

砂著中，平旦吞之，虫死愈矣。无真朱砂，可用雄黄、麝香也。《肘后》云：切作十四脔，刀纵横各割之，以真丹一两，粉，内割中，旦悉吞之。入雄黄、麝香佳。《肘后》《经心录》同。出第一卷中。通按：生食果安否？

心下悬急懊痛方四首

《病源》：心与小肠合为表里，俱象于火，而火为阳气也。心为诸脏主，故正经不受邪。若为邪所伤而痛，则死。若支别络为风邪所乘而痛，则经久成疹。其痛悬急懊者，是邪迫于阳，气不得宣畅，拥瘀生热，故心如悬而急，烦懊痛也。出第十六卷中。

仲景《伤寒论》：心下悬痛，诸逆大虚者，桂心生姜枳实汤主之方。

桂心三两　生姜三两　枳实五枚，炙

上三味，切，以水六升，煮取三升，去滓，温分三服。忌生葱。范汪同。出十五卷中。

《肘后》姜附丸方。

附子二两，炮　干姜一两

上二味，捣筛，蜜和，丸如梧子。服四丸，酒、饮并得，日三服。忌猪肉、冷水。本方云：治心肺伤动冷痛。出第一卷中。

《古今录验》疗人心痛懊恼悁闷，筑筑引两乳，又或如刺，困极，桂心汤方。通按：悁音绢，躁急也。

桂心半两　茱萸二两　芍药三两　当归二两　生姜半斤，无生姜以干姜五两代之

上五味，切，以水一斗二升，煮取四升。服一升，昼三夜一。良有验。忌生葱。出第八卷中。

《千金》心下痞,诸逆悬痛,桂心三物汤主之方。

桂心二两　胶饴半斤　生姜二两

上药切,以水四升,煮二味,取三升,去滓,内饴,分三服。忌生葱。出第十三卷中。

心痛不能饮食方二首

《病源》:心痛而不能饮食者,积冷在内,客于脾而乘心络故也。心,阳气也。冷,阴气也。冷乘于心,阴阳相乘,冷热相击,故令痛也。脾主消水谷,冷气客之则脾气冷弱,不胜于水谷也。心为火,脾为土,是母子也。俱为邪所乘,故痛,复不能饮食也。出第十九卷中。

《广济》疗久心刺肋,冷气结痛不能食,高良姜汤方。

高良姜十分　当归十分　橘皮八分　厚朴十分,炙　桔梗八分　桃仁五十枚,去尖皮　吴茱萸八分　生姜八分　诃黎勒五分

上九味,切,以水八升,煮取二升八合,绞去滓。分温三服,服别相去如人行六七里再服。忌猪肉、生冷、油腻、粘食、小豆等。出第四卷中。

《肘后》疗常患心痛,不能饮食,头中疼重,乌头丸方。

乌头六分,炮　椒六分,汗　干姜四分　桂心四分

上四味,捣末,蜜丸。酒服如大豆四丸,稍稍增之。忌生葱。出第一卷中。

久心痛方六首

《病源》:心为诸脏主,其正经不可伤,伤之而痛者,则朝发夕死,夕发朝死,不暇展疗。其人心痛者,是心之支别络为风邪冷气

所乘痛也,故成疹不死,发作有时,经久不瘥也。出第十六卷中。

《广济》疗心痛三十年不瘥,月上旬杀虫,雷丸鹤虱散方。

雷丸八分　鹤虱八分　贯众八分　狼牙八分　桂心八分
当归八分　槟榔八分

上七味,捣筛为散。空腹,煮蜜水半鸡子许,服方寸匕,日二服。若重不过三服则瘥。不利。忌生葱、生冷、油腻、猪、鱼、小豆、大蒜等。出第四卷中。

范汪疗久心痛,乌头赤石脂丸方。

赤石脂　干姜　桂心　椒汗　乌头炮

上五味,等分,末之,蜜和,丸如梧子。服三丸,日三,以知为度。赤石脂当取斑斑赤中者。忌猪肉、冷水、生葱。出第十八卷中。

《必效》疗三十年心痛方。

桃仁七枚,去皮尖

上一味,研,汤水合,顿服,酒服亦良。《肘后》、《经心录》同。出第五卷中。

《古今录验》疗久心痛,腹痛积年,定不过一时间还发,发甚则数日不能食,又便出干血,穷天下方不瘥,甄立言为处犀角丸服之,数日则瘥方。

犀角二分,屑　麝香二分,碎　朱砂四分,光明者,研　桔梗二分　莽草二分,炙　鬼臼二分　附子二分,炮　桂心二分　贝齿五枚　甘草六分　芫花二分,熬　巴豆二十枚,去心皮　赤足蜈蚣二枚,去足,炙

上十三味,捣筛,蜜和,丸如梧子。饮服一丸,日一,渐加至三丸,以利为度。忌生葱、猪肉、野猪肉、芦笋、生血物。一方无附子。《千金》有雄黄二分。出第八卷中。

疗心痛如虫啮痛,宛转欲死不救方。

又浓捣地黄汁,和面作,冷淘不用盐,服一顿,虫即出。不出再服,必出便瘥。正元十年,通事舍人崔抗女患心痛,垂气欲绝,忽记此方,服便吐出一物,可方一寸以来,状如虾蟆,无目足,微似有口。盖被此物所蚀。抗云:往年见亲表患心痛,因偶食地黄馎饦,遂吐一虫犹动。其时亦不谓地黄冷淘能害此虫,因盛于小竹筒,以数茎地黄冷淘,投于竹筒中,须臾视之,已化为水,然觉此冷淘杀虫,心痛无不永绝。抗自得此方,救三四人,皆如神效,出手抄方。

《经心录》疗四十年心痛不瘥方。

黍米渖汁,温服随多少。出第一卷中。

杂疗心痛方三首

《广济》疗心痛,又心撮肋,心闷则吐血,手足烦疼,食饮不入,桃仁丸方。

桃仁八分,去皮尖　当归六分　芍药八分　诃黎勒六分　甘草六分,炙　延胡索四分　人参六分　槟榔十四枚

上八味,捣筛,蜜丸如梧子。以酒空腹下二十丸,渐加至三十丸,日再服,取快利。忌海藻、菘菜、生菜、热面、荞麦、猪犬肉、粘食。出第四卷中。

《古今录验》真心痛证,手足青至节,心痛甚者,旦发夕死,夕发旦死,疗心痛,痛及已死方。

高其枕,柱其膝,欲令腹皮蹙柔,爪其脐上三寸胃管有顷。其人患痛短气,欲令人举手者,小举手问痛瘥,缓者止。出第八卷中。

《救急》疗心痛冷热方。

取伏龙肝末,煮水服方寸匕。若冷,以酒和服瘥。范汪、《经心录》同。出第八卷中。

腹痛方四首

《病源》:腹痛者,由腑脏虚,寒冷之气客于肠胃募原之间,结聚不散,正气与邪气交争相击,故痛。其有冷气抟于阴经者,则腹痛而肠鸣,谓之寒中。是阳气不足,阴气有余者也。诊其寸口脉沉而紧,则腹痛。尺脉紧,脐下痛。脉沉迟,腹痛。脉来触触者,少腹痛。脉阴弦,则腹痛。凡腹急痛,此里之有病,其脉当沉。若细而反浮大,故当愈矣。其人不即愈者,必当死,以其病与脉相反故也。其汤熨针石,别有正方,补养宣导,今附于后。《养生方导引法》云:股胫手臂痛,法屈一胫,臂中所痛者,正偃卧,口鼻闭气,腹痛以意推之,想气往至痛上俱热即愈。又云:偃卧,展两胫、两手,仰足指,以鼻内气自极七息,除腹中弦急切痛。又云:偃卧,口内气,鼻出之,除里急。饱咽气数十,令温中寒干吐呕腹痛。口内气七十所,大振腹,咽气数十,两手相摩令热,以摩腹,令气下。出第十六卷中。

张文仲当归大黄,疗冷气牵引腰背肋下,腹内痛方。

当归三两　芍药八分　桂心三分　干姜六分　茱萸五分
人参一两　大黄一两　甘草二两,炙

上八味,切,以水六升,煮取三升,去滓。温服一升,日三。忌海藻、菘菜、生葱。出第三卷中。

范汪四味当归汤,主寒腹痛方。

当归　桂心　干姜各三两　甘草二两,炙

上切，以水八升，煮取三升，一服一升，日三服。虚冷激痛甚者，加黄芪、芍药各二两。忌海藻、菘菜、生葱。《千金》无甘草，有附子一两。出第十五卷中。

《小品》疗寒冷腹痛，茱萸汤方。

吴茱萸二两　甘草炙　人参　桂心各一两　生姜五两　半夏一升　小麦一升　当归二两

上八味，切，以水一斗五升，煮取三升。分温服一升，日三服。忌海藻、菘菜、羊肉、饧、生葱。《千金》桂二两，生姜切一升。出第一卷中。

《古今录验》芎䓖汤，疗卒寒腹中拘急痛方。

芎䓖　当归　桂心　芍药　甘草炙，各一两　黄芩半两干姜半两　杏仁三十枚，去皮尖

上八味，切，以水五升，煮取二升，分再服。忌海藻、菘菜、生葱。出第八卷中。

卒腹痛方七首

《肘后》疗卒腹痛方。

粳米二升

上一味，以水六升，煮取六七沸，饮之。

又方

掘土作小坎，以水满坎中，熟搅取汁，饮之瘥。并出第一卷中。

张文仲疗卒腹痛方。

令病人卧，高枕一尺许，柱膝，使腹皮踧，气入胸，令人爪其脐上三寸，便愈。能干咽吞气数十过者，弥佳。亦疗心痛。《肘后》《备急》同。

又方

灸两足指头各十四壮,使火俱下良。《备急》《肘后》同。并出第一卷中。

《千金》疗胸腹中卒痛,生姜汤方。

生姜一斤,捣取汁 食蜜八两 醍醐四两

上三味,微火上熬令相得,适寒温,服三合,日三。出第十六卷中。

《集验》疗卒腹痛,葛氏方。

桂末三匕,酒服。人参上好,干姜亦佳。忌生葱。《肘后》、文仲同。

又方

食盐一大把,多饮水送,取吐。《肘后》、张文仲同。并出第一卷中。

心腹痛及胀满痛方一十首

《病源》:心腹痛者,由腑脏虚弱,风寒客于其间故也。邪气发作,与正气相击,上冲于心则心痛,下攻于腹则腹痛,上下相攻,故心腹绞痛,气不得息。诊其脉,左手寸口人迎以前脉,手少阴经也。沉者为阴,阴虚者病苦心腹痛,难以言,心如寒状,心腹痛,痛不得息。脉细小者生,大坚疾者死。心腹痛,脉沉细小者生,浮大而疾者死。其汤熨针石,别有正方,补养宣导,今附于后。《养生方导引法》云:行大道,常度日月星辰。清静以鸡鸣,安身卧,漱口三咽之。调五脏,杀益虫,令人长生,疗心腹痛。出第十六卷中。

《广济》疗心腹中气时时痛,食冷物则不安稳,及恶水,桔梗散方。

桔梗　茯苓各八分　枳实炙　人参　厚朴炙　芍药　橘皮各六分　桂心五分　槟榔八分　麦门冬去心,八分

上十味,捣筛为散。空肚,煮姜枣饮服方寸匕,日三服,渐加至一匕半,热以茶饮下。不利。忌猪肉、酢物、生葱、生冷、油腻、小豆、粘食、热面、炙肉等物。

又疗卒心腹痛,气胀满,不下食,欲得泻三两行佳,当归汤方。

当归　茯苓　桔梗　橘皮　高良姜　槟榔各八分　生姜八分

上七味,细切,以水七升,煮取二升三合,绞去滓,分温三服,服别相去如人行六七里,服讫,利三两行,宜停后服。忌猪肉、酢物、生冷、油腻、鱼、蒜、粘食、小豆。并出第十五卷中。

《肘后》疗心腹俱胀痛,烦满,短气欲死,或已绝方。

栀子十四枚　豉七合

上二味,以水二升,先煮豉取一升二合,去滓,内栀子,更煎取八合,绞去滓。服半升,不愈者尽服之。《备急》、文仲同。

又方

乌梅二七枚,水五升,煮一沸,内青大钱二七文,煮取一升半,强人可顿服,羸人分再服,当下愈。文仲同。

又方

茱萸二两　生姜四两,切　豉三合

上三味,酒四升,煮取二升,分三服,即瘥。

又疗心腹相连常胀痛,狼毒丸方。

狼毒二两,炙　附子半两,炮

上二味,捣筛,蜜和丸。服如梧子,一日服一丸,二日二丸,三日三丸,自一至三,以为常服,即瘥。忌猪肉、冷水。

又方

吴茱萸一合　干姜四分　附子二分,炮　细辛二分　人参二分

上五味,捣末,蜜和丸如梧子。服五丸,酒饮并得,日三。忌猪肉、生菜等。并出第一卷中。

深师疗久寒冷,胸膈满,心腹绞痛,不能食,忽气吸吸不足,前胡汤方。

前胡一两　羊脂二两　大枣二十枚　当归一两　茯苓一两　白术一两　芍药六分　桂心一两　半夏二两　干姜一两　麦门冬六分,去心　吴茱萸三百粒

上十二味,切,以水八升,煮取三升。分三服,相去如人行十里进一服。忌酢物、生葱、羊肉、饧、桃李、雀肉等。出第十六卷中。

《小品》当归汤,疗心腹绞痛,诸虚冷气满方。

当归三两　干姜四两　甘草三两,炙　芍药二两　厚朴三两,炙　黄芪二两　蜀椒一两,汗　半夏三两,洗　肉桂三两　人参三两

上十味,切,以水一斗,煮取三升二合,强人可一升,羸人服八合。大冷者加附子一枚,炮。忌海藻、菘菜、羊肉、饧、生葱。《古今录验》《千金》同。

《古今录验》通命丸,疗心腹积聚,寒中绞痛,又心迫满,胁下胀痛方。

大黄　远志去心　黄芩　麻黄去节　甘草炙,以上各四两　芒硝三两　杏仁六十枚,去皮尖　豉二合　巴豆五十枚,去心皮,熬,别为脂

上九味,捣合下筛,蜜和,丸如梧子大,先食饮服三丸,日三。忌野猪肉、芦笋、海藻、菘菜。出第八卷中。

心腹胀满及鼓胀方一十四首

《病源》:心腹胀者,脏虚而邪气客之,乘于心脾故也。足太阴脾之经也,脾虚则胀。足少阴肾之经也,其脉起于足小指之下,循行上络膀胱,其直者从肾上入肺,其支者从肺出络于心。脏虚,邪气客于二经,与正气相搏,积聚在内。气并于脾,脾虚则胀,故令心腹烦满,气急而胀也。诊其脉,迟而滑者,胀满也。其汤熨针石,别有正方,补养宣导,今附于后。《养生方导引法》云:伸上胫,屈左膝,内压之,五息引脾,去心腹寒热,胸臆邪胀。依经为之,引脾中热气出,去心腹中寒热、胸臆中邪气胀满。久行之,无有寒热时节之所中伤,名为真人之方。出第十六卷中。

《广济》疗心腹胀满,脐下块硬如石,疼痛不止,芍药丸方。

芍药　当归　白术　鳖甲炙,各八分　诃黎勒十颗,去核　干姜　人参各六分　豆蔻　雄雀屎各四分　郁李仁十分,去皮

上十味,捣筛,蜜和为丸如梧子大。空肚,以酒下二十丸,渐加至三十丸,日再服。不吐不痢。忌生菜、热面、葱、苋、桃李、雀肉、蒜、粘食等物。

又疗鼓胀气急,冲心硬痛,鳖甲丸方。

鳖甲炙　芍药　枳实炙　人参　槟榔各八分　诃黎勒　大黄各六分　桂心四分　橘皮四分

上九味,捣筛为末,蜜和为丸。空肚,以酒服,如梧子大二十丸,渐加至三十丸,日二服。微利为度。忌生葱、苋菜、炙肉、蒜、面等。

又疗鼓胀气急,通草汤方。

通草　茯苓　玄参　桑白皮　白薇　泽泻各三两　人参二两　郁李仁五两　泽漆叶切,一升

上九味,切,以水一斗,煮取三升,去滓。分温四服,服别相去如人行六七里进一服。不利。忌热面、油腻、酢、粘食等。

又疗鼓胀上下肿,心腹坚强,喘息气急,连阴肿,坐不得,仍下赤黑血汁,日夜不停者,茯苓汤方。

茯苓二两　防己一两半　橘皮一两　玄参一两　黄芩一两半　泽泻一两半　杏仁二两半,去尖皮　白术一两半　大豆一升半　郁李仁二两半　桑白皮二两半　泽漆叶切,一升　猪苓一两半

上十三味,切,以水一斗,先煮桑白皮、大豆、泽漆叶,取五升,去滓,澄去下淀,内诸药,煎取二升,绞去滓,分三服。咳者加五味子二两,停二日服一剂。忌酢物、桃李、雀肉、热面、蒜、炙肉、粘食、油腻等。茯苓,一云茯神。防己,一云防风。

又疗患久心痛腹满,并痰饮不下食,人参丸方。

人参　白术　枳实各六分　茯苓八分　厚朴六分,炙　青木香六分　橘皮五分　大黄六分　槟榔六分

上九味,捣筛,蜜和丸。空腹,煮生姜枣汤下,如梧子二十丸,日二服,渐加至三十丸。不利。忌酢物、桃李、雀肉等。

又疗心腹胀满,柴胡厚朴汤方。

柴胡　厚朴炙,各十分　茯苓　橘皮　紫苏各八分　生姜十二分　槟榔五分,末

上七味,切,以水七升,煮取二升五合,绞去滓。分温三服,服别相去如人行六七里进一服。微利。忌酢物、生冷、油腻、粘食。

又疗心腹胀满,腹中有宿水,连两肋满闷,气急冲心,坐不得,郁李仁丸方。

郁李仁八分　牵牛子六分,熬　甘遂熬,四分　防葵三分　菴䕡子　桑白皮　槟榔各四分　橘皮　泽泻各二分　茯苓　泽

漆叶炙　杏仁去皮尖,各三分

上十二味,捣筛,蜜和丸。空肚,饮服如梧子五丸,日二服,服到十丸,微利为度。忌酢物、生冷、油腻、热面、炙肉、蒜等。

又疗患气发心腹胀满,两肋气急,紫苏汤方。

紫苏一握　诃黎勒皮　当归　生姜各八分　人参六分　槟榔十颗　生地黄汁半升

上七味,切,以水六升,煮六味,取二升,绞去滓,下地黄汁。分温三服,服别如人行四五里,温进一服。利三两行。忌芜荑、生菜、热面、炙肉、鱼、蒜、粘食、陈臭等。并出第二卷中。

深师疗腹胀满彭彭逆,害饮食,热不得卧,流汗,厚朴汤方。

厚朴炙　桂心　芍药　半夏洗,各三两　枳实三枚,炙　甘草二两,炙　麦门冬四两,去心　黄芩一两　干姜二两

上九味,切,以水一斗,煮取二升半,绞去滓。服八合,日三。小便难加术三两、人参四两。忌生葱、海藻、菘菜、羊肉、饧。出第十六卷中。

《千金》厚朴七味汤,主腹满气胀方。

厚朴半斤,炙　甘草炙　大黄各三两　大枣十枚　枳实五枚　桂心二两　干姜五两

上切,以水一斗,煮取五升,去滓,内大黄,取四升。服八合,日三。呕者加半夏五合,痢者去大黄,寒加生姜至半斤。忌海藻、菘菜、生葱、羊肉、饧。此本仲景《伤寒论》方,并出第十六卷中。

《集验》疗胸满有气,心腹胀,中冷,半夏汤方。

半夏一升　桂心四两　生姜八两,切

上三味,切,以水七升,煮取二升,绞去滓。适寒温,饮七合。忌羊肉、饧、生葱等。出第六卷中。

《古今录验》消化丸，疗人腹胀心满，肠胃结食不消化，呕逆头痛，手足烦疼。此方出太医院。药常用芫花丸方。

芫花一两，熬　大黄　葶苈子熬　甘遂　黄芩各二两　巴豆四十枚，去心皮，熬，别研　硝石一两

上七味，捣合，蜜和，丸如梧子。先食服三丸，日再服。一方无硝石。忌野猪肉、芦笋等。出第十卷中。

《必效》青木香丸，主气满腹胀不调，不消食，兼冷方。

青木香六分　槟榔六分　大黄十二分　芍药五分　诃黎勒五分　枳实五分，炙　桂心四分

上七味，捣筛，蜜和，丸如梧子，饮服十五丸，渐渐常加，以利为度，不限丸多少。不利者，乃至五六十丸亦得。忌生葱。韩同识频服大效，古今常用。

又疗腹胀满坚如石，积年不损者方。

取白杨东南枝，去苍皮，护风细锉五升，熬令黄，酒五升，淋讫，则以绢袋盛滓，还内酒中，蜜封再宿。每服一合，日三。并出第二卷中。

卒心腹胀满方六首

《肘后》疗卒心腹烦满方。

锉薏苡根，浓煮取汁，服三升。

又方

黄芩一两　杏仁二十枚，去尖皮　牡蛎一两，熬

上三味，切，以水三升，煮取一升，顿服之。

又方

灸两手大拇指内边，爪后第一纹头各一壮，又灸两手中央长

指爪下一壮愈。《肘后》此方本治卒吐逆。

此本在杂疗中,其病亦是痰饮霍乱之例,兼宜依霍乱条中法疗之。人平居有患者亦少,皆因他病兼为之耳。或从伤寒后未复,或从霍乱吐下后虚躁,或是劳损服诸补药痞满,或触寒热邪气,或食饮协毒,或服药失度,并宜各循其本源为疗,不得专用此法也。并出第一卷中。

《备急》疗卒心腹胀满,又胸胁痛欲死方。

热煮汤,令灼灼尔,以渍手足,冷则易。秘之。《肘后》、张文仲同。

又桂心散方。

枳实炙 桂心

上二味等分,下筛,以米汁服一匕。忌生葱。《肘后》、张文仲同。并出第一卷中。

《救急》疗卒患心腹胀满刺痛方。

生姜大有功能,远行宜将自随,煮汁服良。患久痢虚损,呕逆不下食,见食则吐,取三两细切,捣绞取汁,微暖,点少多蜜,顿一服,则下食。大效。出第七卷中。

腹胀雷鸣方三首

范汪疗腹中寒气胀,雷鸣切痛,胸胁逆满,附子粳米汤方。

附子一枚,炮 半夏半升,洗 甘草一两,炙 大枣十枚 粳米半升

上五味,切,以水八升,煮米取熟,去米内药,煮取三升,绞去滓。适寒温饮一升,日三。忌海藻、菘菜、猪羊肉、饧。仲景《伤寒论》同。《集验》加干姜二两。出第十五卷中。

《延年》疗患腹内气胀雷鸣,胸背痛方。

丹参三两　枳实炙,各三两　桔梗　白术　芍药各二两　生姜四两　槟榔七枚

上七味,细切,以水九升,煮取二升七合,去滓,分温三服。忌猪肉、桃李、雀肉、生冷、油腻、鱼、蒜等。出第十五卷中。

又丹参汤,疗肠鸣,发则觉作声方。

丹参　茯苓各三两　桔梗二两　生姜四两　细辛　厚朴炙食茱萸各二两

上七味,切,以水八升,煮取二升五合,去滓。分温三服,每服如人行七八里。忌生菜、猪肉、酢物。出第四卷中。

腹内诸气及胀不下食方一十一首

《广济》疗腹内诸气胀满,昆布散方。

昆布　海藻　人参　玄参　橘皮　升麻各三两　芎䓖　桂心　干姜各二两　小麦一升半,醋一升半,渍之一宿,出曝,醋尽止

上十味,捣筛为散,别捣小麦作散,合药散一处,更捣千杵。酒服方寸匕,日三服,渐加至二匕。不利。忌热面、炙肉、生葱、蒜、粘食等物。

又疗冷气,薏苡人饭粥方。

细伐薏苡仁炊为饭,气味欲匀,如麦饭煮粥亦好,豉浆粥并任意。无所忌。

又疗气,苏子粥方。

苏子不限多少,研如麻子,作粥依食法,著葱、豉、姜并得。无所忌。

又疗气,膀胱急妨,宜下气方。

芜荑捣,和食盐末令调,以绵裹如枣大,内下部,久时或下恶汁,并下气佳。无所忌。通按:膀胱急妨,谓小便不得出而妨闷也。

又疗气,昆布臛法。

高丽昆布一斤,白米泔汁浸一宿,洗去咸味,以水一斗煮,令向熟,擘长三寸,阔四五分,仍取葱白一握,二寸切断,擘之更合,熟煮令昆布极烂,仍下盐、醋、豉糁调和。一依臛法,不得令咸酸,以生姜、橘皮、椒末等调和。宜食粳米饭、粳米粥、海藻。亦依此法,极下气,大效。无所忌。

又疗心头冷硬,结痛下气,槟榔汤方。

槟榔十颗　生姜　青木香各三两　橘皮　枳实炙　甘草炙
大黄各二两

上七味,切,以水六升,煮取二升半,绞去滓。分温三服,服别如人行四五里进一服,取微利。忌生菜、热面、炙肉、海藻、菘菜等。

又疗一切气,妨闷不能食,槟榔丸方。

槟榔七个　芍药五分　枳实七枚,炙　人参五分　大黄十六
分　青木香六分　桂心四分

上七味,捣筛,蜜和丸。空腹,服如梧子二十丸,日再服,渐加至二十五丸,微泄为度。忌生菜、热面、炙肉、蒜、粘食、生葱等物。

又疗气,小芥子酒方。

小芥子一升捣碎,以绢袋盛,好酒二升浸之七日。空腹温服三合,日二服,渐渐加之,以知为度,酒尽旋旋添之。无所忌。

又疗久患气胀,乌牛尿方。

取乌牛尿,空心温服一小升,日一服,气散则止。无所忌。
并出第二卷中。

《近效》烧盐通一切气,尤疗风方。

取盐花以生麻油和之,以湿布一片急裹,以绳子系,如打墙锤许大,置瓦子上,以炭火四面烧,望之如火气讫,更勿加炭,待火尽冷讫,吹扇去灰,收取盐捣破。如患心腹胀满,气膈不通,取棋子大含咽之,立瘥。如煮诃黎勒、槟榔及茶汤,用此盐疗一切病。韦特进用之,极效验。

又诃黎勒丸,疗气胀不下食,尤除恶气方。

诃黎勒　青木香

上二味,等分,捣筛,融沙糖和,众手一时捻为丸。随意服之。气甚者,每服八十丸,日再;稍轻者,每服四五十丸,则得。性热者,以生牛乳下;性冷者,以酒下。不问食之前后。礼部萧郎中处得,云自服大效。

灸诸胀满及结气法二十二首

《千金》疗胪胀,胁腹满法:灸膈俞百壮三报,穴在第七椎下两傍各一寸半。《翼》同。

又疗胀满水肿法:灸脾俞随年壮,穴在第十一椎下两傍各一寸半。《翼》同。

又疗胀满雷鸣酒沸法:灸大肠俞百壮三报,穴在第十六椎下两傍各一寸半。《翼》同。

又疗胀满气聚寒冷法:灸胃管,穴在心鸠尾下三寸,灸百壮三报之。《翼》同。

又疗胀满绕脐结痛,坚不能食法:灸中管百壮,穴在脐上一寸,一名水分。《翼》同。

又疗胀满瘕聚,带下疼痛法:灸气海百壮,穴在脐下一寸半,忌不可针。《翼》同。

又疗胀满结气如水肿状，小腹坚如石法：灸膀胱募百壮，穴在中极，脐下四寸。《翼》同。

又疗胀满肾冷瘕聚泄痢法：灸天枢百壮。通按：《铜人经》天枢二穴，侠脐二寸。《翼》同。

又疗冷胀胸满，心腹积聚痞疼痛法：灸肝俞百壮，穴在第九椎下两傍各一寸半。《翼》同。

又疗五脏六腑积聚胀满，羸瘦不能饮食法：灸三焦俞随年壮，穴在第十三椎下两傍各一寸半。《翼》同。并出第十六卷中。

又疗结气法：扁鹊曰第四椎下两傍各一寸半，名阙俞，主胸中膈气，灸随年壮。通按：阙当作厥，四椎两旁一寸半乃厥阴俞也。

又主心腹诸病，坚满烦痛，忧思结气，寒冷霍乱，心痛吐下，食不消，肠鸣泄痢法：灸太仓穴，一名胃募，在心下四寸，胃管下一寸，灸百壮。

又主结气囊裹，针药所不及法：灸肓募二穴，在从乳头邪度至脐中，屈去半，从乳下行度头是，灸随年壮。通按：《铜人腧穴》依法量度乃得日月胆募之穴，然主疗别。肝募期门穴在此穴上五分，然主疗与此颇同。

又凡脐下绞痛，流入阴中，发作无时，此冷气，疗之法：灸脐下三寸，名关元，百壮。

又疗短气不语法：灸肘后两筋间，名天井，百壮。

又方：灸大椎，随年壮。

又方：灸肺俞，穴在第三椎两傍各一寸半，百壮。

又方：灸肝俞，第九椎，百壮。

又方：灸尺泽，百壮。

又方:灸手十指头,各十壮。

又方:灸小指第四指间交脉上,七壮。

又少年房室多短气者法:灸鸠尾头,五十壮。并出第十七卷中。

胸胁痛及妨闷方四首

《病源》:胸胁痛者,由胆与肝及肾之支脉虚,为寒气所乘故也。足少阳胆之经也,其支脉从目锐眦贯目,下行至胸,循胁里。足厥阴肝之经也,其支脉起足大指聚毛,上循入腹,贯膈,布胁肋。足少阴肾之经也,其支脉起肺,出络心,注胸中。此三经之支脉,并循行胸胁,邪气乘于胸胁,故伤其经脉。邪气之与正气交击,故令胸胁相引而急痛也。诊其寸口脉弦而滑,弦则为痛,滑则为实;痛则为急,实则为跃。弦滑相抟,则胸胁抢息痛也。

又卒苦烦满,又胸胁痛欲死候。此由手少阳之络脉虚,为风邪所乘故也。手少阳之脉,起小指次指之端,上循入缺盆,布膻中,散络心包。风邪在其经,邪气迫于心络,心气不得宣畅,故烦满;乍上攻于胸,或下引于胁,故烦满而又胸胁痛也。若经久,邪气留连,抟于脏则成积,抟于腑则成聚也。并出第十六卷中。

《广济》疗气结筑心,胸胁闷痛,不能吃食,诃黎勒散方。

诃黎勒四颗,炮,去核　人参二分

上二味,捣筛为散,以牛乳二升,煮三四沸,顿服之。分为二服亦得,如人行三二里进一服。无所忌。

又疗胸胁不利,腹中胀,气急妨闷,半夏汤方。

半夏一升,洗　生姜一斤　桂心六两　槟榔二两,末

上四味,细切,以水八升,煮取二升四合,绞去滓。分温五

服,服别相去如人行六七里进一服,快利为度。忌羊肉、饧、生葱、油腻。《小品》有吴茱萸三十颗,无槟榔,余并同。

又疗胸胁妨闷,胃中客气,大便苦难,大黄丸方。

大黄十二分　厚朴四分,炙　枳实四分,炙　芒硝八分　杏仁六分,去皮尖　葶苈子四分,熬

上六味,捣筛,蜜和丸。空腹,以饮服如梧子十九,日二服,稍稍加,以大便微调为度。忌生冷、油腻、粘食。出第二卷中。

《千金》疗冷气胁下往来,胸膈痛引胁背闷,当归汤方。

当归　芍药　吴茱萸　桂心　人参　大黄　甘草各二两茯苓　枳实各一两　干姜三两

上十味,细切,以水八升,煮取二升。一服八合,日三服。治尸注亦佳。忌海藻、菘菜、生葱、酢物等。出第十六卷中。

胁肋痛方二首

《小品》疗胁下偏痛发热,其脉紧弦,此寒也,当以温药下之,大黄附子汤方。

大黄三两　附子三枚,炮　细辛二两

上三味,切,以水五升,煮取二升半,分三服。若强盛人,煮取三升半,分为三服。服别如人行四五里进一服。忌猪肉、冷水、生菜等。仲景同。

又半夏茯苓汤,疗胸膈心腹中痰水冷气,心下汪洋,嘈烦,或水鸣多唾,口清水自出,胁肋急胀,痛不欲食,此皆胃气弱,受冷故也。其脉喜沉弦细迟,悉主之方。

半夏五两,洗　生姜五两　茯苓三两　旋覆花一两　陈橘皮人参　桔梗　芍药　甘草炙,各二两　桂心一两

上十味,切,以水九升,煮取三升,分三服。欲得利者,加大黄;须微调者,用干地黄;病有先时喜水下者,加白术三两,除旋覆花。若大便不调,宜加大黄及于地黄者,并用三两。忌羊肉、饧、酢物、生葱、猪肉、海藻、菘菜。《集验》同。出第一卷中。

胸膈气方三首

《广济》疗胸膈气胀满,吃食心下妨,虚热,脚手烦疼,渐羸瘦不能食,四肢无力,枳实丸方。

枳实六分　犀角四分　前胡四分　青木香八分　麦门冬去心,八分　赤茯苓八分　苦参六分　芍药六分

上八味,捣筛为末,蜜和,丸如梧子。以饮空腹下二十丸,渐加至三十丸,日二服。不利。忌生菜、热面、油腻、炙肉、酢、蒜。

又疗胸膈满塞,心背撮痛,走注气闷,宜服此柴胡汤方。

柴胡六分　当归六分　青木香六分　犀角屑,六分　槟榔十个　甘草二分,炙

上六味,切,以水七升,煮取二升半,绞去滓,内麝香末。分温三服,如人行四五里,微利为度。忌海藻、菘菜、生菜、热面、荞麦、猪、鱼、蒜。

又疗胸膈间伏气不下食,脐下满,柴胡汤方。

柴胡三两　枳实三两　生姜三两　白术三两　甘草炙,一两　槟榔七个

上六味,切,以水六升,煮取二升,绞去滓。分温三服,服别如人行六七里进一服。小弱人微利。禁生冷、蒜、腥、海藻、菘菜、桃李、雀肉等。并出第一卷中。

寒疝腹痛方一十三首

《病源》:疝者,痛也。此由阴气积于内,寒气结抟而不散,腑脏虚弱,风冷邪气相击,则腹痛里急,故云寒疝腹痛也。出第二十卷中。

《广济》疗丈夫虚劳,寒疝腹痛,并主产后方。

生干地黄三两　甘草炙,二两　茯苓二两　人参二两　当归二两　大枣十四枚　白羊肉去脂,三斤

上七味,切,以水三斗,先煮羊肉取一斗,去羊肉,内诸药,煮取五升,内葱白一把,煮取四升,绞去滓。分温五服,服别相去如人行十二三里后。药消进少食,食消服药。忌芜荑、海藻、菘菜、酢物,余无忌。出第四卷中。

仲景《伤寒论》寒疝绕脐苦痛。若发则白汗出,手足厥寒;若脉沉弦者,二物大乌头煎主之方。

大乌头十五枚　白蜜二斤

上药,以水三升煮乌头,取二升,去乌头内蜜,煎令水气尽,得二升。强人服七合,弱人五合。一服不瘥,明日更服,日止一服,不可再也。忌猪肉、冷水。《千金》同。

又寒疝腹满逆冷,手足不仁。若一身尽痛,灸刺诸药所不能治者,抵当乌头桂枝汤主之方。

秋乌头实中大者十枚　白蜜二斤,一方一斤　桂心四两

上三味,先以蜜微火煎乌头减半,去乌头,别一处,以水二升半煮桂,取一升,去滓,以桂汁和前蜜合煎之,得一升许。初服二合,不知更服至三合,又不复知,更加至五合。其知如醉状,得吐者,为中病也。忌猪肉、冷水、生葱等。范汪方同。

桂心三两　芍药三两　甘草二两,炙　生姜三两,切　大枣十二枚

上五味,切,以水七升,煮取三升,去滓,取五合,和前乌头、蜜,令得一升余,并同前法服。仲景《伤寒论》《千金》同。

又疗寒疝腹中痛,引胁痛及腹里急者,当归生姜羊肉汤主之方。

当归三两　生姜五两　肥羊肉一斤,去脂

上三味,切,以水一斗,合煮取三升,去滓。温服七合,日三,痛即当止。若寒多者,加生姜,足前成一斤。若痛多而呕者,加橘皮二两、术一两,合前物煮取三升。加生姜者,亦加水五升,煮取三升二合,服之依前。《经心录》、范汪同。无忌。

又疗寒疝腹中痛者,柴胡桂枝汤方。

柴胡四两　大枣六枚　黄芩一两半　人参一两半　甘草一两,炙　半夏二合半　桂心　生姜各一两半　芍药一两半

上九味,以水八升,煮取三升,去滓。温服一升,日三服。又云:人参汤作如桂枝法,加半夏、柴胡、黄芩,复如柴胡汤法。今著人参作半剂。忌海藻、菘菜、羊肉、饧、生葱。并出第十五卷中。

《小品》寒疝气,腹中虚痛及诸胁痛,里急,当归生姜等四味主之方。

当归　生姜　芍药各三两　羊肉三斤

上药切,以水一斗二升,煮肉烂熟,出肉,内诸药,煎取三升。分温服七合,日三。数有效。《古今录验》、《经心录》、范汪同。出第一卷中。

《集验》疗寒疝气来往冲心,腹痛,桂心汤方。

桂心四两　生姜三两　吴茱萸二两

上三味,切,以酒一大升,煎至三合,去滓。分温三服,如人行六七里一服。忌生葱。

又疗寒疝下牵少腹痛,附子丸方。

附子二两,炮　桃仁三两,去皮尖　蒺藜子一升,去角尖,熬

上三味,捣筛末,蜜和,丸梧子大。空腹酒下十丸,渐加至十五丸及二十丸,日再服。忌生菜、热面、炙肉、笋、蒜、猪、鱼。出第六卷中。

又疗积年腹内宿结疝冷气及诸癖症等,香豉丸方。

香美烂豉曝干,微熬,令香即止　小芥子去土石,微熬,令赤即止,各一升

上二味,捣筛,蜜和丸梧子大。空腹酒服二十丸,渐加至三十丸,日二服。初服半剂以来,腹中微绞痛,勿怪之,是此药攻病之候。

又疗疝瘕冷气方。

采鼠李子日干,九蒸九曝,酒浸服三合,日两服,渐加至三服,能下血及碎肉积滞物。

《古今录验》楚王瓜子丸,疗心腹寒疝,胸胁支满,食饮不化,寒中腹痛,及呕痢风痉,颈项强急,不得俯仰方。

桂心五分　茱萸三两　白薇一分　干姜四分　乌头二分,炮
蜀椒五分,汗　芎䓖四分　防葵二分　白芷三分

上九味,末之,合蜜和,为丸如梧子。先食服一丸,日三。不知稍稍增之,以腹中温,身中恼恼为度。忌生葱、猪肉、冷水。方中无瓜子,未详方名。范汪等同。出第八卷中。

寒疝心痛方三首

《病源》：夫疝者，痛也。阴气积结所生也。阴气不散则寒气盛，寒气盛则痛，上下无常处，冷气上冲于心，故令心痛也。出第二十卷中。

范汪大茱萸丸，疗心腹寒疝，胸中有逆气，时上抢心痛，烦满不得卧，面目恶风，悸掉惕惕时惊，不欲饮食而呕，变发寒热方。

吴茱萸半斤　细辛　芍药　柴胡一方用前胡　旋覆花　黄芩　紫菀　人参　白术　茯苓　干姜　桂心　附子炮　甘草炙半夏洗　当归各半两

上十六味，捣筛，以蜜和，为丸如梧子。先食服三丸，日三，不知稍加。忌生葱、羊肉、饧、酢物、桃李、雀肉、猪肉、生菜、海藻、菘菜，除此更无所忌。一方有蜀椒，无桂心。又一方有干地黄，无黄芩。深师同。出第十四卷中。

《小品》解急蜀椒汤，主寒疝气，心痛如刺，绕脐腹中尽痛，白汗出，欲绝方。

蜀椒二百枚，汗　附子一枚，炮　粳米半升　干姜半两　半夏十二枚，洗　大枣二十枚　甘草一两，炙

上七味，切，以水七升，煮取三升，澄清，热服一升，不瘥更服一升。数用疗心腹痛，困急欲死，解结逐寒，上下痛良。忌猪羊肉、饧、海藻、菘菜。《肘后》、《古今录验》、《范汪方》无甘草，余同。《经心录》同。出第一卷中。

《古今录验》疗心痛寒疝，牡丹丸方。

牡丹去心　桂心各二两　乌头炮，二枚

上三味，末之，合蜜和，为丸如大豆。旦起未食服三丸，日

二,不知稍增之。药少急,宁少服。并治遁尸发动。无乌头、附子亦可用,炮之。忌胡荽、猪肉、冷水、生葱等。出第八卷中。

卒疝方三首

《集验》疗卒疝暴痛方。

灸大敦,男左女右,三壮立已。穴在《灸经图》上。出第六卷中。

文仲疗卒得诸疝,少腹及阴中相引绞痛,白汗出,欲死方。

捣沙参下筛,酒服方寸匕,立愈。《肘后》《备急》同。

又若不瘥,服诸利丸下之,走马汤亦佳。此名寒疝,亦名阴疝。张仲景飞尸走马汤方。

巴豆二枚,去心皮,熬　杏仁一枚,去尖皮

上二味,取绵缠,槌令极碎,投热汤二合,捻取白汁服之,须臾瘥。未瘥,更一服。老小量之。通疗鬼击有尸疹者,常蓄此药,用验。忌野猪肉、芦笋。《备急》同。出第十卷中。

七疝方三首

《病源》七疝候:七疝者,厥疝、症疝、寒疝、气疝、盘疝、胕疝、狼疝也。厥逆心痛,足寒,诸饮食吐不下,名曰厥疝也。腹中气乍满,心下尽痛,气积如臂,名曰症疝也。寒饮食则胁下腹中尽痛,名曰寒疝也。腹中乍满乍减而痛,名曰气疝也。腹中痛在脐傍,名曰盘疝也。腹中脐下有积聚,名曰胕疝也。少腹与阴相引而痛,大便难,名曰狼疝也。凡七疝,皆由血气虚弱,饮食寒温不调之所生也。出第二十卷中。

文仲小器七疝丸,主暴心腹厥逆不得气息,痛达背膂,名曰尸疝;心下坚痛,不可手迫,名曰石疝;脐下坚痛,得寒冷食辄剧,名曰寒疝;胁下坚痛大如手,痛时出见,若不痛不见,名曰盘疝;脐下结痛,女人月事不时,名曰血疝;少腹胀满,引膀胱急痛,名曰脉疝,悉主之方。臣等看详七疝已载前序。

椒四分,汗　桔梗　芍药　干姜　厚朴炙　细辛　附子炮,各二分　乌头一分,炮

上八味,末之,蜜和丸。服如大豆三丸,加至七八丸,日三服。忌猪肉、冷水、生菜。出第一卷中。

《古今录验》七疝丸,疗疝诸寒,脐傍痛,上支胸中满,少气,太医丞樊之方。

蜀椒五分,汗　干姜　厚朴炙　黄芩　细辛　芍药　桂心各四分　桔梗二分　乌喙一分,炮　柴胡一分　茯苓一分　牡丹皮一分

上十二味,捣筛,蜜和,丸梧子大。先铺,以酒服七丸,日三。不知渐加,以知为度。忌猪肉、冷水、生葱、生菜、酢物、胡荽。范汪同。出第十卷中。

《集验》疝气,桃仁汤方。

桃仁去皮尖　吴茱萸　橘皮　海藻各三两　生姜　茯苓羌活　蒺藜子去角,各三两

上八味,切,以水三大升,煮取九合。分为三服,空心服。忌酢物。

寒疝不能食方四首

深师疗虚冷心腹寒疝,胸胁支满,饮食不消,腹中痛,久痢,颈强,芎劳丸方。

芎䓖七分　乌头四分,炮　防葵三分　蜀椒九分,汗　白薇二分　桂心十分　白芷五分　茱萸六分　干姜八分

上九味,捣筛,蜜和,丸如梧子。饮服二丸,日三,稍加至五六丸,以知为度。忌猪肉、冷水、生葱。范汪同。

又主虚冷痰癖疝,食不消,心腹痛,气弱不欲食,虚惙羸瘦,吴茱萸丸方。

吴茱萸十分　紫菀三分　白薇三分　乌头十分,炮　桂心六分　前胡　芍药　细辛　芎䓖　黄芩各五分

上十味,下筛,蜜和。酒服如梧子五丸,日三,稍加之。忌猪肉、冷水、桃李、生葱、生菜等。谨按:别本有此方,原欠五味。按忌法,有桃李,即当用白术,恐后《古今录验》治寒疝积聚是全方。出第十六卷中。

范汪疗手足热,腹中寒疝,不能食饮,数心腹痛,十一物七熬饭后丸方。

茯苓五两　干姜六两,今倍并十二两　大黄二斤　柴胡十两　芎䓖七两　蜀椒一两,汗　芒硝一升,重十两,今减五合　杏仁一升,去皮尖　葶苈子一升　加桂心五两　附子三两,炮

上药,干姜、茯苓不熬,余皆熬,捣筛,以蜜和丸如梧子。饮服七丸,日三。龙朔元年三月十七日,诏书十一物七熬方。忌猪肉、冷水、酢物、生葱等。出第十四卷中。通按:除干姜、茯苓当九熬,今云七者,以桂心、附子盖加之。

《集验》疗寒疝不能食方。

取马蔺子一升,每日取胡桃许,以面拌,熟煮吞之,然后依常饭,日再服,服尽必愈。亦除腹内一切诸疾,消食肥肌,仍时烧砖热,以羖羊毛作毡裹,却毡上熨之,日一度尤佳。

寒疝积聚方四首

《病源》：夫积聚者，由寒气在内所生也。血气虚弱，风邪抟于腑脏，寒多则气涩，气涩则生积聚也。积者阴气，五脏所生，始发不离其部，故上下有所穷已。聚者阳气，六腑所成也，故无根本，上下无所留止。但诸脏腑受邪，初未能为积聚，邪气留滞不去，乃成积聚。其为病也，或左上胁下如覆杯；或脐上下如臂；或胃管间覆大如盘，羸瘦少气；或洒淅寒热，四肢不收，饮食不为肌肤；或累累如桃李；或腹满呕泄，寒则痛，故云寒疝积聚也。其脉駃所更反而紧，积聚浮而牢。积聚牢强急者生，虚弱急者死。出第二十卷中。通按：脉数为駃，脉迟为駃。

深师破积丸，疗寒疝久积聚，周走动摇，大者如鳖，小者如杯，乍来乍去，在于胃管，大肠胀满不通，风寒则肠鸣，心下寒气上抢，胸胁支满，芫花丸方。

芫花一分　蜀椒一分，汗　大黄六分　细辛六分　桔梗五分　乌头四分，炮　茱萸　芍药　茯苓各三分　龙胆二分　半夏一分，洗

上十一味，捣筛，蜜和，丸如梧子大。饮服五丸，日三。当下如泥，病愈。忌猪羊肉、饧、酢物、生菜等。

又当归丸，疗心腹劳强，寒疝邪气往来，坚固结聚，苦寒烦悁，不得卧，夜苦汗出，大便坚，小便不利，流饮在腹中，食不生肌方。

桔梗二分　葶苈子熬，五分　藜芦炙，二分　厚朴炙，五分　杏仁五十枚，去尖皮　附子炮，五分　桂心　人参各三分　沙参三分　特生礜石一两，烧半日

上十味，捣筛，蜜和如梧子。饮服三丸，日三，稍加之。忌猪

肉、生葱、冷水。出第二十二卷中。

《古今录验》疗久寒三十岁心腹疝,症瘕积聚,邪气往来,厥逆抢心痛,久痹羸瘦少气,妇人产乳余疾,胸胁支满不嗜食,手足惕烦,月水不通,时时便血,名曰破积聚乌头续命丸方。

食茱萸十分　芍药五分　细辛五分　前胡五分,一云柴胡干姜十分　乌头十分,炮　紫菀　黄芩　白术　白薇各三分　芎劳　人参　干地黄各五分　蜀椒十分,汗　桂心十分

上十五味,捣筛,蜜和为丸,如梧子大。先食服三丸,日三,不知稍加至七丸。忌生菜、生葱、猪肉、冷水、桃李、雀肉、芜荑等。范汪同。出第十卷中。

《集验》疗肾冷及疼疝气滞,后灌方。

盐花一大合　浆水半大升

上二味,和暖灌下部,少间即下脓,日一度,再灌之,即止。

心疝方四首

《病源》:心疝者,由阴气积于内,寒气不散,上冲于心,故使心痛,谓之心疝也。其痛也,或如锥刀所刺,或四肢逆冷,或唇口变青,皆其候也。出第二十卷中。

范汪疗心疝,复绕脐痛,上支胁,心下痛方。

芍药　桔梗　细辛　蜀椒汗　桂心　干姜各三分　附子一分,炮

上七味,末之,合蜜和,为丸如梧子。服七丸,以酒下,日二服。忌猪肉、冷水、生葱、生菜等。

又疗三十年心疝,神方。

真射罔酽好者　新好茱萸一名杀子

上二味,等分,捣筛,蜜和丸。服如麻子二丸,日三。药势尽,乃热食良。已用得瘥。刘国英所秘。

又主心疝方。

灸两足大指甲寅之际,甲寅各半炷,随年壮良。通按:寅当作肉。

又心疝发时,心腹痛欲死方。

灸足心及足大指甲后横理节上,及大指歧间白黑肉际百壮,则止。足心者,在足下,偏近大指本节际,不当足心中央也。并出第十八卷中。通按:足心在足下近大指本节,即涌泉穴也。

第八卷

痰饮论二首

《病源》：痰饮者，由气脉闭塞，津液不通，水饮气停在胸腑，结而成痰。又其人素盛今瘦，水走肠间，辘辘有声，谓之痰饮。其为病也，胸胁胀满，水谷不消，结在腹内两肋，水入肠胃动作有声，身体重，多唾，短气好眠，胸背痛，甚则上气咳逆，倚息短气不得卧，其形如肿是也。脉偏弦为饮，浮而滑为饮。其汤熨针石，别有正方，补养宣导，今附于后。《养生方导引法》云：左右侧卧，不息十二通，疗痰饮不消。右有饮病，右侧卧；左有饮病，左侧卧。又有不消，气排之，左右各十二息，疗痰饮。出第二十卷中。

《千金·痰饮论》：问曰：夫饮有四，何谓？师曰：有痰饮，一云留饮。有悬饮，有溢饮，有支饮。问曰：四饮之证，何以为异？师曰：其人素盛今瘦，水走肠间，沥沥有声，谓之痰饮。饮后水留在胁下，咳唾引痛，谓之悬饮。饮水过多，归于四肢，当汗出而不汗出，身体疼重，谓之溢饮。其人咳逆，倚息短气不得卧，其形如肿，谓之支饮。凡心下有水者，筑筑而悸，短气而恐，其人眩而癫，先寒即为虚，先热即为实。故水在于心，其人心下坚，筑筑短气，恶水而不欲饮。水在于肺，其人吐涎沫，欲饮水。水在于脾，其人少气，身体尽重。水在于肝，胁下支满，嚏而痛。水在于肾，心下悸。夫病人卒饮水多，必暴喘满。凡食少饮多，水停心下，甚者则悸，微者短气，脉双弦者寒也，皆大下后喜虚耳。脉偏弦者饮也。肺饮不弦,但喜喘短气。支饮亦喘而不能眠,加短气,其脉平也。留饮形不发作,无热,脉微,烦满不能饮食,脉沉滑者,留饮病。病有留饮者,胁下痛引缺盆,咳嗽转甚一云辄已,其人咳而不得卧,引项上痛,咳者如小儿瘈疭状。夫胸中有留饮,其人短气而渴,四肢历节痛。心下有留饮,其人背寒冷大如手。病人胸息上引,此皆有溢饮在胸中。久者缺盘满,马刀肿有剧时,此为气饮所致也。膈上之病,满喘咳吐,发则寒热,背痛恶寒,目泣出,其人振振身瞤,剧必有伏饮。病人一臂不随,时复转移在一臂,其脉沉细,此非风也,必有饮在上焦。其脉虚者,为微劳,荣卫气不周故也。出第十八卷中。通按:形不发作,谓表无病状也。

痰饮食不消及呕逆不下食方九首

《病源》:夫痰水结聚在于胸腑膀胱之间,久而不散,流行于脾胃。脾胃恶湿,得水则胀,胀则不能消食也。或令腹里虚满,或水谷不消化,或时呕逆,皆其候也。出第二十卷中。

《广济》疗心头痰积宿水,呕逆不下食,前胡丸方。

前胡　白术　甘草炙,各五分　旋覆花　豆蔻仁各三分　人参　麦门冬去心,各六分　枳实炙　大黄各四分

上九味,捣筛,蜜和为丸,如梧子大。空肚,以酒下二十丸,渐加至三十丸,日再服。不利。忌桃李、雀肉、海藻、菘菜、热面、炙肉、鱼、蒜、粘食、生冷等物。

又疗心胸中痰积,气噎呕逆,食不下方。

柴胡　橘皮各六分　茯苓十分　人参　麦门冬去心　鸡苏各八分　生姜二十分　槟榔仁四分,末,汤成下

上八味,切,以水八升,煮取二升五合,绞去滓。分温三服,

服别相去如人行七八里进一服。未瘥,三日更服一剂,以利为度。忌醋物、生冷、油腻、粘食。并出第一卷中。

《千金》疗痰饮,饮食不消,干呕汤方。

泽泻　杏仁去尖皮　枳实炙　白术各三两　茯苓　柴胡　生姜　芍药各四两　旋覆花　人参　橘皮　细辛各二两　半夏四两,洗

上十三味,切,以水九升,煮取二升七合,分为三服。忌桃李、雀肉、大醋、生菜、羊肉、饧等物。

又疗胸中痰饮,腹中水鸣,食不消,呕吐水汤方。

大腹槟榔四十枚　生姜八两　半夏半升,洗　杏仁四两,去尖皮　橘皮三两　茯苓五两　白术四两,切

上七味,切,以水一斗,煮取三升,去滓,分三服。忌羊肉、饧、大醋、桃李、雀肉等。《古今录验》同。并出第十八卷中。

范汪姜椒汤,主胸中积聚痰饮,饮食减少,胃气不足,咳逆吐呃方。

半夏三两,洗　生姜汁,七合　桂心　附子炮　甘草炙　茯苓　桔梗各一两　蜀椒二合,汗　橘皮二两,切

上九味,切,以水七升,煮取二升半,去滓,内姜汁,煎取四升半,分三服。服三剂佳。若欲服大散,并诸五石丸,必先服此方,及进黄芪丸辈,必佳。忌海藻、菘菜、羊肉、饧、生葱、猪肉、冷水、醋物。《千金翼》、深师同。

又白术茯苓汤,主胸中结,痰饮游结脐下,弦满呕逆,不得食,亦主风水方。

白术五两　茯苓三两　橘皮　当归　附子炮,各二两　生姜　半夏各四两,切　桂四两　细辛四两,一作人参

上九味,切,以水一斗,煮取三升,分三服。服三剂良。忌羊肉、饧、桃李、雀肉、猪肉、冷水、生葱、生菜、酢物等。《千金翼》同。

又旋覆花汤,主胸膈痰结唾如胶,不下食者方。

乌头五枚,去皮,熬　旋覆花　细辛　前胡　甘草炙　茯苓各二两　半夏一两,洗　生姜八两　桂心四两

上九味,切,以水九升,煮取三升,分为三服。忌羊肉、饧、海藻、菘菜、生葱、酢物、猪肉、冷水等。并出第十六卷中。

《延年》茯苓饮,主心胸中有停痰宿水,自吐水出后,心胸间虚,气满,不能食。消痰气,令能食方。

茯苓三两　人参二两　白术三两　生姜四两　枳实二两,炙橘皮一两半,切

上六味,切,以水六升,煮取一升八合,去滓。分温三服,如人行八九里进之。忌酢物、桃李、雀肉等。仲景《伤寒论》同。出第十七卷中。

《古今录验》疗胸膈痰饮,食哯经日,则并吐出,食皆不消,出如初,空腹一两日,聚食还复吐之,极不便,此由痰饮聚下绝不通,服此丸宣通下气方。

吴茱萸　泽泻　芍药　白术　汉防己　赤茯苓各二两　蜀大黄二两

上七味,捣筛,蜜和,为丸如梧子大,饮服二十五丸。忌桃李、雀肉、酢物。出第十九卷中。

悬饮方二首

《病源》:悬饮,谓饮水过多,留在胁下,令胁间悬痛,咳唾引胁痛,故云悬饮。出第二十二卷中。

范汪大甘遂丸,疗久澼留水澼饮方。

芫花熬　甘遂　葶苈子熬　大黄　苦参　大戟　芒硝　贝母　桂心各一两　杏仁三十枚　巴豆三十枚,去心皮,熬　乌喙三分,炮令折

上十二味,捣筛,其巴豆、杏仁捣如膏,合以蜜和,丸如大豆许。服二丸,日三服。不知稍加,以意将息之,大佳。疗大水饮病。忌食芦笋、猪肉、生葱等。出第十六卷中。

《千金》疗悬饮,十枣汤方。

芫花　甘遂　大戟

上三味,等分,捣筛,以水一升五合,煮大枣十枚,取八合,绞去滓,内药末。强人取一钱匕,羸人半钱匕,顿服之。平旦不下者,益药半钱。下后以糜粥自养。此本仲景《伤寒论》方。出第十八卷中。

溢饮方三首

《病源》:溢饮,谓因大渴而暴饮水,水气溢于肠胃之外,在于皮肤之间,故言溢饮。令人身体疼重而多汗,是其候也。出第二十卷中。

范汪溢饮者,当发其汗,大青龙汤主之方。

麻黄六两,去节　桂心二两　甘草炙,二两　生姜三两　石膏如鸡子一枚　杏仁四十枚,去尖皮　大枣十枚

上七味,㕮咀,以水九升,先煮麻黄减二升,乃内诸药,煮取三升,绞去滓,适寒温服一升。温覆令汗,汗出多者,温粉粉之。一服汗出者,勿复服。汗出多亡阳,逆虚恶风,烦躁不得眠。脉微弱,汗出恶风,不可服,服之则厥逆,筋惕肉瞤,此为逆也。忌

海藻、菘菜、生葱。此本仲景《伤寒论》方。出第十六卷中。

《千金》溢饮者，当发其汗，宜青龙汤方。

麻黄去节　芍药　细辛　桂心　干姜　甘草炙，各三两
五味子半升　半夏半升

上八味，切，以水一斗，先煮麻黄减二升，乃内余药，煮三升，去滓，温服一升。忌海藻、菘菜、羊肉、饧、生菜、生葱。此仲景《伤寒论》小青龙汤也。出第十八卷中。

《千金翼》大五饮丸，主五种饮，一曰留饮，停水在心下；二曰澼饮，水澼在两胁下；三曰痰饮，水在胃中；四曰溢饮，水溢在膈上五脏间；五曰流饮，水在肠间，动摇有声。夫五饮者，由饮后伤寒，饮冷水过多所致方。

远志去心　苦参　乌贼鱼骨　藜芦　白术　甘遂　五味子
大黄　石膏　桔梗　半夏洗　紫菀　前胡　芒硝　栝楼　桂心　苁蓉　贝母　芫花　当归　人参　茯苓　芍药　大戟　葶苈　黄芩各一两　常山　甘草炙　山药　厚朴　细辛各三分
附子三分，炮　巴豆三十枚，去皮心

上三十三味，捣筛，蜜和，为丸如梧子大。酒服三丸，日三，稍加之。忌狸肉、桃李、雀肉、猪肉、羊肉、饧、生葱、酢物、生菜、野猪肉、芦笋等。胡洽同。出第十九卷中。

支饮方九首

《病源》：支饮，谓水饮停于胸膈之间，支乘于心，故云支饮。其病令人咳逆喘息，身体如肿之状，谓之支饮。出第二十卷中。

深师疗心下有支饮，其人喜眩一作苦冒，泽泻汤方。

白术二两　泽泻五两

上二物,切,以水二升,煮取一升,又以水一升,煮取五合,合此二汁,分为再服。忌桃李、雀肉等。此本仲景《伤寒论》方。

《千金》疗支饮不得息,葶苈大枣泻肺汤方。

葶苈子熬令紫色,捣为丸,如弹丸大　大枣十二枚

上二味,先以水三升,煮大枣,得汁二升,内葶苈,煎取一升,顿服,三日一剂,可服三四剂。此本仲景《伤寒论》方。

又呕家不渴者为欲解。本渴,今反不渴,心下有支饮故也。小半夏汤主之。加茯苓者,是也。先渴却呕,此为水停心下,小半夏汤加茯苓汤主之。卒呕吐,心下痞,膈间有水,目眩悸,小半夏加茯苓汤方。

半夏二斗　生姜半斤　茯苓四两

上三味,切,以水七升,煮取一升五合,分再服。忌羊肉、饧、大酢。仲景《伤寒论》茯苓三两,余并同。

又假令瘦人,脐下有悸者,吐涎沫而癫眩,水也。五苓散主之方。

猪苓去皮　白术　茯苓各三分　桂心去皮,二分　泽泻五分

上五味,下筛,水服方寸匕,日三。多饮水,汗出愈。忌桃李、雀肉、生葱、酢物等。此本仲景《伤寒论》方。

又心下有痰饮,胸胁支满,目眩,甘草汤主之方。

甘草二两,炙　桂心　白术各三两　茯苓四两

上四味,细切,以水六升,煮取三升,去滓。服一升,日三。小便当利。忌海藻、菘菜、生葱、桃李、酢物等。此本仲景《伤寒论》方。

又夫酒客咳者,必致吐血,此坐以极饮过多所致也。其脉虚者必冒,其人本有支饮在胸中也。支饮胸满,厚朴大黄汤主之方。

厚朴一两,炙　大黄六两　枳实四两,炙

上三味,细切,以水五升,煮取二升,去滓,分温再服之。此本仲景《伤寒论》方。

又夫上气汗出而咳者,此为饮也,干枣汤主之。若下后不可与也,干枣汤主肿及支满澼饮方。

大黄　大戟各一两　芫花炒　荛花各半两　甘草炙　甘遂黄芩各一两　干枣十枚

上八味,切,以水五升,煮取一升六合。分四服,空心服,以快下为佳。忌海藻、菘菜。

又膈间支饮,其人喘满,心下痞坚,面黧黑,其脉沉紧,得之数十日,医吐下之不愈,术防己汤主之方。

木防己三两　石膏鸡子大三枚　桂心二两　人参四两,切

上四味,以水四升,煮取二升,去滓,分再服。虚者即愈。实者三日复发,则复与。不愈者,宜去石膏,加茯苓芒硝汤方。

木防己三两　桂心二两　人参　茯苓各四两　芒硝三合

上五味,以水六升,煮四味,取二升,去滓,内芒硝,分温再服,取微下利则愈。忌生葱。此本仲景《伤寒论》方。深师同。并出第十八卷中。

留饮方二首

《病源》:留饮者,由饮酒后饮水多,水气停留于胸膈之间,而不宣散,乃令人胁下痛,短气而渴,皆其候也。出第二十卷中。

范汪海藻丸,疗腹中留饮方。

海藻　木防己　甘遂　苁蓉　蜀椒去汗　芫花熬　葶苈子熬,各一两

上七味,捣筛,蜜和,为丸如梧子,服十丸。不瘥,当增之。出第十六卷中。

《千金》疗病者脉伏,其人欲自利,利者反快,虽利心下续坚满,此为留饮欲去故也,甘遂半夏汤主之方。

甘遂大者三枚　半夏十二枚　芍药一两　甘草如指大一枚,炙

上四味,以蜜半升,内药汁,及蜜合一升煎,取八大合,顿服之。忌海藻、菘菜、羊肉、饧。此本仲景《伤寒论》方。出第十八卷中。

酒澼饮方三首

《病源》:夫酒澼者,因大饮酒后,渴而引饮无度,酒与饮俱不散,停滞在于胁肋下,结聚成澼,时时而痛,因却呼为酒澼。其状胁下弦急而痛。出第二十七卷中。

深师消饮丸,疗酒澼,饮酒停痰水不消,满逆呕吐,目视䀮䀮,耳聋,腹中水声方。

干姜　茯苓各三两　白术八两　枳实四枚,炙

上四味,捣筛,蜜和丸。服如梧子五丸,日三,稍加之。若下,去枳实,加干姜二两,名为五饮丸。忌桃李、雀肉、大酢、生冷之类。大神验。

又倍术丸,疗五饮酒澼方。

白术一斤　桂心　干姜各半斤

上三味,捣筛,蜜和,丸如梧子。饮服十丸,稍加之,取下,先食服之,日再。忌桃李、雀肉、生葱。

又温脾丸,疗久寒宿食酒澼方。

干姜三两,炒　芍药三两　蜀椒二两,汗　小草一两,熬干

芎藭　茯苓　桃仁去尖皮　柴胡熬干,各三两　大黄八两,切,熬
令黄黑

上九味,捣筛,蜜和,更捣万杵。服如大豆许十丸,日三。忌
大酢。并出第二十三卷中。

留饮宿食方七首

《病源》:留饮宿食者,由饮酒宿食后饮水多,水气停留于脾
胃之间,脾得湿气则不能消食,令人噫气酸臭,腹胀满,亦壮热,
或吞酸,所以谓之留饮宿食也。出第二十卷中。

深师通草丸,疗积聚留饮宿食,寒热烦结,长肌肤补不足方。

椒目　附子炮　半夏洗　厚朴炙,各一两　芒硝五两　大黄
九两　葶苈子三两,熬　杏仁三两,去尖皮

上八味,捣筛为末,别捣葶苈、杏仁令如膏,合诸末,以蜜和
丸,捣五千杵,服如梧子二丸。忌猪肉、羊肉、饧等。大效。方中
无通草,未详其名。出第二十三卷中。

范汪千金丸,疗心腹留饮宿食方。

沙参　丹参　苦参　桂心各二分　石膏五分,研　人参一分
大黄一分　半夏五分,洗　干姜五分　戎盐一分　巴豆六十
枚,去皮心　附子一分,炮

上十二味,皆捣,和以白蜜,和如小豆。吞一丸,日再。令人
先食服一丸,不知稍益,以知为度。忌猪肉、冷水、羊肉、饧、芦
笋、生葱。

又疗留饮宿食,桑耳丸方。

桑耳二两　巴豆一两,去皮

上二味捣,和以枣膏,丸如麻子。先食服一丸,不下,服二

丸,病下即止。忌野猪肉、芦笋。

又主留饮宿食,芫花丸方。

芫花一两,熬　大黄　甘遂　黄连　麻黄去节　杏仁去尖皮
甘草炙　附子炮,令各一两　巴豆五十枚,去心皮

上九味,捣筛,杏仁、巴豆别捣如膏,合和以蜜,丸如小豆。
先食服一丸,日再,不知稍增,以知为度。忌海藻、菘菜、猪肉、冷
水、芦笋等。

又顺流紫丸,疗百病留饮宿食,心下伏痛,四肢烦疼,男子五
劳七伤,妇人产有余疾等方。

当归　代赭各一分　茯苓　乌贼鱼骨　桂心各三分　肉苁
蓉二分　藜芦五分,小熬　巴豆六十枚,去心皮

上八味,捣筛,白蜜和丸。先食服如小豆一丸,日再,不知增
之。欲下,倍服之,别捣巴豆令如膏。忌生葱、狸肉、酢物、野猪
肉、芦笋等。并出第十六卷中。

《千金》疗留饮,宿食不消,腹中积聚转下,当归汤方。

当归　人参　桂心　甘草炙　芒硝　芍药各二两　大黄四
两　生姜　黄芩　泽泻各三两

上十味,切,以水一斗,煮取三升。分三服,空心、食后服。
忌生葱、海藻、菘菜。出第十八卷中。

《集验》痰饮积聚呕逆,兼风虚劳阴疝方。

霜后蒺藜苗子,捣汁一石,先以武火煎减半,即以文火煎,搅
勿停手,候可丸止,空腹酒下梧子大三十丸,煎服亦得。出第五
卷中。

痰澼方二首

《病源》：痰澼者，由饮水未散，在于胸腑之间，因遇寒热之气相抟，沉滞而成痰也。痰之停聚，流移于胁肋之间，有时而痛，则谓之痰澼。出第二十卷中。

《延年》疗左肋下停痰澼饮，结在两胁，胀满羸瘦，不能食，食不消化，喜唾干呕，大便或涩、或痢、或赤、或黄，腹中有时水声，腹内热，口干好饮水浆，卒起头眩欲倒，胁下痛，旋覆花丸方。

旋覆花五分　大黄七分，蒸　茯苓三分　泽泻四分　人参桂心　皂荚去皮子，炙　附子炮，去皮，各二分　芍药四两　蜀椒三分，去目汗　干地黄四分　防葵取水中浮者　干姜　枳实炙杏仁去尖皮，各三分　葶苈子四分，熬

上十六味，捣筛为末，内杏仁、葶苈脂中，碎研调筛，度蜜和为丸。每食后少时，白饮服三丸如梧子，日二服，稍增，以微利为度。禁食猪肉、鱼、面、蒜、生葱、酢。今既在肋下，有澼气水饮结聚不散，数发则闷刺心痛，又未曾服如此破澼饮药，虽服补药，癖气不除，终是不损，恐久积聚更急，饮食减少。此方正与癖气相当，更有三两种毒药，今商量除讫。其方内有附子，及别本续命丸有乌头，此并破癖疾，不得不用，复听临时不如服乌头丸，癖气得减，亦未必须服旋覆花丸。忌酢物、生葱、猪肉、芜荑。出第十六卷中。

《集验》疗痰澼心腹痛兼冷方。

鳖甲炙　柴胡　赤芍药各八分　甘草炙　枳实炙　生姜白术各六分　槟榔七个

上八味，切，以水六升煮七味，取二升半，去滓，内槟榔末，分

服八合,当利。忌海藻、菘菜、苋菜、桃李、雀肉等。出第五卷中。

饮癖方二首

《病源》:饮癖者,由饮水过多,在于胁下不散,又遇冷气相触而痛,呼为饮癖也。其状胁下弦急,时有水声。出第二十卷中。

深师附子汤,疗气分心下坚如盘,边如旋杯,水饮所作,此汤主之方。

桂心三两　生姜三两　麻黄去节,三两　甘草炙,二两　细辛三两　大附子一枚,炮　大枣十二枚

上七味,切,以水七升,先煮麻黄再沸,掠去沫,乃下诸药,煮取二升,去滓,分服七合。当汗出如虫行皮中即愈,神验。忌海藻、菘菜、生葱、猪肉、冷水、生菜等。仲景《伤寒论》名桂枝去芍药加麻黄细辛附子汤。并出第二十二卷中。

《备急》疗心下坚,大如盘,边如旋盘,水饮所作,枳实白术汤方。

枳实七枚,炙　白术三两

上二味,切,以水一斗,煮取三升,分三服,腹中软即散。此出姚大夫方。忌桃李、雀肉等物。此本仲景《伤寒论》方。出第三卷中。

癖饮方七首

《病源》:此由饮水多,水气停聚两胁之间,遇寒气相抟,则结聚而成块,谓之癖饮。在于两胁下弦,且起按之作水声也。出第二十卷中。

深师朱雀汤,疗久病癖饮,停痰不消,在胸膈上液液,时头眩痛,苦挛,眼睛、身体手足十指甲尽黄,亦疗胁下支满饮,辄引胁

下痛方。

甘遂　芫花各一分　大戟三分

上三味为散，以大枣十二枚擘破，以水六升先煎枣，取二升，内药三方寸匕，更煎取一升一合，分再服，以吐下为知，未知重服，甚良无比。出第二十三卷中。通按：此即前十枣汤。

《千金》中候黑丸，疗癖饮停结，闷满目暗方。

巴豆八分，去皮心，熬　芫花三两，熬　桂心四分　桔梗四分
杏仁五分，去皮尖

上五味，捣筛，蜜和丸，饮服如胡豆三丸，日一，稍增，得快下为度。忌猪肉、芦笋、生葱等。《肘后》同。

《千金》半夏汤，疗痰冷癖饮，胸膈中不理方。

白术三两　半夏一升，洗　生姜八两　茯苓二两　人参　桂
心　甘草　附子炮，各二两

上八味，切，以水八升，煮取三升，绞去滓，分温三服。忌羊肉、饧、桃李、雀肉、大酢、生葱、海藻、菘菜、猪肉、冷水。

又旋覆花丸，疗停痰癖饮，结在两胁，腹胀满，羸瘦不能食，食不消化，喜唾干呕，大小便或涩或痢，水在肠胃动摇作水声方。

旋覆花　桂心　枳实炙　人参各五分　干姜　芍药　白术
各六分　茯苓　狼毒炙　乌头炮　礜石烧，各八分　细辛　大黄
黄芩　葶苈子熬　厚朴炙　芫花熬　吴茱萸　橘皮各四分
甘遂二分

上二十味，捣筛，蜜和丸。酒服如梧子五丸，日再服，加之，以知为度。忌桃李、雀肉、大酢、猪肉、生菜、生姜等。大验。并出第十八卷。

《千金翼》前胡汤，主胸中久寒，癖实宿痰，膈塞胸痛不通利，

三焦冷热不调,食饮损少无味,或寒热体重,卧不欲起方。

前胡三两　生姜四两　黄芩一两　人参二两　吴茱萸一两　大黄二两　防风一两　杏仁三十枚,去皮尖　当归　甘草各二两,炙　半夏三两,洗　麦门冬一两,去心

上十二味,切,以水一斗,煮取三升,去滓。分温三服,日三服,三剂良。深师云:若胁下满,加大枣二枚,利水亦佳。忌海藻、菘菜、羊肉、饧等。

又半夏汤,主痰饮癖气吞酸方。

半夏三两,洗　生姜六两,切　附子一枚,烧　吴茱萸三百粒,炒

上四味,切,以水五升,煮取二升半,去滓。分温三服,老小服半合,日三。忌猪羊肉、饧。

又姜附汤,主痰癖气方。

生姜八两,切　附子四枚

上二味,水五升,煮取二升,分再服。亦主卒风大良。忌猪肉、冷水。深师同。出第十九卷中。

冷痰方四首

《病源》:冷痰者,言胃气虚弱,不能宣行水谷,故使痰水结聚,停于胸膈之间,遂令人吞酸气逆,四肢变青,不能食饮。出第二十卷中。

范汪病痰饮者,当以温药和之,疗心腹虚冷,游痰气上,胸胁满,不下食,呕逆,胸中冷,半夏汤方。

半夏一升,洗　生姜一斤　橘皮四两

上三味,切,以水一斗,煮取三升,分三服。若心中急及心

痛,内桂枝四两。若腹痛,内当归四两。羸瘦老小者,服之佳。忌羊肉、饧。

又方

半夏一升,汤洗　生姜一斤　桂心三两　甘草三两,炙

上四味,切,以水七升,煮取二升半,分三服。忌海藻、菘菜、羊肉、饧、生葱。并出第十六卷中。

《千金》茯苓汤,主胸膈痰满方。

茯苓四两　半夏一升,洗　生姜一斤　桂心八两

上四味,切,以水八升,煮取二升半,分四服。冷极者加大附子四两,气满者加槟榔三七枚。忌酢物、羊肉、生葱、饧。出第十八卷中。

《千金翼》论曰:凡痰饮盛,吐水无时节,其源为冷饮过度,遂令痼冷,脾胃气羸,不能消于食饮,食饮入胃,皆变成冷水,反吐不停者,赤石脂散主之方。

赤石脂三斤

上一味,捣下筛。服方寸匕,日三,酒饮并可,稍稍加至三匕,服尽三斤,则终身不吐水,又不下痢。补五脏,令肥健。有人久患痰饮,诸药不瘥,惟服此一斤则愈。出第十九卷中。

痰结实及宿食方三首

《病源》:此由痰水积聚,在于胸腑,遇冷热之气相抟,结实不消,故令人心腹痞满,气息不安,头眩目暗,常欲呕逆,故言痰结实。出第二十卷中。

《集验》疗宿食结实,及痰澼癖实瓜蒂散方。

瓜蒂一两　赤小豆四两

上二味,捣筛。温汤三合,以散一钱匕投汤中,和服之,须臾当吐。不吐,更服半钱,汤三合,令吐。如吐不止,饮冷水。《备急》、《救急》同。出第四卷中。

《千金》松萝汤,主胸中痰积热皆除之方。

松萝二两　乌梅　栀子各二七枚　常山三两　甘草一两,炙

上五味,切,以酒三升,渍一宿,平旦合水三升,煮取二升半,去滓。顿服之,亦可再服,得快吐止。忌海藻、菘菜、生葱菜。

又撩膈散,疗心上结痰实,寒冷心闷方。

瓜丁二十八枚　赤小豆二十枚　人参　甘草炙,各一分

上四味,捣为散,酒服方寸匕,日二。亦疗诸黄。忌海藻、菘菜。并出第十八卷中。

胸中痰澼方三首

《肘后》疗胸中多痰,头痛不欲食,及饮酒则瘀阻痰方。

矾石一两

上一味,以水二升,煮取一升,内蜜半合,顿服之,须臾未吐,饮少热汤。

又方

杜蘅三两　瓜蒂三七枚　松萝三两

上三味,切,以水酒一升二合,渍之再宿,去滓。温分再服,一服不吐,晚更一服。《千金》同。并出第三卷中。

《千金》治膈汤,主胸中痰澼方。

常山三两　甘草一两　松萝一两　瓜蒂二七枚

上四味,酒、水各二升半,煮取一升半。初服七合,取吐。吐不尽,余更分二服。得快吐瘥后,须服半夏汤。在前冷痰部中。

忌海藻、菘菜、生葱、生菜。《备急》《肘后》同。出第十八卷中。

痰厥头痛方八首

《病源》:谓痰水在于胸膈之上,又犯大寒,使阳气不行,令痰水结聚不散,而阴气逆上,上与风痰相结,上冲于头,即令头痛。或数岁不已,久连脑痛,故云膈痰风厥头痛。若手足寒冷至节则死。出第二十卷中。

《千金》疗卒头痛如破,非中冷,又非中风,其病是胸膈中痰,厥气上冲所致,名为厥头痛,吐之则瘥方。

但单煮茗作饮二三升许,适冷暖饮三升,须臾适吐,适吐毕又饮,能如此数过,剧者须吐胆汁乃止。不损人,渴而则瘥。《集验》同。出第十八卷中。

《千金翼》葱白汤,主冷热膈痰,发时头痛闷乱,欲吐不得方。

葱白二七茎　乌头二分,炮　甘草一分,炙　真珠一分,研
常山二分　桃叶一把

上六味,切,以酒四升、水四升合煮取三升,去滓,内真珠。服一升,得吐止。忌海藻、菘菜、猪肉、冷水、生葱、生菜、生血物等。《千金》、深师同。

又疗痰饮头痛,往来寒热方。

常山一两　云母粉二两

上二味,为散,熟汤服方寸匕,吐之止。若吐不尽,更服。忌生葱、生菜。深师云:用云母半两炼之。余同。并出第十九卷中。

《备急》葛氏主卒头痛如破,非中冷,又非中风,是胸膈中痰厥气上冲所致,名厥头痛,吐即瘥疗方。

釜下墨四分　附子三分,炮

上二味,捣散,以冷水服方寸匕,当吐愈。一方有桂心一分。忌猪肉、冷水。文仲、《肘后》同。

又方

以盐汤吐,不吐撩出。张文仲同。

又方

苦参　桂心　半夏洗

上三味等分,为末,苦酒和,以涂痛上,则瘥。忌生葱、羊肉、饧。《肘后》同。

又方

常山四分　甘草半两

上二味,切,以水七升,煮取三升。服一升,不吐更服。亦可内蜜半升。忌生葱、生菜、海藻、菘菜。《千金》《肘后》《延年》同。

又方

乌梅三十枚　盐三指撮

上二味,以酒三升,煮取一升,一服,当吐愈。《肘后》同。

风痰方五首

《延年》白术丸,主除风痰积聚,胃中冷气,每发动令人呕,吐食或吐清水,食饮减少,不作肌肤方。

白术五分　白芷三分　干姜　石斛各六分　五味子　细辛　橘皮　厚朴炙　桂心　防风　茯苓　甘草各四分

上十二味,捣筛,蜜和,丸如梧桐子。服十丸,饮下,日二,加至二十丸。忌桃李、雀肉、生葱、海藻、菘菜、生菜、酢物。一方有人参五分,十三味。蒋孝璋处。

又茯苓汤,主风痰气发,即呕吐欠呿,烦闷不安,或吐痰水者方。

　　茯苓三两　人参　生姜　橘皮　白术各二两

　　上五味,切,以水五升,煮取一升五合,去滓。温分三服,中间任食。忌大酢、桃李、雀肉等。出第十七卷中。

　　又木兰汤,主热痰饮气,两肋满痛,不能食者方。

　　木兰　枳实炙　黄芩　白术各三两　漏芦根　白蔹　升麻　芍药　桔梗各二两　生姜　大黄各四两

　　上十一味,以水八升,煮取二升六合。分为三服,如人行三四里进一服。忌桃李、猪肉、雀肉。一方有玄参三两。

　　又茯苓饮,主风痰气吐呕水者方。

　　枳实炙,一两　茯苓　白术　人参各二两　生姜四两　橘皮一两半

　　上六味,切,以水五升,煮取一升半。分三服,中间任食。忌桃李、雀肉、大酢。张文仲处。并出第六卷中。

　　又疗风痰饮气逆满,恶心不能食方。

　　人参二两　枳实炙　白术各三两　生姜四两　桂心一两半

　　上五味,切,以水五升,煮取一升五合,分温三服。忌桃李、雀肉、生葱。张文仲处。出第十七卷中。

疗诸痰饮方四首

　　《广济》疗饮气痰膈,食则呕吐方。

　　茯苓八分　橘皮六分　甘草四分,炙　生姜八分　鸡苏六分　人参四分

　　上六味,切,水五升,煮取一升五合,去滓。分温二服,服别相去如人行六七里进一服,不利。忌海藻、菘菜、酢物。出第一

卷中。

《千金》顺流紫丸,疗心腹积聚,两胁胀满,留饮痰澼,大小便不利,小腹切痛,膈上寒方。

代赭三分　乌贼鱼骨炙,三分　半夏三分　巴豆七分,去心皮,熬　桂心四分　石膏五分,研

上六味,捣筛,蜜和丸。平旦服一丸,如胡豆,至二丸。忌羊肉、饧、猪肉、芦笋、生葱。出第十八卷中。通按:此方比前紫丸少当归、茯苓、苁蓉、藜芦,多半夏、石膏。

《延年》前胡汤,主胸背气满,膈上热,口干,痰饮气,头风旋方。

前胡三两　枳实炙　细辛　杏仁去尖皮,碎　芎䓖　防风　泽泻　麻黄去节　干姜　芍药以上各三两　茯苓一作茯神　生姜各四两　桂心　甘草炙,各二两

上十四味,切,以水九升,煮取二升六合,分三服,微汗。忌生冷、油滑、猪牛肉、面、海藻、菘菜、生葱、生菜、酢物。出第十七卷中。

《古今录验》姜附汤,疗冷胸满短气,呕沫头痛,饮食不消化方。

附子六分　生姜十二分

上二味,切,以水八升,煎取三升二合,分为三服。忌猪肉、冷水等。出第九卷中。

胃反方二十首

《病源》:夫荣卫俱虚,血气不足,停水积饮,在于胃管则脏冷。脏冷而脾不磨,脾不磨则宿谷不化,其气逆而成胃反也。则

朝食暮吐，暮食朝吐，心下牢大如杯，往来寒热，甚者食已则吐。其脉紧而弦，紧则为寒，弦则为虚，虚寒相抟，故食已则吐，名为反胃也。出第二十一卷中。

《集验》疗胃反不受食，食已呕吐，大半夏汤方。

人参一两　茯苓四两　青竹茹五两　大黄六两　橘皮　干姜各三两　泽泻　甘草炙　桂心各二两

上九味，切，以水八升，煮取三升。服七合，日三夜一。已利，去大黄。用泉水、东流水尤佳。忌海藻、菘菜、生葱、大酢。《千金》《备急》、张文仲同。方中无半夏，未详其名。

又疗胃反吐而渴者，茯苓小泽泻汤方。

茯苓　泽泻　半夏各四两　桂心　甘草炙，各二两

上五味，以水一斗，煮取二升半，去滓。服八合，日三。忌海藻、菘菜、羊肉、饧、生葱、酢物等。《千金》加生姜四两。

又疗胃反，朝食暮吐，食讫腹中刺痛，此由久冷者方。

橘皮一两　白术　人参各二两　蜀椒一百二十粒，汗　桂心一两　薤白一握，去青

上六味，切，以水二升，渍一宿，内猪肚中缝合，三升水煮，水尽出之，决破去滓，分三服。忌桃李、雀肉、生葱。《千金》用羊肚。

又疗胃反大验方。

前胡　生姜各四两　阿胶一两　大麻子仁熬　吴茱萸各五合　桂心三寸　甘草五寸，炙　大枣十枚

上八物，切，以酒二升、水三升，煮取一升七合，分再服。忌生葱、海藻、菘菜等物。一方有橘皮三两。

又疗胃反吐食者方。

捣粟米作粉，水和作丸，如楮子大七枚，烂煮内酢中，细细吞

之,得下便已。面亦得用之。

又方

好曲十斤,粗地黄二斤,二味捣,日干。酒服,若饮三方寸
匕,日三服。《千金》云治酢咽。通按:生地黄同面食之杀虫,虫去
则胃安也。

又主胃反,食则吐出,上气者方。

灸两乳下各一寸,以瘥为度。

又方

灸脐上一寸,二十壮。

又方

灸内踝下三指,稍邪向前有穴,三壮,即瘥。

又方

芦根　茅根各二两

上二味,切,以水四升,煮取二升,顿服,得下食。以上并与
《千金》同。并出第十六卷中。

崔氏疗食则吐,或朝食夜吐,名曰胃反。或气噎不饮食,数
年羸削,惟饮水,亦同此方。朱灵感录送。

制半夏六两　人参三两　生姜一两　橘皮二两　舂杵头糠
一升,绵裹　牛涎一升　厚朴二两,炙　羚羊角三两,削

上八味,切,以水八升,煮取三升。分温三服,相去十里久。
欲频服者,可至三剂。气噎病者,胃闭不受食,惟饮水,水入吐
出,积年不瘥,乃至于死,人间多有此病。此方救疗有效。忌羊
肉、饧、粘食。

又华佗疗胃反。胃反为病,朝食夜吐,心下坚如杯,往来寒
热,吐逆不下食,此为寒癖所作,疗之神效方。

真珠　雄黄　丹砂以上研,各一两　朴硝二两　干姜十累

上五味,捣筛,蜜丸,先食服如梧子二丸。小烦者,饮水则解之。忌生血物。一方有桂心一两。《必效》云:治心下坚痛,胃反寒病所作,久变成肺痿方。《备急》《集验》《千金》、张文仲同。并出第四卷中。

《救急》疗胃反方。

昔在幼年,经患此疾。每服食饼及羹粥等物,须臾吐出。正观中,许奉御兄弟及柴蒋等家,时称名医,奉敕令疗,罄竭口马所患,终不能瘥,渐羸惫,候绝朝夕。忽有一卫士而云:服驴小便极验,此日服食二合,然后食,惟吐一半,晡时又服二合,人定时食粥,吐便即定,迄至今日午时奏知之。大内中有五六人患胃反,同服用,一时俱瘥。此药稍有毒,服时不可过多,承取尿及热服二合。病若深,七日以来服之良。后来疗人并瘥。《必效》同。出第六卷中。通按:驴尿治虫膈。

《必效》人参汤,主胃逆不消食,吐不止方。

人参　泽泻　桂心各二两　橘皮　甘草炙　黄芪各三两茯苓四两　生姜八两　麦门冬二升,去心　半夏一升,制　大黄一两半

上十一味,切,以水一斗二升,煮取三升二合。服八合,日三夜一服。若羸人服六合已下,去大黄。忌海藻、菘菜、酢物、生葱、羊肉、饧。《千金》同。

又疗胃反,朝食夜吐,夜食朝吐,诸药疗不瘥方。

羊肉去脂膜作脯,以好蒜韭,空腹任意多少食之,立见效验。

又疗胃反,吐水及吐食方。

大黄四两　甘草二两,炙

上二味,切,以水三升,煮取一升,去滓,分温再服。如得可,则隔两日更服一剂。神验,千金不传。忌海藻、菘菜。此本仲景《伤寒论》方。并出第二卷中。

《万全方》疗脾饮食吐逆,水谷不化,此为胃反,半夏饮子方。

制半夏八分　厚朴炙　人参　白术　生姜切　枣各六分　粳米两合　橘皮四分

上八味,细切,以水二大升,煎取一升,去滓。分温四服,空肚服二服。忌羊肉、饧。并出第一卷中。

脾胃弱不能食方三首

《病源》:脾者,脏也;胃者,腑也。脾胃二气,相为表里。胃为水谷之海,主受盛饮食者也。脾气磨而消之则能食。今脾胃二气俱虚弱,故不能食也。尺脉浮滑速疾者,食不消,脾不磨也。出第二十一卷中。

《广济》疗脾胃气微,不能下食,五内中冷,时微下痢方。

白术八两　神曲末,五两　甘草二两,炙　干姜二两　枳实二两,炙

上五味,捣筛,蜜和丸。空腹,温酒服如梧子二十丸,日二服,渐加至三十丸。腹中有痛,加当归二两。忌热面、海藻、菘菜、桃李、雀肉等。出第一卷中。

《延年》人参饮,主虚客热,不能食,恶心方。

人参　麦门冬去心　橘皮　白术　厚朴各二两,炙　茯苓四两　生姜三两,切　甘草一两,炙

上八味,切,以水八升,煮取三升。分为三服,日三。忌海藻、菘菜、桃李、雀肉等。蒋孝瑜处。大效。

又厚朴汤,疗不能食,腹内冷气方。

厚朴三两,炙　白术　人参各一两　茯苓三两　生姜五两橘皮二两

上六味,切,以水四升,煮取一升二合,分为三服。忌桃李、雀肉、酢物。蒋孝瑜处。出第六卷中。

脾胃病日渐瘦因不食方三首

《广济》主脾胃中热,消渴,小便数,骨肉日渐消瘦方。

黄连　麦门冬各十二分,去心　苦参　栝楼　知母　茯神土瓜根各八分　人参　甘草炙,各六分

上九味,捣筛,蜜和丸。每食后少时,煮芦根大麦饮,服如梧子二十丸,日二服,渐加至四十丸,不利。忌海藻、菘菜、猪肉、冷水、酢物等。

又主胃气冷弱,食则吐逆,从朝至夜不得食,食入腹则胀气满急,大便出饭粒如故,带酸气而羸,计日渐困者方。

吴茱萸二两　白术三两　人参　干姜　甘草炙　五味子各二两　曲末　麦蘖末,各五合　厚朴一两半　桂心一两

上十味,捣筛为散。空腹,煮生姜汤服方寸匕,一日三服,渐加至二匕。忌生葱、桃李、雀肉、海藻、菘菜。出第一卷中。

《延年》白术丸,疗恶心,数吐水,不多能食,少心力者方。

白术　干姜　人参　厚朴炙　桂心各六分　细辛　茯苓当归　茯神　枳实炙　五味子　附子各六分,炮　吴茱萸六分远志五分,去心　旋覆花四分　泽泻五分

上十六味,捣筛,蜜和,为丸如梧子。酒服二十丸,日再服,加至三十五丸。忌桃李、雀肉、大酢、生菜、生葱、猪肉、冷水。出

第十七卷中。

胃实热方二首

《千金》：凡右手关上脉阳实者，足阳明经也。病苦头痛《脉经》云：阳中坚痛而热，汗不出，如温疟，唇口干，善哕，乳痈，缺盆腋下肿，名曰胃实热也。

疗胃实，泻胃热汤方。

栀子仁二两　芍药四两　白术五两　茯苓三两　生地黄汁，一升　射干三两　赤蜜一两　升麻三两

上八味，切，以水七升，煮六味，取一升五合，去滓，下地黄汁，两沸，次下蜜，煎取二升，分三服。老小以意服之。忌桃李、雀肉、酢物、芜荑等。

又方

灸膝下三寸两脚三里穴，各三十壮。主胃中热病。

胃虚寒方七首

《千金》：右手关上脉阳虚者，足阳明经也。病苦胫寒，不得卧，恶风寒，洒洒自急，腹中痛，耳虚鸣，时寒时热，唇口干，面浮肿，名曰胃虚冷也。又疗胃虚冷，少气口苦，身体无泽，补胃汤方。

防风　柏子仁　细辛　桂心　橘皮各二两　芎䓖　吴茱萸　人参各三两　甘草一两，炙

上九味，切，以水一斗，煮取三升，分温三服。忌海藻、菘菜、生葱、生菜等物。

又补胃虚寒，身枯绝骨，诸节皆痛，人参散方。

人参　细辛　甘草炙，各六分　桂心　当归各七分　麦门冬

七分,去心　干姜八分　远志肉四分　蜀椒三分,汗　吴茱萸二分

上十味,为散,食后服方寸匕,温清酒进之。忌海藻、菘菜、生葱、生菜。并出第十六卷中。

范汪疗胃气虚,不欲食,四肢重,短气,调和五脏,并疗诸病,调中汤方。

薤白切,一升　枳实六枚,炙　橘皮三枚　大枣十二枚　粳米三合　香豉六合

上六味,切枳实、橘皮、枣,以水六升,先煮薤,得四升,内诸药,煮取一升半。适寒温服,中分服之良。一方生姜四分。出第二十一卷中。

《删繁》疗胃虚,苦饥寒痛,人参补虚汤方。

人参　当归　茯苓　桔梗　芎䓖　橘皮　厚朴炙,各三两　桂心　甘草炙,各二两　白术五两　吴茱萸二两　大麦蘖二升,炒

上十二味,切,以水一斗二升,煮取三升,去滓,分三服。忌海藻、菘菜、桃李、雀肉、生葱、猪肉、酢物等。出第十一卷中。

又白术八味等散方。与前疗同。

白术　厚朴炙　人参　吴茱萸　麦蘖炒　茯苓　芎䓖　橘皮各三两

上药捣筛为散。食前服方寸匕,暖酒进之,随性服。忌桃李、雀肉、大酢。出第四卷中。

《延年》补胃饮,主胃气虚热不能食,兼渴引饮方。

茯苓四两　人参三两　橘皮二两　生姜三两　薤白切,一升　豉五合,绵裹　糯米二合

上七味,切,以水七升,煮取三升,去滓。分温六服,中间任

食,一日令尽。忌酢物。张文仲处。出第一卷中。

五膈方八首

《病源》:五膈气者,谓忧膈、恚膈、气膈、寒膈、热膈也。忧膈之为病,胸中气结,烦闷,津液不通,饮食不下,羸瘦不为气力。恚膈之为病,心下苦实满,噫辄酢心,食不消,心下积结,牢在胃中,大小便不利。气膈之为病,胸胁逆满,噎塞,胸膈不通,噫闻食臭。寒膈之为病,心腹胀满,咳逆,腹上苦冷,雷鸣绕脐痛,食不消,不能食肥。热膈之为病,脏有热气,五心中热,口中烂生疮,骨烦四肢重,唇口干燥,身体头面手足或热,腰背疼痛,胸痹引背,食不消,不能多食,羸瘦少气及癖也。此是方家所说五膈形证也。《经》云:阳脉结谓之膈。言忧恚寒热,动气伤神,而气之与神并为阳也。伤动阳气,致阴阳不和,而腑脏生病,结于胸膈之间,故称为膈气。众方说五膈互有不同,但伤动之由有五,故云五膈气。出第十三卷中。

《备急》膈中之患,名曰膏盲,汤丸径过,针灸不及,所以作丸含之,令气势得相熏染,有五膈要丸方。

麦门冬十分,去心　椒六分,汗　远志　附子炮　干姜　人参　桂心　细辛各六分　甘草十分,炙

上九味,捣筛,以蜜和,丸如弹子。以一枚著牙齿间含,稍稍咽汁,日三。主短气胸满,心下坚,冷气。此病有十许方,率皆相类,此丸最效。五膈者,谓忧膈、气膈、恚膈、热膈、寒膈也。忌猪肉、生菜、海藻、菘菜、生葱。《千金》《肘后》、文仲同。出第三卷中。

张文仲五膈丸方。

吴茱萸　曲　杏仁去皮尖　干姜　蜀椒汗　好豉熬

上六味，等分，捣筛，蜜和，丸如梧子。饮服七丸，日三。忌生冷。此方出隐居。《效验》《备急》《肘后》同。出第三卷中。

《延年秘录》：凡忧膈、气膈、食膈、寒膈、饮膈，五病同药，常以忧愁思虑食饮而得之。若寒食食生菜，便发其病，苦心满不得气息，引脊痛如刺之状，食则心下坚，大如粉絮，大痛欲吐，吐则瘥。饮食不得下，甚者乃手足冷，上气咳逆，喘息气短，疗以九物五膈丸方。

麦门冬去心　蜀椒汗，各三两　远志三两，去心　甘草五两，炙　附子一两，炮　干姜三两　人参四两　桂心三两　细辛三两

通按：此即前五膈要丸，一味不差。

上药捣筛，蜜和，微使淖，置有盖器中。先食服大如弹子丸一丸，置喉中稍咽之，喉中胸中当热，药力稍尽，复含一丸，日三四，夜一二服。服药七日愈，二十日平复。若不能含者，可一大丸作二小丸，尽服之。惟夏月合，乃益麦门冬、甘草、人参耳。其余不异。神良。椒当以铜器熬于火上，使极热，下置地，内椒器中熟搅之，须臾汗出，便捣合同处，椒力有热，亦去其毒，非令有热也。忌海藻、菘菜、猪肉、冷水、生葱、生菜。《千金》《集验》同。不能其于此方录用之耳。

《古今录验》大五膈丸，疗膈中游气，上下无常处，脏有虚冷，气迫咽喉，胸满气逆，胁有邪气，食已气满，羸瘦著床骨立，往来寒热，腹中不调，或下痢呕逆咳嗽，骨肉销尽，服之令人能食，长肌肉，强筋骨，利五脏，好颜色，补不足，益气力方。

细辛　桂心　黄芩　食茱萸　厚朴炙，各三分　杏仁三十枚，去尖　干姜　川椒汗　远志各三分，去心　小草　芍药　附子炮　当归各二分　黄连二分

上十四味,捣筛,蜜和,服如梧子二丸,日三。不知加之,以知为度。忌猪肉、冷水、生葱菜等。

又五膈丸,疗忧膈、气膈、食膈、寒膈、饮膈,异病同药神方。

人参　附子炮　远志去心　桂心　细辛各四分　干姜　蜀椒各五分,汗

上七味,捣筛,以蜜和,服如弹丸,著牙下咬咀咽之。若病剧者,日三夜再。并疗诸毒风注气,腹中百病皆应,当得真新好药,即可中病耳。神秘妙方不传。忌生葱、生菜、猪肉、冷水等物。通按:此方比前五膈丸同,但少麦冬、甘草二味。

又疗邪气呕逆吸气,五膈为病。五脏俱虚,则受风冷;五脏有邪,呼吸不足。阴注于内,阳结于外,阴阳错乱,语言无常,膈中左右状如结气,喉咽不利,气出不入。此血气衰微,脏凝冷气成之。服此丸,安谷通气温脏。五膈丸出僧深方。

蜀椒一升,汗　干姜二两　桂心二两　芍药一两半　半夏洗　细辛　茯苓各一两　前胡一两半

上八物,捣筛,蜜和,服如弹丸一枚,喉中稍稍吞之,可增至三丸。或冷,则加远志一两佳。日再。忌羊肉、饧、生葱、生菜、酢物。

又疗胸痛达背,膈中烦满,结气忧愁,饮食不下,药悉主之,宜丸方。

制半夏一分　甘草炙　远志去心,各四分　干姜　桂心　细辛　椒去目,汗　附子炮,各二分

上八味,捣筛,以蜜和为丸,先饭,酒若粳米饮服如梧子五丸,日三,稍增至十丸。忌海藻、菘菜、羊肉、饧、猪肉、冷水、生葱、生菜。并出第十八卷中。

《经心录》五膈丸,疗寒冷则心痛,咽中如有物,吐之不出,咽之不入,食饮少方。

干姜三两　麦门冬二两,去心　附子一两,炮　细辛二两　蜀椒一两,汗　远志一两,去心　甘草一两,炙　人参二两　食茱萸二两　桂心三两　通按:此方即前五膈丸多食茱萸一味。

上十味,蜜和,为丸如梧子。服五丸,日二。忌猪肉、冷水、海藻、菘菜、生葱、生菜。《千金》同。出第二卷中。

七气方三首

《病源》:七气者,寒气、热气、怒气、恚气、喜气、忧气、愁气。凡七种气积聚,坚大如杯若栟一作盘,蒲官切。在心下腹中,疾痛欲死,饮食不能,时来时去,每发欲死,如有祸祟,此皆七气所生。寒气则呕吐恶心。热气则说物不竟言而迫。一云恍惚不章。怒气则上气不可忍,热痛上抢心,短气欲死,不得气息。恚气则积聚在心下,心满不得饮食。喜气则不可疾行,不能久立。忧气则不可剧作,暮卧不安席。愁气则喜忘,不识人语,置物四方,还取不得去处,若闻急,则四肢手足筋挛不能举,状如得病。此是七气所生,男子卒得饮食不时所致,妇人则产中风余疾。《千金》同。出第十三卷中。

《千金》七气丸方。

乌头七分,炮　紫菀　前胡　半夏洗　细辛　丹参　茯苓　芎䓖　桃仁去尖皮　吴茱萸　桂心　桔梗　石膏各三分,研　人参　甘草　防葵各四分,《千金》作防风　大黄七分　干姜二分　蜀椒二分,汗　菖蒲三分

上二十味,捣筛为末,蜜和丸。酒服如梧子三丸,日三,加至

十丸。一方去半夏加甘遂三分。忌海藻、菘菜、羊肉、饧、猪肉、冷水、生葱、大酢、生菜。一方有芍药,无菖蒲。

又七气丸,主七气。七气者,寒气、热气、怒气、恚气、喜气、忧气、愁气。此七气为病,皆生积聚,坚牢如杯,心腹绞痛,不能饮食,时去时来,发则欲死。凡寒气状,吐逆心满;热气状,恍惚眩冒失精;怒气状,上气不可当,热痛上荡心,短气欲绝,不得喘息;恚气状,积聚心满,不得食饮;喜气状,不可疾行久立;忧气状,不可苦作,卧不安席;愁气状,平故怒气,善忘,四肢跗肿,不得举止。亦疗产后中风余疾方。

大黄十分　椒二分　人参　半夏洗　芎䓖　柴胡　甘草炙　桔梗　石膏　菖蒲　桃仁去皮尖　吴茱萸　茯苓各三分　干姜四分　细辛三分

上十五味,捣筛,蜜和,丸如梧子,酒服三丸,日三,加至十丸,忌羊肉、饧、生葱、海藻、菘菜、猪肉、生菜、酢物。

又七气汤,疗虚冷上气劳气方。

半夏一升,洗　生姜十两　人参　桂心　甘草炙,各一两

上五味,切,以水一斗,煮取三升。分为三服,日三。忌羊肉、饧、生葱、海藻、菘菜。并出第十七卷中。

气噎方六首

《病源》:此由阴阳不和,脏气不理,寒气填于胸膈,故气噎塞不通,而谓之气噎。令人喘悸,胸背痛也。出第二十卷中。

《广济》疗噎,胸胁气满,每食气噎,通气汤方。

半夏洗　生姜各六两　橘皮　桂心各三两,切

上四味,切,以水八升,煮取二升五合,绞去滓。分温三服,

服别相去如人行六七里服。忌羊肉、生葱、饧等。出第一卷中。

深师疗胸满气噎,通气汤方。

半夏八两,洗　生姜六两　桂心三两　大枣三十枚

上四味,切,以水八升,煮取三升。分服五合,日三夜一。忌羊肉、饧、生葱。《千金》同。出第二十二卷中。

《集验》疗气噎煎方。

蜜　酥　姜汁各一升

上三味,合和,微火煎五六大沸。取如大枣二枚,内酒中饮之,直抄服之亦好。《千金》《古今录验》同。

又通气噎汤方。

半夏三两,洗　桂心三两　生姜八两　羚羊角三两

上四味,切,以水八升,煮取三升,分服半升,日再服。忌羊肉、生葱、饧。《古今录验》同。并出第四卷中。

《救急》疗喉中气噎方。

半夏洗　柴胡　生姜各三两　羚羊角屑,一法三两　犀角屑　桔梗　昆布　通草　甘草炙,各二两

上九味,切,以水八升,煮取三升,分三服。忌羊肉、饧、猪肉、海藻、菘菜等。

《古今录验》羚羊角汤,疗噎气不通,不得下食方。

羚羊角屑,二两　厚朴炙　吴茱萸　干姜各二两　通草　橘皮各二两　乌头十五枚,炮

上七味,切,以水九升,煮取三升。分三服,日三。忌猪肉、冷水。深师、《千金》同。出第二十七卷中。

诸噎方一十二首

《病源》:夫阴阳不和则三焦隔绝,三焦隔绝则津液不利,故令气塞不调理也。是以成噎,此由忧恚所致。忧恚则气结,气结则不宣流使噎。噎者,噎塞不通也。出第二十卷中。

深师疗噎方。

羚羊角屑 前胡 甘草各一两 人参 橘皮各二两

上五味,切,以水六升,煮取二升,分四服。忌海藻、菘菜。

又方

鸬鹚喙

上一物,当噎时,以衔之则下。《肘后》同。

又方

羚羊角

上一物,多少自在,末之,饮服亦可,以角摩噎上良。并出第二十二卷中。

《广利方》疗因食即噎塞,如炙肉脔在咽中不下方。

吴射干六分 升麻四分 桔梗四分 木通十二分 赤茯苓八分 百合八分 紫菀头二十一枚

上七物,切,以水二大升,煎取九合,去滓。分温三服,食后良久服。忌猪肉、酢物。出第四卷中。

《千金》理诸噎方。

常食干粳米饭,即不噎。

又方

炭末细罗,蜜丸如弹子大,含少细细咽津即下。《集验》同。并出第十六卷中。

《集验》疗噎方。

取头垢如枣大，以粥若浆水和服之。《肘后》、深师同。出第十卷中。

《必效》主噎方。

鳌捺大椎尽力则下，仍令坐之。通按：鳌捺未详，仍令坐之亦未详。

又方

以酢煮面糊啖之则瘥。此只可一两日瘥，欲长久绝者，取溲为丸，如弹子，酢中煮熟，于水中泽，却及热则食二十丸。神验。不过三两度则瘥，大效。

又半夏汤主噎方。

生姜四两　半夏一升，洗　石膏四两，碎　小麦一升，完用　吴茱萸一升　赤小豆二十颗　大枣二十一颗　人参　甘草炙　桔梗　桂心各二两

上十一味，切，以酒二升、水八升，煮取三升，分三服。忌猪羊肉、海藻、菘菜、饧、生葱等。《古今录验》有栝楼，无桔梗，名干姜汤，不用生姜。

又方

杏仁二两，去尖皮　桂心二两

上二味，末之，蜜和丸，含之如枣核许，稍稍咽之，临食先含，极效。忌生葱。《千金》同。并出第二卷中。

《古今录验》疗噎方。

芦根三斤

上一味，切，以水一斗，煮取四升，分四服。出第二十七卷中。

卒食噎方九首

《病源》:此由脏气冷而不理,津液涩少而不能传行饮食,故食入则噎塞不通,故谓之食噎。胸内痛,不得喘息,食不下,是故噎也。出第二十卷中。

《肘后》疗卒食噎方。

橘皮三两

上一味,切,以水三升,煮取一升,顿服之。

又方

舂杵头糠置手巾角以拭齿,立下。《集验》、深师、《千金》同。并出第五卷中。

深师疗卒噎法。

傍人可缓解衣带,勿令噎者知,则愈。

又疗卒噎方。

与共食人当以手捉噎人箸,问曰:此等何物? 噎人当答言箸。共食人云:噎下去,则立愈。

又疗卒噎不下方。

水一杯 刀一口

上二物,先以刀横画水,已后尽饮之,则下。出第二十二卷中。

《集验》疗醋噎方。

羌活五两

捣,用水一升,浸三宿,每日温服五合,瘥。

又疗气噎,不下食,兼呕吐方。

半夏四两,洗 生姜三两,各切

上二味,以东流水二大升,煎取一升,去滓,温服三合,日三服。忌羊肉、饧。并出第五卷中。

《备急》疗卒食噎不下方。

取蜜含之,则下。《千金》《集验》《肘后》同。

又方

取老牛涎沫如枣核大,置水中饮之,终身不有噎。《必效》、《肘后》、深师、《千金》同。并出第三卷中。

五噎方三首

《病源》:夫五噎,谓一曰气噎,二曰忧噎,三曰食噎,四曰劳噎,五曰思噎。虽有五名,皆由阴阳不和,三焦隔绝,津液不行,忧恚嗔怒所生,谓之五噎。噎者,噎塞不通也。出第二十卷中。

《古今录验》五噎丸,疗胸中久寒,呕逆逆气,隔饮食不下,结气不消。气噎、忧噎、劳噎、食噎、思噎。气噎者,心悸,上下不通,噫哕不彻,胸胁苦痛。忧噎者,天阴苦厥逆,心下悸动,手足逆冷。劳噎者,苦气膈,胁下支满,胸中填塞,令手足逆冷,不能自温。食噎者,食无多少,惟胸中苦塞常痛,不得喘息。思噎者,心悸动,喜忘,目视䀮䀮。此皆忧恚嗔怒,寒气上逆胸胁所致,疗之方。

干姜　蜀椒汗　食茱萸　人参　桂心各五分　细辛　白术　茯苓　附子炮,各四分　橘皮六分

上十味,捣筛,以蜜和,为丸如弹子。酒服三丸,日再,不知渐增。忌桃李、雀肉、大酢、猪肉、冷水、生葱、生菜、酢物。出第二十七卷中。

《经心录》五噎丸,主五种之气,皆令人噎方。

人参　半夏　桂心　防葵一方用防风、小草,各二两　附子炮　细辛　甘草炙,各二两　食茱萸三合　紫菀　干姜　芍药

枳实炙 乌头各六分,炮

上十三味,捣筛,以蜜和,为丸如梧子大。服五丸,日三,不知加至十五丸。忌羊肉、饧、海藻、菘菜、猪肉、生葱、生菜。《千金》同。出第二卷中。

《集验》噎塞不通方。

营实根十二分

上一味,捣为散。酒下方寸匕,日三服。出第五卷中。

诸骨哽方三十五首

《肘后》疗食诸鱼骨哽,百日哽者方。

用绵二两,以火煎蜜,内一段绵,使热灼灼尔,从外缚哽所在处,灼瓠以熨绵上。若故未出,复煮一段绵以代前,并以皂荚屑少少吹鼻中,使得嚏出矣。秘方不传。《礼》云:鱼去乙。谓其头间有骨如乙字形者,哽入不肯出故也。

又方

取捕鱼竹笱须烧末饮之,鱼网亦佳。

又疗食诸肉骨哽方。

白雄鸡左右翮大毛各一枚烧末,水服一刀圭也,仍取所食余者骨,左右手反覆掷背后,则下也。文仲、《备急》同。

又方

烧鸡足末服方寸匕,酒下,立出。深师同。

又方

生艾蒿数升,水酒共一斗,煮取三四升,稍稍饮之。深师同。

凡疗病皆各以其类,岂宜以鸬鹚疗肉骨,狸虎疗鱼哽耶?至于竹篾蘘白嚼筋绵蜜事,乃可通为诸哽用耳。又有咒术小小皆须师解,故不备载。出第五卷中。

深师疗食鱼骨哽方。

捕鱼网烧,饮服刀圭匕良。是鱼哽,烧鱼网服之良。

又疗哽及刺不出方。

服蔷薇灰末方寸匕,日三。亦疗折箭刺入,脓囊不出,坚燥及鼠扑,服之十日,哽刺皆穿皮出效。

又疗铁棘竹木诸刺在肉中,折不出,及哽不下方。

半夏二两,洗　白蔹二两

上二物,捣筛。酒服半钱匕,日三。宁从少少起者,半夏戟人喉中故也。忌羊肉、饧等。加干姜一两尤佳。

又方

鼠脑厚涂疮上则出,亦可用坟鼠,大效。

又疗哽方。

蝼蛄脑

上一物,吞即下。亦疗刺不出,涂刺疮上。

又疗咽哽方。

取鱼尾著衣领,令下推,立下。

又方

白蔹、白芷等分,捣散,饮服刀圭。

又疗食哽方。

鹰粪烧灰存性

上一物,下筛,服方寸匕。虎、狼、雕屎皆可服之,佳。

又疗骨哽咽,不得下饮食方。

白鸡翼翮大毛各一枚,著铜器中烧之,焦作灰,饮服一刀圭,立下。

又疗哽方。

半夏五两，洗　白芷五两

上二物，捣筛，服方寸匕，则呕出。忌羊肉、饧。

又方

以东流水一杯，东向坐，以手指画水中，作龙字讫，饮水。不自晓书，令他人持手书良。

又方

凡书文曰：天有门，地有根，诸家入口者，皆当得吞。《集验》同。并出第二十二卷中。

《千金》疗哽方。

取鹿筋渍之濡，索之大如弹丸，持筋端吞之，候至哽处徐徐引之，哽著筋出。《集验》同。

又方

极吹之。食骨鲠，烧虎狼屎服。

又方

末虎骨，若狸骨，服方寸匕。《集验》同。

又方

服瞿麦末方寸匕。《集验》同。《古今录验》兼主折刺不出。

又方

吞猪膏如鸡子大，不瘥更吞，瘥止。《古今录验》同。

又疗诸哽方。

作竹篾刮令滑，绵缠，内咽中，令至哽处，可进退引之，哽即出。《小品》、《古今录验》、深师同。

又疗诸哽方。

鸬鹚屎末，服方寸匕。《集验》《古今录验》同。

又疗鱼骨哽方。

口称鸬鹚鸬鹚,则下。并出第二十六卷中。

张文仲疗食诸鱼骨哽方。

以鱼骨插头上,则立下。陶云:因馨咳则出。《肘后》《备急》同。

又方

小嚼薤白令柔,以绳系中央,持绳一端,吞薤到哽处引,哽当随出。《集验》、《古今录验》、深师、《备急》、《千金》同。

又疗鱼骨哽在喉中,众法不能去者方。

取饴糖丸如鸡子黄大吞之,不去又吞,此用得效也。《肘后》《备急》《千金》《集验》《小品》同。

又疗食中吞发哽不去,绕喉者方。

取梳头发烧灰,饮服一钱匕。《肘后》《备急》《集验》《千金》同。并出第三卷中。

《救急》疗哽方。

好蜜以一匙抄,稍稍咽之,令下良。文仲同。

又疗鱼骨哽在喉中方。

以少许硇砂口中咀嚼,咽之立下。出第七卷中。

《必效》疗鱼骨哽方。

含水獭骨,立出。《小品》同。

又方

鱼网覆头立下。《千金》云:烧灰服半匕。《小品》同。出第二卷中。

《古今录验》疗鱼哽骨横喉中,六七日不出方。

取鲤鱼鳞皮合烧作屑,以水服之,则出也。未出更服之,取出为度。出第二十九卷中。

杂误吞物方一十七首

《肘后》疗误吞钩方。

若绳犹在手中者，莫引之，但益以珠珰，若薏子辈就贯之，著绳稍稍令推至钩处，小小引之则出。

又方

以小羊喉，以沓绳推至钩处，当退脱，小引则出。

又方

但大庾头，四向顾，小引之则出。

又方

常思草头一把，二升水淘灌之，十余过而饮之。

又疗误吞诸木竹钗辈方。

取布刀故锯烧渍酒中，以女人大指甲二枚烧末，内酒中饮之。

又方

若是桃枝竹钗，但数数多食白糖，自消去。

又疗以银钗簪箸摘吐，因气吸误吞不出方。

多食白糖，渐渐至十斤，当裹物自出，此说与葛氏小异。并出第五卷中。

深师疗误吞钩方。

虎珀珠

上一物，贯著钩绳，推令前入，至钩所又复推，以牵引出矣。若水精珠卒无珠，坚物摩令滑用之也。出第二十二卷中。

《千金》疗误吞环，若指呕方。

烧雁毛二七枚，末服之。鹅羽亦佳。《备急》、文仲同。

又误吞珠铜铁而哽者方。

烧弩铜牙令赤，内酒中饮之，立愈。出第二十六卷中。

张文仲疗吞诸珠珰铁而哽方。

烧弩铜牙令赤，内水中，饮其汁，立愈。《肘后》《备急》同。

又疗误吞钱方。

捣火炭末，服方寸匕，则出。《肘后》、《小品》、《集验》、《千金》、《备急》、深师同。

《备急》葛氏误吞钗方。

取薤曝令萎，煮令熟，勿切，食一大束，钗则便随出。生麦叶若蘩缕皆可用。良效。《千金》《肘后》同。

又误吞钉及箭金针铁物等方。

多食肥羊肉脂及诸肥肉，自裹出。《肘后》、《千金》、文仲同。并出第五卷中。

《古今录验》疗误吞银环及钗者方。

取饴糖一斤，一顿渐渐食尽，多食之，环及钗便出。《小品》《集验》《千金》同。《千金》作白糖。

又方

取水银一两，分服之，钗便下去也。亦可以胡粉一两，捣调之，分再服，食银令如泥也。若吞金银物在腹中皆服之，令消烊出也。

又疗误咽针方。

取真吸针磁石末，酒、白饮服一方寸匕。解曰：磁石特能吸取针。《难》云：今吞针哽在喉中，而服磁石末入腹耶，若含磁石口中者，或吸针出耳。二理详取其义焉。《小品》《集验》《千金》同。出第二十九卷中。

第九卷 _{咳嗽二十三门}

咳嗽方三首

《病源》：咳嗽者，由肺感于寒，微者成咳嗽也。肺主气，合于皮毛。邪之初伤，先客皮毛，故肺先受之。五脏与六腑为表里，皆禀气于肺。以四时更王，五脏六腑皆有咳嗽，各以其时感于寒而受病，故以咳嗽形证不同。五脏之咳者，乘秋则肺先受之，肺咳之状，咳而喘息有音声，甚则唾血。乘夏则心先受之，心咳之状，咳则心痛，喉中介介如哽，甚则咽肿喉痹。乘春则肝先受之，肝咳之状，咳则两一作左胁下痛，甚则不可转侧，两胠下满。乘季夏则脾先受之，脾咳之状，咳则上胁下痛，阴引于肩背，甚则不可以动，动则咳剧。乘冬则肾先受之，肾咳之状，咳则腰背相引而痛，甚则咳逆。此五脏之咳也。五脏咳久不已，传与六腑。脾咳不已，则胃受之。胃咳之状，咳而呕，呕甚则长虫出。肝咳不已，则胆受之。胆咳之状，咳而呕胆汁。肺咳不已，则大肠受之。大肠咳之状，咳而遗粪。心咳不已，则小肠受之。小肠咳之状，咳而失气，气与咳俱出。肾咳不已，则膀胱受之。膀胱咳之状，咳而遗溺。久咳不已，则三焦受之。三焦咳之状，咳而腹满，不欲食饮。此皆聚于胃，关于肺，使人多涕唾而面浮肿，气逆也。又有十种咳。一曰风咳，欲语因咳，言不得终是也。二曰寒咳，饮冷食寒，注入于胃，从肺脉上气，内外合，因之而咳是也。三曰支咳，心下硬满，咳则引四肢痛，其脉反迟是也。四曰肝咳，咳而引胁下痛是也。五曰心咳,咳而唾血,引手少阴是也。六曰脾咳,咳而涎出,续续不止,下引少腹是也。七曰肺咳,咳引颈项,而唾涎沫是也。八曰肾咳,咳则耳聋无所闻,引腰并脐中是也。九曰胆咳,咳而引头痛口苦是也。十曰厥阴咳,咳而引舌本是也。诊其右手寸口气口以前,脉手阳明经也。其脉浮则为阳实。阳实者,病苦腹满,善喘咳。脉微大为肝痹,咳引少腹。咳嗽,脉浮大者生,沉小伏匿者死。又云:脉浮直者生,沉硬者死。咳且呕,腹胀且泄,其脉弦弦欲绝者死。咳脱形发热,脉小硬急者死。咳且羸瘦,络脉大硬者死。咳而尿血,羸瘦脉大者死。出第十四卷中。

《小品》疗咳嗽,紫菀七味汤方。

紫菀半两　五味子一两　桂心二两　麻黄四两,去节　杏仁七十枚,去皮尖两仁,碎　干姜四两　甘草二两,炙

上药切,以水九升,煎取二升半,去滓。温服七合,日三服。忌海藻、菘菜、生葱、蒜、面、腥腻。《经心录》《古今录验》同。出第二卷中。

《延年》紫菀饮,主咳嗽方。

紫菀　贝母　茯苓　杏仁去皮尖两仁者　生姜各三两　人参二两　橘皮一两,去脉

上七味,切,以水五升,煮取一升五合,去滓。分温三服,如人行七里更进一服。忌葱、蒜、面、酢。张文仲处。《古今录验》同。出第五卷中。

《古今录验》天门冬煎,疗咳嗽方。

天门冬六两,去心　杏仁三升,去双仁皮尖,碎　椒三升,熬令汗出　桂心　厚朴炙　杜仲　苦参各三两　附子六两,炮　干

姜六两　乌头二枚，炮　人参六两　蜈蚣一枚，去头足，炙

上十二味，别捣杏仁，其余者合捣下筛，以五斤胶饴和，捣千杵。服如大枣一枚，日三。忌冷水、猪肉、生葱、鲤鱼。出第九卷中。

五嗽方四首

深师疗五嗽，一曰上气嗽，二曰饮嗽，三曰燥嗽，四曰冷嗽，五曰邪嗽，四满丸方。

干姜　桂心　踯躅花　芎䓖　紫菀　芫花　根皮各二分人参　细辛　甘草炙　半夏洗　鬼督邮各等分　蜈蚣一枚，去头足，炙

上十二味，捣筛，蜜和。服如大豆五丸，米饮下，日三。不知加之至七八丸。服此丸无不瘥，方秘不传。忌羊肉、饧、生葱、生菜、海藻、菘菜。

又方

特生礜石一两，泥包烧半日　款冬花一两　豉三百枚，捣千杵　巴豆十六枚，去皮心熬，别捣如脂

上四味，捣筛蜜和。服如大豆，米饮下二丸，不知稍增至四五丸。忌野猪肉、芦笋。《古今录验》疗三十年咳。并出第十八卷中。

《备急》华佗五嗽丸方。

皂荚炙　干姜　桂心

上三味等分，捣筛，蜜和，丸如梧子。服三丸，酒饮俱得，日三。忌葱。出第三卷中。

《古今录验》四满丸，疗五嗽，一为气嗽，二为痹嗽，三为燥嗽，四为邪嗽，五为冷嗽，悉疗之方。

蜈蚣二枚，炙　芫花根五分，熬　踯躅花四分　干姜　芎䓖

桂心各四分　人参　细辛各二分

上八味,捣筛,蜜和为丸。一服米饮下五丸,如大豆许,日三,稍加至十丸。忌生葱、生菜。出第十九卷中。

新久咳方三首

深师疗新久咳嗽,唾脓血,连年不瘥,昼夜肩息,麻黄汤方。

麻黄去节,四两,一方二两　桂心二两　甘草二两　大枣十四枚,擘

上四味,切,以水九升,煮取三升,去滓。分温三服,日三。数用有效。忌海藻、菘菜、生葱等物。

疗新久咳嗽,前胡丸方。

前胡六分　乌头炮,二枚　桔梗　干姜各二分　桂心八分　蜀椒八分,汗

上六味,捣筛,蜜和如樱桃大,一丸含化,稍稍咽之,日三。又疗久咳,昼夜不得卧,咽中水鸡声欲死者,疗之良。忌猪肉、冷水、生葱。并出第十八卷中。

《千金》疗新久咳嗽,款冬花煎方。

款冬花　干姜为末　芫花根熟熬,为末,各二两　五味子　紫菀各三两

上五味,先以水一斗,煮三味,取三升半,去滓,内芫花、干姜末,加白蜜三升,合投汤中,令调于铜器中,微火煎,令如饴,可一升半。服枣核大含之,日三服。曾数用甚良。忌蒜、面、腥腻。深师同。出第十八卷中。

卒咳嗽方八首

《肘后》疗卒咳嗽方。

釜月下土一分　豉七分,熬

上二味,熬捣,蜜丸如梧子大,米饮服十四丸。曾用有验。

又方

饴糖六分　干姜六分,末　豉一两

上三味,先以水二升,煮豉三两沸,去滓,内饴糖,消后内干姜末,分为三服。

又方

生姜汁　百部根汁

上二味,合煎,服二合。并出第一卷中。

张文仲卒咳方。

百部根四两

上一味,酒一斗煮之再宿,火温,服一升,日再服之效。《肘后》同。

又方

温清酒一升　驴膏一升

上服之,亦疗上气。并出第三卷中。

《备急》卒咳嗽方。

芫花二两,熬

上一味,水二升,煮四沸,去滓,内白糖一斤,服如枣大,勿食咸酸物。亦疗久咳。《肘后》同。

又方

炉中取铅屑一分　桂心一两　皂荚二两,去皮子,炙上三味,捣筛,蜜和,丸如梧子。大人米饮下服十五丸,小儿五丸,日二服。忌生葱。《肘后》同。出第三卷中。

深师疗卒咳逆上气,肩息,昼夜不止,欲绝,麻黄汤方。

麻黄去节　细辛各二两　甘草半两,炙　桃仁二十枚,去皮尖及两仁者,研,一本作杏仁

上四味,切,以水七升,煮取三升,去滓,分三服。秘方。忌海藻、菘菜、生菜。出第十八卷中。

暴热咳方二首

《千金》疗暴热咳,杏仁饮方。

杏仁四十枚,去皮尖两仁,炒研　柴胡四两　紫苏子一升橘皮一两

上四味,切,水一斗,煮取三升,分三服。常服饮之不妨。本方无紫苏子,有干枣。出第十八卷中。

《延年》贝母煎,主暴热咳方。

贝母三两　紫菀　五味子　百部根　杏仁去皮尖两仁者,研甘草炙,各二两

上六味,切,以水五升,煮取二升,去滓,和地黄汁三升、生麦门冬汁一升、白蜜五合、好酥二合、生姜汁一合。又先取地黄、麦门冬及汤汁,和煎减半,内酥、姜汁,搅不得停手,又减半,内蜜,煎如稠糖,煎成。取如枣大含咽之,日三,夜再服。忌海藻、菘菜、咸物。蒋孝璋处。出第五卷中。

冷咳方三首

深师疗冷咳逆气,干姜汤方。

干姜四两　紫菀一两　杏仁七十枚,去皮尖双仁,切　麻黄去节,四两　桂心　甘草炙,各二两　五味子一两

上七味,切,水八升,煮取二升七合,分三服。平体人加射干一两代干姜。忌海藻、菘菜、生葱等。

又疗冷饮咳,芫花煎方。

芫花二两　干姜二两　白蜜二升

上三味,捣筛二味,内蜜中搅令相和,微火煎令如糜。服如枣核一枚,日三夜一。欲痢者多服。《千金》主新久咳。并出第十八卷中。

《千金》疗冷嗽方。

干姜三两,末　胶饴一斤

上二味,搅令和调,蒸五升米下令熟。以枣大含化,稍稍咽之,日五夜三。出第十八卷中。

咳失声方四首

《广济》疗咽喉干燥咳嗽,语无声音,桂心散方。

桂心三两　杏仁三两,去皮尖双仁,熬

上二味,捣筛为散,以蜜和。绵裹如枣大,含之咽汁,日三夜二。忌生葱、油腻。出第二卷中。

《古今录验》疗暴中冷伤寒,鼻塞喘咳,喉中哑塞失音声者方。

取芫花根一虎口,切,曝

上一味,令病人以荐自蒻就里,舂芫花根,令飞扬入其七孔

中,当眼泪出,口鼻皆罗刺郎达切,毕毕耳勿住,令芫花根尽则止,病必于此瘥。

又疗忽暴咳,失声语不出,杏仁煎方。

杏仁一升,去皮尖两仁者,熬　通草四两　紫菀　五味子各三两　贝母四两　桑白皮五两　蜜一升　沙糖一升　生姜汁,一升

上九味,切,以水九升,煮五味,取三升,去滓,内杏仁脂、姜汁、蜜、糖和搅,微火上煎取四升。初服三合,日再夜一,稍稍加之。忌蒜、面、炙肉等。《千金》同。

又通声膏方。

五味子　款冬花　通草各三两　人参二两　杏仁一升,去尖皮两仁者,熬　桂心　细辛　青竹皮　菖蒲　酪酥各二两　枣膏三升　白蜜一升　姜汁一升

上十三味,细切,以水五升,微火煎三上三下,去滓,内姜汁、枣膏,煎令调和,酒服如枣二枚。忌生菜、生葱、羊肉、饧。《千金》用苏五升,枣膏、蜜各二升,余同。并出第十九卷中。

气嗽方八首

《病源》:夫肺主气,候皮毛。人有运动劳役,其气外泄,腠理则开,因乘风取凉,冷气卒伤于肺,即发成嗽,故为暴气嗽。其状嗽甚而少涎沫。出第十四卷中。

《古今录验》疗患气嗽,并下焦冷结方。后四方同疗。姚大夫《别录要方》。

紫菀　贝母　百部根　款冬花　五味子　半夏洗,各五分　射干十分　芫花根皮四分,切,熬令焦　干姜　橘皮各四分　杏仁八分,去皮尖双仁者,熬　苏子四分　白石英八分,研　钟乳

十分,研

上十四味,捣筛,以蜜和,为丸如梧桐子。酒服十丸,日再,稍加至三十丸。忌羊肉、饧、诸生冷等物。

又方

干地黄　桂心　山茱萸　五味子各三两　茯苓四两　苁蓉　丹参　泽泻　甘草炙　钟乳研,各二两

上十味,捣筛蜜和,酒服十五丸如梧子大,日增至三十丸。忌海藻、生葱、酢物、菘菜、芜荑。

又酒方。

丹参　干地黄各五两　芎䓖　石斛　牛膝　黄芪　白术　苁蓉各四两　防风　独活　附子炮　秦艽　桂心　干姜各三两　钟乳六分,研

上十五味,切,以酒三斗浸七日。初服二合,日再,稍稍加之。忌食桃李、雀肉、生葱、猪肉、冷水、芜荑。

又丸方

干地黄四两　防风　苁蓉　泽泻各三两　山茱萸　丹参　五味子　茯神各二两,一方作茯苓　桂心一两半

上九味,捣筛,蜜和,丸如梧子。酒服二十丸,日再,稍加至三十丸。忌酢物、生葱、芜荑。并出第十九卷中。

《延年》杏仁煎,主气嗽方。

好杏仁一升,去皮尖两仁者,酥熬　糖一合　蜜五合　酥一合　生姜汁一合　贝母八合,别筛末　苏子汁一升,以七小合苏子研,水和滤取汁

上七味,先捣杏仁如泥,内后六味药,合煎如稠糖。取如枣大含咽之,日三。但嗽发,细细含之。忌猪肉。蒋孝璋处。

又疗气嗽煎方。

贝母　紫菀　百部根炙　款冬花　甘草炙,各三两　桂心二两

上六味,切,以水六升,煮取一升五合,去滓,内后药。

生地黄汁三升　生麦门冬汁五合　生姜汁五合　白蜜五合　酥五合　白糖五合　杏仁三合,去皮尖双仁,熬捣作膏

煎如糖。一服一匙,日三,稍加至三匙,嗽定则停。忌海藻、生葱、菘菜、芫荽、蒜、酢、咸食、猪肉等。

又疗气嗽,杏仁煎方。

杏仁五合,去皮尖,捣研　生姜汁二合　酥一合　蜜三合

上四味,以水三升,研杏仁取汁,内铜铛中,煎搅可减半,内姜汁煎如稀糖,内酥蜜煎令如稠糖。一服一匙,日三服,夜一服,稍加至两匙。忌猪肉。

又杏仁煎,主气嗽方。

杏仁一升,去尖皮两仁者,研,滤取汁　酥三合　白蜜三合

上三味,以水三升,研滤杏仁,令味尽,内铜铛中,煎可减半,内酥、蜜煎二十沸,内贝母末四分、紫菀末三分、甘草炙末一分,更煎搅如稀糖,一服一匙,日三夜一服,以咳嗽止为度。大验。忌蒜、猪肉。并出第五卷中。

呷咳方二首

《病源》:呷咳者,犹是咳嗽也。其胸膈痰饮多者,咳则气动于痰,上抟咽喉之间,痰气相击,随咳动息,呀呷有声,谓之呷咳。其与咳嗽大体虽同,至于投药则应加消痰破饮之物,以此为异耳。出第十四卷中。

崔氏三十年以来呷咳,并疗之方。

莨菪子新者　南青木香真者　熏黄无石臭者

上三味等分,捣筛为散,以羊脂涂青纸一张,以散药著纸上,卷裹之。平旦空腹烧裹头令烟出,吸取十咽,日中时复吸十咽,日晚后吸十咽。七日内禁生冷酢滑。三日则瘥。出第六卷中。

《古今录验》疗呷咳,书聚丸方,大神验。万年县令席君懿送。

书墨二分　甘遂二分　葶苈子二分,熬　前胡五分　大黄五分　巴豆二分,去心皮,熬

上六味,捣筛为散,巴豆、葶苈别细研,蜜和,丸如梧子。以白蜜粥清饮,旦空腹服三丸,人弱服二丸,则利水或吐,三日以后更一服,还如上法,不过三服愈。疗三十年咳,如利不止者,以冷白饮止之。吐痢止后,食禁生冷、酢滑、猪、鱼、鸡、面、油、酒、冷水、蒜、芦笋。此药宜春夏服之。有毒之药,宁从少起。《广济》疗瘕嗽上气,喉中作水鸡鸣。出第十九卷中。

熏咳法六首

《千金》疗熏咳法。

细熟艾薄薄布纸上,广四寸,复以石硫黄末薄布艾上,务令调匀,以荻一枝,如纸长卷之,作十枚,先以火烧缠下去荻,其烟从荻孔中出,口吸取烟咽之,取吐止。明旦复熏之。昨日余者,后日复熏之,三日止,自然瘥。惟得食白糜,余皆禁之。《古今录验》同。

又法

熏黄研令细,一两

以蜡纸并上熏黄,令与蜡相入,调匀卷之,如前法,烧之亦如

上法，日一二止，以吐为度，七日将息，后羊肉羹补之。

又法

烂青布广四寸上布艾，艾上又布青矾石末，矾上布少熏黄末，又布少盐，又布少豉末，急卷之，烧令著内燥罐中，以纸蒙头作小孔，以口含取烟咽之，以吐为度，闷时复息，烟尽止，日一二用，三卷用不尽瘥。三七日慎油腻。并出第十八卷中。

崔氏疗久咳不瘥，熏法。

款冬花

上一味，每旦取如鸡子许，用少许蜜拌花使润，内一升铁铛中，又用一瓷碗合铛，碗底钻一孔，孔内插一小竹筒，无竹苇亦得。其筒稍长作碗铛相合，及插筒处，皆面泥之，勿令漏烟气，铛下著炭火少时，款冬烟自从筒中出，则口含筒吸取烟咽之。如觉心中少闷，须暂举头，即将指头捻筒头，勿使漏烟气，吸烟使尽止。凡如是三日一度为之，待至六日，则饱食羊肉馎饦一顿，则永瘥。出第六卷中。

《古今录验》疗咳喝呼合切，下同烟法。

钟乳研　白石英研　人参　丹参研　雄黄各七分，研　水银二分，研　乌羊肾脂一具　净纸十张

上八味，各捣筛为末，以水银投药裹细研，使入诸药，羊脂熬，取置纸中，令均平，使厚一分，散药令周遍，剪纸一张作三分，瘦弱妇人，五日用半寸熏，未服药前斋五日，服药后一百日，忌五辛、酒、肉。此一剂得疗五十人，上气悉皆愈。忌生血物。

又疗咳，腹胀，气上不得卧，身体水肿。长孙振熏法。

蜡纸一张，熟艾薄布遍纸上　熏黄末，三分　款冬花末，二分

上三味，并遍布艾上，著一苇筒卷之寸，别以绳系之，烧下

头，喝烟咽之亦可，三十咽喝讫则瘥。喝尽三剂，一百日断盐、醋，日一。每喝三寸，三日尽一剂。出第十九卷中。

疗咳方一十四首

深师疗咳方。

巴豆炮去壳，勿伤肉

白饮吞下，初日饮服二枚，日三枚良。忌野猪肉、芦笋。《千金》同。

又方

蜀椒一合，汗，去目　杏仁去皮尖，半合，熬　豉半合　款冬花小半合

上四味捣，蜜和为丸。晚间不食含一丸，如弹丸大，含一丸则知效验。十年者，五六日知良。并出第十八卷中。

《小品》疗咳，生姜五味子汤方。

五味子五合　生姜八两　紫菀一两　半夏二两，洗　吴茱萸一两　款冬花半两　细辛一两　附子一枚，炮　茯苓四两　甘草二两，炙　桂心一两

上十一味，切，以水一斗，煮取五升，分温三服，老人可服五合。忌海藻、菘菜、猪肉、冷水、羊肉、饧、生菜、酢物、生葱。《古今录验》同。出第一卷中。

《备急》疗咳方。

杏仁半斤，去尖皮两仁者，熬　紫菀二两

上二味，先研杏仁取汁使尽，细切紫菀更煎，少浓去滓，内蜜使稠，细细饮之，立定。出第三卷中。

崔氏疗咳方。

杏仁一升,去尖皮两仁,熬　苏子汁,五合　生姜汁五合,煎蜜五合,煎令沫尽

上四味,先捣杏仁作脂讫,内诸药和煎,搅调三四沸,药成。含咽如枣大,日三四。忌蒜、面。出第六卷中。

《延年》紫菀饮,主咳方。

紫菀一两半　贝母二两　人参一两　橘皮半两　生姜一两　杏仁一两半,去皮尖两仁者,研

上六味,切,以水二升五合,煮取八合,分三服,欲再服亦得。慎咸、酢、蒜、面。蒋孝璋处。出第五卷中。

《必效》疗咳方。

枣一百二十颗,去核　豉一百粒　桃仁一百二十颗,去皮尖两仁者,熬令色黄

上三味,合捣,为丸如枣大,含之无不瘥。

又方

鸡子白皮十四枚,熬令黄　麻黄三两,去节

上二味,捣成散。每服方寸匕,日二,食后饮下之。无所忌。

又方

麻黄二两,去节　紫菀二两　贝母三两,去心

上三味,捣筛,蜜和,丸如杏核。绵裹含,稍稍咽汁,尽更作,日四五度。

又方

杏仁一百二十枚,去皮尖,熬　豉一百枚,熬令干　干枣四十枚,去核

上三味,合捣如泥,丸如杏核,含咽令尽,日七八度,尽更作。出第一卷中。

《古今录验》百部汤，疗咳，昼夜不得眠，两眼突出方。

百部半两　生姜半斤　细辛三两　贝母三两　甘草二两，炙

杏仁四两，去皮尖两仁者　紫菀三两　桂心一两　白术二两

麻黄六两，去节　五味子二两

上十一味，切，以水一斗二升，煮取三升，分三服。忌桃李、雀肉、海藻、菘菜、生菜。《千金》无杏仁、紫菀，余同。

又疗咳噙散方。

细辛　紫菀　天雄炮　石膏　款冬花　钟乳各二分

上六味，捣筛作散，如大豆七聚，以小竹筒噙服，日二。不得食生鱼、酱醋、生菜，但食糜七日，咳愈乃止。若大豆聚不知，亦小益，勿太多。甚良。忌生菜、冷水、猪肉。《千金》同。

又疗咳，麻黄五味子汤方。

麻黄四两，去节　五味子五合　甘草二两，炙　半夏二两，洗

干姜五合　细辛二两　桂心六两　杏仁三两，去皮尖两仁者

上八味，切，以水一斗，煮取四升，去滓，分温五服，日三夜二。忌海藻、菘菜、羊肉、饧、生菜、生葱。

又疗咳，羊肺汤。太医史脱方。

款冬花一两　紫菀　干姜　细辛各一两　桂心　甘草炙，各半两　五味子半升　白前　食茱萸各半两　羊肺一枚，细切

上十味，切，以水八升，合煮取三升，去滓。一服三合，日三。禁食盐、蒜、生菜、海藻、菘菜、生葱。并出第十九卷中。

积年久咳方二十一首

《病源》：肺感于寒，微者则成咳嗽，久咳嗽，是连滞岁月，经久不瘥者也。凡五脏皆有咳嗽，不已则各传其腑。诸久咳不已，

三焦受之。其状咳而腹满,不欲食饮。此皆寒气聚于胃而关于肺,使人多涕唾而变面浮肿,气逆故也。出第十四卷中。

深师疗五脏咳积年,剧则上气不得卧,喉中如有物,医所不疗,五愈丸方。

桂心 细辛 干姜 白前 甘草炙,各三分 蜀椒汗 代赭 通草 款冬花 芫花熬,各一分 伏龙肝 紫菀 牡蛎各二分,熬

上十三味,捣筛,以饴糖和之,捣令调和。如枣核一丸含之,稍稍咽其汁,尽复含,令胸中热为候,不知,以意加之。其久病重者,昼夜二十余丸。若一岁咳者,一月愈;十岁咳者,百日愈。忌海藻、菘菜、生葱、生菜等。

又疗三十年咳,芫花煎方。

芫花二两 干姜三两,末之

上二味,以水五升煮芫花,取三升,去滓,内姜末,加蜜一升合煎之如糜。一服如半枣,日三。不知,加之。一方不用干姜,取芫花汁,蜜和煎令可丸,服如梧子三丸,日三。

又疗三十年咳,气奔上欲死,医所不疗,海藻丸。褚仲堪方。

海藻三分 麦门冬五分,去心 昆布 干姜 细辛 文蛤 桂心 蜀椒汗,各二分

上八味,捣筛,蜜和。服如杏仁许,夜卧一丸,著舌上,稍稍咽汁,尽更著一丸。忌生葱、生菜等。

又疗三十年咳嗽上气,短气久冷,五脏客热,四肢烦疼,食饱则剧;时有发,甚不能行步,夜不得卧,多梦,香豉丸。

香豉四分,熬 杏仁二分,去尖皮两仁,熬 紫菀三分 桂心三分 甘草八分,炙 干姜二分 细辛三分 吴茱萸二分

上八味,捣筛,蜜和。服如梧子四丸,日三,不知增之,能含嚼咽汁亦佳。忌海藻、菘菜、生葱、生菜。

又疗三十年上气咳嗽,款冬花丸方。

款冬花六分　桂心四分　紫菀六分　杏仁四分,去尖皮两仁,熬　附子二两,炮　藜芦四分　干姜六分　甘草七分,炙　细辛六分　防风八分　芫花六分,熬　蜀椒八分,汗　野葛四分,去心

上十三味,捣筛,蜜和,丸如梧子。服三丸,稍加,日三服。忌生葱、辛咸、酢、猪肉、冷水、海藻、菘菜、生菜、狸肉等。一方十四味,此方忌酢,恐有茯苓。

又疗三十年咳逆上气,咽喉如水鸡鸣,或唾脓血,师药不能疗者方。

香豉三升,熬　蜀椒一升,汗　干姜一斤　猪肪三斤

上三味,捣筛,内肪中,以水五升,合豉等物熟煎,每以二合服之。大效。

又疗三十年咳嗽,七星散方。

蜀椒汗　桑根白皮　芫花根皮　款冬花　紫菀　代赭　细辛　伏龙肝各一两

上八物,捣为散,取作七星聚,聚如扁豆大,以竹筒口当药上,一一噏咽之,令药入腹中。先食讫,即服药,日三服。后三日不瘥,复作七聚,以一脔肉炙令熟,以转展药聚上,令药悉在炙肉中,仰卧咬咀炙肉汁,令药力歊歊,皆毒螫咽中,药力尽吞肉。前后所疗皆不至,食肉便愈。若不愈,复作如初法,必愈乃止。羊、牛、鹿肉皆可用,勿用猪肉。忌生菜。《千金》《延年》不用椒与芫花根,余同。并出第十八卷中。

《千金》疗三十年咳嗽方。

蜜一斤　生姜二斤,取汁

上二味,先秤铜铫知斤两讫,内蜜复秤知斤两,次内姜汁,以微火煎令姜汁尽,惟有蜜斤两在止。旦服如枣大含一丸,日三。禁一切杂食。

又疗三十年咳方。

紫菀二两　款冬花三两

上二味,为散。先食饮服一钱匕,日三,七日愈。张文仲、《古今录验》、深师同。

又疗三十年咳方。

百部根三斤

上一味,捣取汁,煎之如饴,以温粥饮服方寸匕,日三服。《深师方》白蜜二升,更煎五六沸,服三合,有验。

又疗久咳不瘥方。

兔屎四十九枚　胡桐律一分　硇砂三分

上三味,捣筛,蜜和为丸,服如梧子三丸,令吐冷物尽则瘥。并出第十八卷中。

《延年》疗久咳不瘥方。

猪肾一具,去脂膜　椒二十八颗,开口者

上二味,取肾一颗,上作十四孔,取椒内孔中,两肾总著二十八颗了,以水缓煮令熟,割破细切,啖之令尽。有验。张文仲处。出第五卷中。

崔氏疗积年咳,喉中哑声方。

芫花根白皮六分,切,熬令焦黑　贝母十二分　款冬花六分百部根八分,切,熬　杏仁十分,去尖皮,熬　皂荚四分,去皮子,炙　五味子六分　蜈蚣半枚,炙　桑白皮六分　麻黄八分,去

节　紫菀八分

上十一味,捣筛,蜜和,为丸如梧子大。一服五丸,日再服,加至十五丸,煮枣汁送之。出第六卷中。

《必效》疗咳嗽积年不瘥者,胸膈干痛不利方。

紫菀一大两　杏仁四十九枚,去两仁尖皮,熬　酥一大合　蜜一大合

上三味,紫菀及杏仁各别捣,先煮酥、蜜,搅令和,内紫菀、杏仁研破块,煎十余沸。药成,出瓷器中。每日空腹服一弹丸,细细含咽之。忌酒、面及猪肉等。凌空道士得此方,传效不复可言。

又方

莨菪二分,以水淘去浮者,水煮令牙出,焙干,炒令黄黑色　酥一鸡子许　大枣七枚

上三味,铛中煎令酥尽,取枣去皮食之,日二。

又方

生姜五两　饧半大升

上二味,取姜刮去皮,如算子切之,置饧中,微火煎姜使熟,食使尽则瘥。段侍御用之极效。

又方

款冬花

上一味,和蜜火烧,含取烟咽之,三数度则瘥。

又方

取莨菪子三指撮,吞唾咽之,日五六度。光禄李丞自服之,极神效。并出第一卷中。

《古今录验》疗人三十年寒冷咳逆上气,麻黄汤方。

麻黄八分,去节　蜀椒四分,汗　细辛三分　藁本二分　杏

仁五十枚,去皮尖两仁者,碎

上五味,切,以水七升,煮取三升,分为三服,日三。忌生菜。

又许明疗人久咳欲死方。

取厚榆皮削如指大,去黑,剉令如锯,长尺余,内喉中,频出入,当吐脓血则愈。

又香豉丸,疗上气三十年咳,气久寒冷痹,脾中客热变为冷方。

食茱萸一两　甘草一两　香豉二十枚　细辛　杏仁去尖皮两仁者,熬,各一两　紫菀二两

上六味,捣筛为末,别捣杏仁如膏,乃内末搅令匀,蜜和,丸如梧子。服三丸,日三,不知,增之至五丸,暮卧时含十丸,著咽喉中咽之。忌海藻、菘菜、生菜。出第十九卷中。

久咳坐卧不得方二首

《集验》疗久患气嗽,发时奔喘,坐卧不得,并喉里呀声,气欲绝方。

麻黄去节　杏仁去尖皮两仁者,碎　紫菀各三两　柴胡　橘皮各四两

上五味,切,以水六升,煮取二升半,去滓,分三服。一剂不瘥,频两三剂。从来用甚验。张文仲同。出第四卷中。

《备急》疗久咳奔喘,坐卧不得,并喉里呀声,气绝方。

麻黄去节　干苏叶　橘皮各三两　柴胡四两　杏仁四两,去尖皮两仁者,碎

上五味,切,以水六升,煮取二升半,分三服。服两剂必瘥,甚效。张文仲同。出第三卷中。

咳嗽短气方七首

《病源》:肺主于气,候于皮毛。气虚为微寒客于皮毛,伤于肺,气不足则成咳嗽。夫气得温则宣和,得寒则痞涩,虚则气不足,而为寒所迫,并聚于肺间,不得宣发,故令咳而短气也。出第十四卷中。

深师疗伤中咳嗽短气,肠中痛,流饮厥逆,宿食不消化,寒热邪癖,五内不调,肉苁蓉汤方。

肉苁蓉五两　干地黄四两　大枣二十枚,擘　乌头一两,炮　甘草炙　桂心　紫菀　五味子各二两　生姜　石膏碎,绵裹　麦门冬去心,各三两

上十一味,切,以水一斗五升,煮取七升,去滓。分为七服,日四夜三。一方用大枣五十枚,水一斗二升,煮取九升。忌海藻、生葱、菘菜、芜荑、猪肉、冷水。

又疗上气咽喉窒塞,短气不得卧,倚壁而息,腰背苦痛,支胁满,不能食,面色萎黄,贝母饮方。

贝母　石膏绵裹,碎　桂心　麻黄去节　甘草炙,各二两　杏仁三十枚,去尖皮两仁者　生姜五两　半夏五两,洗

上八味,切,以水一斗,煮取三升,去滓,分三服。忌海藻、菘菜、羊肉、生葱、饧等。

又疗咳而不利,胸中痞而短气,心中时悸,四肢不欲动,手足烦,不欲食,肩背痛,时恶寒,海藻汤方。

海藻四两　茯苓六两　半夏五合,洗　五味子五合　细辛二两　杏仁五十枚,去尖皮两仁者

上六味,切,以水一斗,煮取三升,分三服。忌羊肉、饧、生

葱、酢物。一方有生姜一两。《千金》同。出第十八卷中。

《古今录验》五味子汤,疗逆气咳嗽,胸膈中寒热,短气不足方。

五味子一两　前胡三两　紫菀　甘草炙　桂心　生姜各二两　枣三十枚,擘　山茱萸三两

上八味,切,以水一斗,煮取七升,绞去滓。服一升,日三夜三。忌生葱、海藻、菘菜。《广济方》用橘皮,不用茱萸。

又胡椒理中丸,疗咳嗽逆气,不能饮食,短气方。

胡椒　荜拨　干姜　款冬花　甘草炙　橘皮　高良姜　细辛各四两　白术五两

上九味,捣筛,蜜和,丸如梧子。一服五丸,日再。忌桃李、雀肉、生菜、海藻、菘菜。

又泻肺汤,疗咳逆短气方。

人参三分　生姜四分　半夏五分,洗　甘草四分,炙　橘皮十二分　竹叶二两

上六味,切,以水六升,煮取二升,分三服。此方亦疗霍乱。忌羊肉、饧、海藻、菘菜。

又疗咳嗽及短气胁痛,姜椒汤方。

生姜　椒去目,汗,各一两

上二味,切,以水五升,煮取三升,每服一合。并出第十九卷中。

九种咳嗽方一首

《千金》九种气咳嗽欲死,百病方。

干姜二分　半夏洗　细辛　紫菀　吴茱萸　芫花　茯苓

甘遂　防葵　甘草炙　人参　乌头炮　大黄　葶苈子熬　巴豆
去皮心,熬　厚朴炙　杏仁去皮尖两仁者,熬,各一分　五味子
远志去心　枳实炙　皂角去皮子,炙　当归　桂心　前胡　菖蒲
大戟　蜀椒各半分　白薇三分

上二十八味,捣和蜜丸。先食服如梧子二丸,日三,以知为
度,不知增之。忌海藻、菘菜、羊肉、饧、生葱、酢物、野猪肉、芦
笋。一方无巴豆,有䗪虫半分,恐非。出第十八卷中。

咳逆及厥逆饮咳方七首

《病源》:咳逆者,是咳嗽而气逆上也。气为阳,流行腑脏,宣
发腠理,而气肺之所主也。咳病由肺虚感微寒所成,寒抟于气,
气不得宣胃,逆聚还肺,肺则胀满,气逆不下,故为咳逆。其状咳
而胸满气逆,髀背痛,汗出,尻阴股膝踹胻足皆痛也。其汤熨针
石,别有正方,补养宣导,今附于后。《养生方导引法》云:先以鼻
内气,乃闭口咳,还复以鼻内气,咳则愈。向晨去枕,正偃卧,伸
臂胫,瞑目闭口无息,极胀腹两足,再息顷间吸,腹仰,两足倍拳,
欲自微息定,复为之。春三、夏五、秋七、冬九。荡涤五脏,津润
六腑。又云:还向反望侧望,不息七通,疗咳逆胸中病,寒热。出
第十四卷中。

深师疗咳嗽短气不得息,发热胸苦满,不得饮食,五味子
汤方。

五味子二两　桂心　甘草炙　细辛各一两　干姜三两　紫
菀二两,一方一两　大枣二十枚,擘　麻黄二两,去节

上八味,切,以水八升,煮取三升,分三服。无干姜,生姜亦
得。忌海藻、菘菜、生菜、生葱。出第十八卷中。

《千金》竹皮汤，主咳逆下血不息方。

生竹皮三两　紫菀二两　饴糖一斤　生地黄汁一升

上四味，切，以水六升，煮取三升，分三服。忌芜荑。深师同。

又疗大逆上气，喉咽不利，止逆下气，麦门冬汤主之方。

麦门冬二升，去心　半夏一升，洗　人参　甘草各二两，炙
粳米三合　大枣十四枚

上六味，切，以水一斗二升，煮取六升，服半升，日三夜一。忌
羊肉、饧、海藻、菘菜。此本仲景《伤寒论》方。并出第十八卷中。

《古今录验》疗厥逆，脏气有余，寒气虚劳，忧气惊气，其人善
悸，胸中或寒，上下无常，多悲伤，流四肢，脐四边常有核，游肿，
大便不利，澼气汤方。

厚朴四两，炙　人参　甘草炙　牡蛎各二两，熬　茯苓四两
桂心　半夏各一两，洗　栀子四枚　生姜八两　黄芩三两

上十味，切，以水九升，煮取三升半，去滓。分服七合，日三
夜再。若腹痛去黄芩，加芍药三两，良验。忌海藻、菘菜、生葱、
羊肉、饧、酢物等。

又疗咳逆上气丸方。

干姜四两　桂心　款冬花各一两　附子四枚，炮　五味子二
两　巴豆六十枚，老者三十枚，去皮心，熬

上六味，先捣上五味，下筛，别捣巴豆如膏，内药末，以蜜和，
丸如麻子。以一丸著牙上咬咀，常暮卧时服亦可，日三服。忌生
葱、猪肉、芦笋。

又小胡椒丸，疗寒冷咳逆，胸中有冷，咽中如有物状，吐之不
出方。

胡椒五分　干姜六分　款冬花三分

上三味,捣筛蜜和,丸如梧子大。米饮服三丸,日再服,以知为度。禁如前法。并出第十九卷中。

十咳方七首

《千金》问曰:咳病有十,何谓也?师曰:有风咳,有寒咳,有支咳,有肝咳,有心咳,有脾咳,有肺咳,有肾咳,有胆咳,有厥阴咳。问曰:十咳之证,何以为异?师曰:欲语因咳,言不得终,谓之风咳。饮冷食寒,因之而咳,谓之寒咳。心下坚满,咳则支痛,其脉反迟,谓之支咳。咳引胁下痛,谓之肝咳。咳而唾血,引手少阴,谓之心咳。咳而涎出,续续不止,下引少腹,谓之脾咳。咳引颈项而唾涎沫,谓之肺咳。咳则耳无所闻,引腰并脐中,谓之肾咳。咳而引头痛口苦,谓之胆咳。咳而引舌本,谓之厥阴咳。夫风咳者下之。寒咳、支咳、肝咳,灸足太冲。心咳,灸刺手神门。脾咳,灸足太白。肺咳,灸手太泉。肾咳,灸足太溪。胆咳,灸足阳陵泉。厥阴咳,灸手太陵。留饮咳者,其人咳不得卧,引项上痛,咳者时如小儿瘛疭状。夫久咳为水,咳而时发热,脉在九菽一云卒弦者非虚也,此为胸中寒实所致也,当吐之。咳家其脉弦,欲行吐药,当相人强弱,无热乃可吐耳。通按:太泉疑太渊。

又咳家,其人脉弦为有水,可与十枣汤下之。不能卧坐者,阴不受邪故也。

又夫有支饮家,咳烦胸中痛者,不卒死,至一百日、一岁,与十枣汤方。

芫花　甘遂　大戟并熬,等分

上三味,捣下筛,以水一升五合,煮大枣十枚,取八合,绞去滓,内药末,强人取重一钱,羸人半钱匕,顿服之。平旦服而不下

者,明旦更益药半钱,下后自补养。《古今录验》同。此方仲景
《伤寒论》方。

又咳而引胁下痛者,亦十枣汤主之。用前方。

又夫酒客咳者,必致吐血,此坐久极饮过度所致也。其脉沉
者,不可发汗。久咳数岁,其脉弱者可疗,实大数者死。其脉虚
者,必苦冒也。其人本有支饮在胸中故也,治属饮家。上气汗出
而咳,属饮家咳,而小便利若失溺,不可发汗,发汗出则厥逆冷。

又咳逆倚息不得卧,小青龙汤主之。

麻黄去节　芍药　细辛　桂心　干姜　甘草炙,各三两
五味子半升　半夏半升,洗

上八味,切,以水一斗,先煮麻黄减二升,去沫,乃内诸药煮
得三升,去滓,服一升。若渴者,去半夏加栝楼根三两。微利者,
去麻黄加荛花如鸡子大,熬黄。若食饮噎者,去麻黄加附子一
枚,炮去皮,六片破。小便不利少腹满者,去麻黄加茯苓四两。
若喘,去麻黄加杏仁半升,去尖皮两仁者熬。荛花不主利,麻黄
止喘。今语反之,疑非仲景意加减。忌海藻、菘菜、生葱、生菜、
羊肉、饧。此本仲景《伤寒论》方。

青龙下已,多唾口燥,寸脉沉而尺脉微,手足厥逆,气从少腹
上冲胸咽,手足痹。其面翕热如醉状,因复下流阴股,小便难,时
复冒者,可与茯苓桂心甘草五味子等汤主之,治其气冲方。

茯苓四两　桂心一两　甘草三两,炙　五味子半升

上四味,切,以水八升,煮取三升,去滓,温分三服。忌海藻、
菘菜、生葱。以《千金》校之,亦脱此方,今于仲景方录附之。

冲气则抵,而反更咳胸满者,与茯苓、甘草、五味子,去桂心,
加干姜、细辛,以治其咳满方。

茯苓四两　甘草炙　干姜　细辛各三两　五味子半升

上五味,切,以水八升,煮取三升,去滓,温服一升,日三。忌海藻、菘菜、生菜、酢物等。

咳满即止,而复更渴,冲气复发者,以细辛、干姜为热药也,服之当遂渴,而渴反止者,为支饮也。支饮法当冒,冒者必呕,呕者复内半夏,以去其水方。

茯苓四两　甘草炙　干姜　细辛各三两　五味子半升　半夏半升,洗

上六味,切,以水八升,煮取三升,去滓,温服一升,日三。忌海藻、菘菜、生菜、羊肉、饧、酢等。

水去呕则止,其人形肿,可内麻黄。以其人遂痹,故不内麻黄,乃内杏仁也。若逆而内麻黄者,其人必厥。所以然者,以其人血虚,麻黄发其阳故也。

茯苓四两　干姜三两　细辛三两　五味子半升　半夏半升,洗　杏仁半升,去尖皮两仁者　甘草三两,炙

上七味,切,以水一斗,煮取三升,去滓。温服一升,日三。忌海藻、菘菜、生菜、羊肉、饧、酢等。

若面热如醉状者,此为胃中热上冲,熏其面令热,加大黄利之方。

细辛　甘草炙　干姜各三两　茯苓四两　五味子　半夏洗　杏仁去皮尖,各半升　大黄三两,蒸

上八味,切,以水一斗,煮取三升,去滓。温服一升,日三服。忌海藻、菘菜、生菜、饧、酢、羊肉。并出第十八卷中。

久咳嗽上气唾脓血及浊涎方五首

《病源》:久咳嗽上气者,是肺气虚极,风邪停滞,故其病积月累年。久不瘥则胸背痛,面肿,甚则唾脓血也。出第十四卷中。

深师疗肺气不足,咳逆唾脓血,咽喉闷塞,胸满上气,不能饮食,卧则短气,补肺汤方。

款冬花三两　桂心二两　钟乳二两　干姜二两　白石英二两　麦门冬去心,四两　五味子三两　粳米五合　桑根白皮一斤　大枣一百枚,擘

上十味,切,以水一斗二升,先煮桑白皮、枣令熟,去滓,内药煮,取二升二合,分三服。忌生葱等。《千金》同。

又疗咳逆上气,时时唾浊,但坐不得卧,皂荚丸方。

长大皂荚一挺,去皮子,炙

上一味,捣筛,蜜和,服如梧子一丸,日三,夜一,以大枣膏和汤下之。《千金》《经心录》《延年》同。此本仲景《伤寒论》方,一名枣膏丸。

又疗咳逆上气,吐脓或吐血,胸满痛不能食,补肺汤方。

黄芪一法五两　桂心　干地黄　茯苓　厚朴　干姜　紫菀　橘皮　当归　五味子　远志去心　麦门冬去心,各三两　甘草炙　钟乳　白石英各二两　桑白皮根　人参各三两　大枣二十枚,擘

上十八味,切,以水一斗四升,煮取四升,分温四服,日三夜一。忌海藻、菘菜、生葱、酢物。《千金》同。并出第十八卷中。

《古今录验》疗寒冷咳嗽,上气胸满,唾腥脓血,四味石钟乳散方。

钟乳碎研　白礜石炼　款冬花　桂心各一分

上四味,捣合下筛。以筒吸之如大豆许,一匕聚,先食,日三。不知稍增之,数试有验,当作七聚遂吸之。忌生葱。《千金》《集验》同。出第十九卷中。

《必效》疗上气唾脓血方。

灸两乳下黑白际各一百壮,良。《千金》同。

咳嗽脓血方一十一首

《病源》:咳嗽脓血者,损肺伤心故也。肺主气,心主血,肺感于寒,微者则成咳嗽。伤于阴脉则有血,血与气相随而行。咳嗽极甚,伤血动气,俱乘于肺,以津液相抟,蕴结成脓,故咳嗽而有脓血也。出第十四卷中。

《广济》疗瘕嗽吐脓损肺方。

人参二分　瓜蒂三分　杜蘅五分

上三味,捣筛为散,平旦空腹以热汤服方寸匕,当吐痰水恶汁一二升,吐已复煮白粥食。痰水未尽,停三日更进一服。忌生冷、油腻、猪鱼。《肘后》《古今录验》用杜蘅三分、人参一分,服一钱匕。出第二卷中。

深师疗咳逆唾脓血,鸡子汤方。

鸡子一枚　甘草二分,炙　甘遂一分　大黄二分　黄芩二分

上五味,切,以水六升,煮取二升,去滓,内鸡子搅令调,尽饮之良。忌海藻、菘菜。

又疗伤肺唾血方。

茅根

上一味,捣筛为散。服方寸匕,日三。亦可绞取汁饮之,主

热渴。出第四卷中。

《删繁》疗肺偏损,胸中应肺偏痛,唾血气咳,款冬花散方。

款冬花　当归各六分　桂心　芎䓖　五味子　附子炮,各七分　细辛　贝母各四分　干姜　干地黄各八分　白术　甘草炙　杏仁去尖皮,各五分　紫菀三分

上十四味,捣筛为散,清酒服方寸匕,日二服。忌生葱、生菜、桃李、雀肉、海藻、菘菜、猪肉、芜荑。出第五卷中。

《千金》百部丸,主诸咳不得气息,唾脓血方。

百部根二两　升麻半两　桂心　五味子　甘草炙　紫菀　干姜各一两

上七味,捣筛,蜜和,丸如梧子。服三丸,日三,以知为度。忌生葱、海藻、菘菜等物。

又疗肺伤,咳唾脓血,肠涩背气,不欲食,恶风,目暗眈眈,足膝胫寒,汤方。

干地黄切,半升　桑白皮切,二升　芎䓖切,一升　白胶五两　桂心二升　人参　紫菀各二两　大枣二十枚,擘　生姜五两　饴糖一升　大麻仁一升　大麦三升

上十二味,切,以水一斗五升煮麦,滤取一斗,去滓,内药煎取三升,分三服。忌生葱。

又疗肺病,咳嗽脓血及唾涕血出不止方。

好酥五十斤

上三遍炼,停凝当出醍醐。服一合,日三,以瘥止。

又方

三遍炼酥如鸡子黄,适寒温,灌鼻中,日二夜一。

又疗咳嗽喘息,喉中如有物,唾血方。

杏仁二升,去尖皮两仁者　　猪脂二合　糖一升　生姜汁二升
蜜一升

上五味,先以猪膏煎杏仁黄黑,出以纸拭令净,捣如膏,合煎
五物,令可丸。服如杏核,日夜六七,渐加之。并出第十八卷中。

《古今录验》泻肺汤,疗肺中脓咳唾血,气急不安卧方。

芎䓖　麻黄去节　细辛　椒去目闭口,汗　当归各一两

上五味,切,以水七升,煮取三升。分为三服,日三。微汗,
或吐脓血。忌生菜。一方有生姜一两。

又羊肺汤,疗咳昼夜无闲,息气欲绝,肺伤唾血方。

钟乳五两　牡蛎熬　桂心六两　射干　桃仁去尖皮　贝母
橘皮　百部根　五味子各三两　生姜六两　白石英　半夏
洗,各五两　款冬花　甘草炙　厚朴炙,各二两　羊肺一具

上十六味,切,先以水二斗三升,煮羊肺,取一斗,去肺,内诸
药,煮取三升。分四服,日三夜一。忌海藻、菘菜、羊肉、饧、生
葱。出第十九卷中。

久咳嗽脓血方四首

《病源》:久咳嗽脓血者,肺感于寒,微则成咳嗽。咳嗽极甚,
伤于经络,血液蕴结,故有脓血。气血俱伤,故连滞积久,其血黯
瘀,与脓相杂而出也。出第十四卷中。

《广济》疗积年咳嗽脓血方。

莨菪二升　大枣一百颗,青州者

上二味,以水三大升,取马粪烧火煎熟之,候令汁尽取枣。
早晨服一枚,日中一枚,日暮一枚,不觉渐加。口干胸热则以为
度,不吐不利。忌并如前法。

又疗咳经年不瘥,气喘欲绝,伤肺见血方。

桑白皮切,五合　白羊肺一具,切　芍药十分　款冬花六分　茯苓十一分　贝母十二分　麦门冬六分　杏仁六分,去尖皮,熬为脂　升麻十二分　生地黄汁一升　黄芩十二分　蜜一升

上十二味,切,以水一斗,煮取三升,去滓,内杏仁脂、地黄汁、蜜等,微火上煎如鱼眼沸,搅勿停手,取二升二合煎成,净绵夹布滤。每食后含一合,日夜三四度,老小以意减之,微暖含之佳。忌生冷、油、酢、面、鱼、蒜、芜荑。并出第二卷中。

深师疗咳逆,气喘不息,不得眠,唾血、呕血、短气连年,款冬花丸方。

款冬花十八分　紫菀十二分　杏仁八分,去尖皮两仁者,熬　香豉十分,熬　人参二分　甘草三分,炙　蜀椒三分,汗　天门冬六分,去心　干姜　桂心　干地黄各三分

上十一味,捣筛,蜜和如弹丸。含稍稍咽汁,日四夜再。神良。忌海藻、菘菜、生葱、芜荑、鲤鱼。出第十八卷中。

《近效》疗久咳兼唾血方。

白前三两　桑白皮　桔梗各二两　甘草一两,炙

上四味,切,以水二大升,煮取半大升,空腹顿服。若重者,十数剂。忌猪肉、海藻、菘菜。李子钊方。

咳嗽唾黏方二首

《广济》疗肺热咳嗽,涕唾多黏,甘草饮子方。

甘草六分,炙　款冬花七分　豉心一合　生麦门冬八分,去心　葱白一握　槟榔十颗,合子碎　桔梗六分　地黄汁半升

上八味,切,以水六升,煮取二升,绞去滓,下地黄汁。分温

三服,如人行四五里进一服。不利。忌生菜、热面、炙肉、海藻、菘菜、鱼、蒜、粘食、猪肉、芜荑。出第二卷中。

《延年》紫苏饮,疗咳嗽短气,唾涕稠,喘乏,风虚损烦,发无时者,宜服此方。

紫苏　贝母各二两　紫菀一两　麦门冬一两,去心　枣五枚,擘　葶苈子一两,熬令黄,别捣　甘草一两,炙

上七味,切,以水六升,煮取二升。分为四服,每服如人行七里。禁猪鱼肉、蒜、海藻、菘菜。出第五卷中。

许仁则疗咳嗽方一十二首

许仁则论:咳嗽病有数种,有热嗽,有冷嗽,有肺气嗽,有饮气嗽。热嗽者,年少力壮,体气充满,将息伤热,积热所成,故致热嗽,此但食饮取冷,兼以药压之,自歇。冷嗽者,年衰力弱,体气虚微,如复寝食伤冷,故成冷嗽,此亦但将息以温,兼进温药,则当平复。肺气嗽者,不限老少,宿多上热,后因饮食将息伤热,则常嗽不断,积年累岁,肺气衰便成气嗽,此嗽不早疗,遂成肺痿。若此将成,多不救矣。饮气嗽者,由所饮之物,停澄在胸,水气上冲,冲入于肺,肺得此气,便成嗽,久而不除,渐成水气。若作此病,亦难疗之。热嗽之状,更无其余,但遇于热便发,此者宜合生地黄等七味汤服之方。

生地黄一升,切　生姜二合,切　桑根白皮切,一升　射干切,二升　干葛切,六合　紫苏三合　竹沥一升

上药细切七味,以水一斗,煮取三升,去滓,内竹沥搅稠。每食后良久则服之,分一剂作四服。若觉可,则重合服之。病轻者,三数剂则瘥。忌芜荑。

又依前生地黄等七味饮,虽得暂瘥,于后还发,宜合紫菀等十味丸方。

紫菀五分　桑白皮六合　射干四两　百部根五两　麻黄二两,去节　干葛五两　地骨皮　升麻各四两　干地黄六两　芒硝六两

上药捣筛,蜜和,丸如梧子,以竹沥下之。初服十五丸,日再服,稍稍加至三十丸。忌芜荑。

又冷嗽之状,但遇诸冷,此疾便发,有如此者,宜合大枣等七味汤主之方。

大干枣三十枚,擘　桂心四两　杏仁一百枚,去尖皮两仁,研　细辛五两　吴茱萸　当归各三两

上药切,以水八升,煮取二升六合,去滓。温分三服,每服如人行十里久。服一剂觉得力,至三四剂亦佳,隔三四日服一剂。此汤原欠一味。忌生葱、生菜。

又依前大干枣汤服之虽可,未能断其根,遇冷便发,宜合当归等十味丸服之方。

当归切　细辛　甘草炙,各五两　桂心　吴茱萸　人参各三两　蜀椒三合,汗　橘皮　干姜各四两　桑白皮八两

上药捣筛,蜜和丸,煮干枣饮下之。初服十丸,日再服,稍加至三十丸,如梧子。服此丸经三五日觉热,每服药后,良久吃三数口粥食压之。忌海藻、菘菜、生葱、生菜。

又肺气嗽,经久将成肺痿,其状不限四时冷热,昼夜嗽常不断,唾白如雪,细沫稠黏,喘息气上,乍寒乍热,发作有时,唇口喉舌干焦,亦有时唾血者,渐觉瘦悴,小便赤,颜色青,白毛耸,此亦成蒸。有此状者,宜合白前等七味汤服之,兼有麻黄等十味丸、

桑白皮等十味煎。

又肺气嗽，经久有成肺痈者，其状与前肺痿不多异，但唾悉成脓，出无多少。有此病者，于白前汤中加半夏五两、黄芪三两，以水一斗，煮取二升八合；于麻黄丸中加黄芪五两、苦参六两、芍药三两；于桑白皮煎中加黄芪切三升，共桑白皮、地骨皮同煎，又加水三升同煎。忌羊肉、饧。

白前汤方。

白前三两　桑白皮三两　生地黄一升　茯苓五两　地骨皮四两　麻黄二两，去节　生姜六两

上药切，以水八升，煮取二升六合，去滓，加竹沥五合。分温四服，食后服之，昼三夜一。觉得力，重合服五六剂佳，隔三日服一剂。忌酢、芜荑。

又依前白前等七味汤，虽服觉可，根本未除，宜合麻黄等十味丸服之方。

麻黄二两，去节　白前二两　桑白皮六两　射干四两　白薇三两　百部根五两　干地黄六两　地骨皮五两　橘皮三两

上药捣筛，蜜和丸，煮取桑白皮饮下之。初服十丸，日再服，稍稍加至十五丸，丸如梧子大。本欠一味。忌芜荑。

又凡病在胸膈上者，宜饱满而在夜，肺既居上，此是病在上，已昼服丸，夜无凭准，宜合桑白皮汁等十味煎，每夜含咽之方。

桑白皮切，一升　地骨皮切，三升

二味用水七升熟煎，取三升汁，去滓澄清。

生地黄汁五升　生麦门冬汁二升　生姜汁一升　竹沥三升生葛根汁三升　白蜜一升　牛酥三合　大枣膏一升

上八味，先于微火上取生地黄汁以下、生葛根汁以上，和煎

减半,则内桑白皮等二物汁和煎之,三分减一,则内酥、蜜、枣膏,搅之勿停手,得如稠饴状煎成讫,置别器中服之。每夜欲卧时,取一胡桃大含之,细细咽汁,稍加至鸡子大,欲昼日间丸服亦得。忌芜荑。

又饮气嗽经久不已,渐成水病。其状亦不限四时,昼夜嗽不断,遇诸动嗽物,便致困剧,甚者乃至双眼突出,气即欲断,汗出,大小便不利,吐痰饮涎湩沫,无复穷限,气上喘急肩息,每旦眼肿,不得平眠。有如此者,宜合细辛等八味汤、葶苈子十五味丸服之方。

细辛　半夏洗　桂心　桑白皮各五两　干姜　当归各四两
芒硝六两　杏仁六合,去尖两仁者,研

上药,切,以水九升,煮取三升,去滓,内芒硝。分温三服,每服如人行十里久。当得快利,后好将息。经三四日合丸服之。忌生葱、生菜、羊肉、饧。

丸方

葶苈子六合,熬　细辛　五味子各五两　干姜　当归各四两
桂心　人参　丁香　大黄　商陆根各三两　橘皮四两　桑白皮六两　皂荚肉二两,炙　大腹槟榔二十枚　麻黄二两,去节

上药捣筛,蜜和丸,煮桑白皮饮下。初服十丸,日再服,稍加至十五丸,如梧子大。若利则减,秘则加,以大便通滑为度,时时得鸭溏亦佳。忌生葱、生菜。

又依前细辛等八味汤,葶苈子等十五味丸,不觉可,渐成水病,余一如前况,更加大小便秘涩,头面身体浮肿,宜合大干枣三味丸服之方。

大枣六十枚,擘,去核　葶苈子一升,熬　杏仁一升,去尖皮

两仁者,熬

上药合捣,令如膏,可作丸,如硬燥不相著,细细下蜜作丸,依前以桑白皮饮下之。初服七八丸,日再服,稍稍加之,以大便通为度。病重者,时令鸭溏佳。亦有以前二味煮汤服之。

又依前大枣等三味丸服,虽觉气暂歇,然病根深固,药力微弱,且停服大枣丸,合巴豆丸五味细细服之,荡涤宿病方。

巴豆仁二十枚,熬,去心皮　杏仁一百颗,去尖皮两仁者,熬
牵牛子五合,熬　葶苈子六合,熬　大枣六十枚,擘,去核

上药合捣,一如前大枣丸法,还以桑白皮饮下之。服三四丸,日再服。如利即减,秘即加,常以大便调为候。病甚,时时取鸭溏亦佳。忌芦笋、野猪肉。吴升同。出下卷中。

杂疗咳嗽方三首

《古今录验》:五脏六腑皆令人咳。肺居外而近,上合于皮毛,皮毛喜受邪,故肺独易为嗽也。邪客于肺,则寒热上气喘,汗出,咳动肩背,喉鸣,甚者唾血。肺咳经久不已,传入大肠,其状咳则遗粪。肾咳者,其状引腰背痛,其则咳涎。肾咳经久不已,传入膀胱,其状咳则遗尿。肝咳者,其状左胁痛,甚者不得转侧。肝咳经久不已,传入胆,其状咳则清苦汁出。心咳者,其状引心痛,喉中介介如鲠状,甚者喉痹咽肿。心咳经久不已,传入小肠,其状咳则失气。脾咳者,其状右胁痛,阴阴则引肩背,甚者不得动,动便咳剧。脾咳经久不已,则传入胃,其状咳即呕,甚则长虫出。久咳不已,则三焦受之,三焦咳之状,咳而腹满,不能食饮。此皆聚于胃,关于肺,使人多涕唾而面浮肿,气逆也。又非时有风寒冷,人触冒解脱,伤皮毛间,入腑脏为咳上气如此也。又非

时忽然暴寒,伤皮肤,中与肺合,则咳嗽上气,或胸胁又痛,咳唾有血者,是其热得非时之寒暴薄之,不得渐散,伏结深,喜肺痈也。因咳服温药,咳尤剧,及壮热吐脓血,汗出恶寒是也。天有非时寒者,急看四时方也。

又疗咳嗽上气,时时呕白唾沫,数十岁者方。

吴茱萸　五味子　大黄桂心　甘草炙　细辛　人参　紫菀款冬花各一两　大戟　竹茹各三分

上十一味,切,以水一斗,煮取三升,分为三服。亦疗阴冷咳,至良。忌海藻、菘菜、生菜、生葱。深师同。并出第十九卷中。

深师疗诸咳,心中逆气,气欲绝,杏仁煎方。

杏仁四两,去尖皮,末　猪膏二斤　白蜜二升　生姜汁三升

上四味,著铜器中,于微火上先煎姜汁,次内蜜膏,令如饧,置器著地,乃内杏仁末,复令得一沸,煎成。服如枣大一丸含之,日三,不知稍稍增之。

又疗气上迫满,或气不通,烦闷喘呕,苏子汤方。

苏子一升　干姜三两　半夏四两,洗　桂心　人参各一两橘皮　茯苓各三两　甘草一两,炙

上八味,切,以水八升,煮取二升半,分为三服。若虚热,去干姜,用生姜六两,加黄芩二两。忌海藻、菘菜、羊肉、饧、生葱、酢物等。并出第十八卷中。

第十卷

肺痿方一十首

《千金》论曰:寸口脉数,其人病咳,口中反有浊唾涎沫出何也?师曰:此为肺痿之病。肺痿之病,何从得之?师曰:病热在上焦,因咳为肺痿,或从汗出,或从呕吐,或从消渴,小便利数,或从便难,被驶药下痢,重亡津液,故得肺痿。又寸口脉不出,而反发汗,阳脉早索,阴脉不涩,三焦踟蹰,入而不出,身体反冷,其内反烦,多唾唇燥,小便反难,此为肺痿。伤于津液,便如烂瓜,亦如豚脑,但坐发汗故也。其病欲咳不得咳,咳则出干沫,久久小便不利,甚则脉浮弱。肺痿吐涎沫而不咳者,其人不渴,必遗溺,小便数,所以然者,上虚不能制下故也。此为肺中冷,必眩。师曰:肺痿咳唾,咽燥欲饮水者,自愈;自张口者,短气也。出第十七卷中。

仲景《伤寒论》疗肺痿,吐涎唾不咳者,其人不渴必遗溺,小便数,所以然者,以上虚不能制下故也。此为肺冷,必眩,甘草干姜汤主之,以温其脏方。

甘草四两,炙　干姜二两

上二味,切,以水三升,煮取一升半,分温二服。服汤已,小温覆之。若渴者,属消渴。忌海藻、菘菜。

又疗肺痿,涎唾多,心中温温液液者,炙甘草汤方。

甘草四两,炙　生姜三两,去皮　人参二两　地黄一斤　阿

胶三两，炙　　大麻子仁半升　　大枣四十枚　　麦门冬半斤，去心
桂心二两

上九味，切，以美酒七升、水八升相和，先煮八味，取四升，绞
去滓，内胶，上微火烊销。温服七合，日三夜一。并出第八卷中。

《肘后》疗肺痿，咳嗽吐涎沫，心中温温，咽燥而渴者方。一
云不渴。

生天门冬捣取汁，一升　　酒一升　　饴糖一斤　　紫菀末，四合

上四味，合铜器中，于汤上煎可丸。服如杏仁一丸，日三。
忌鲤鱼。范汪、《经心录》同。出第一卷中。

《集验》疗肺痿，咳唾涎沫不止，咽燥而渴方。一云不渴。

生姜五两　　人参二两　　甘草二两，炙　　大枣十二枚，擘

上四味，切，以水五升，煮取一升半，分再服。忌海藻、菘菜。
仲景《伤寒论》、《备急》、范汪、《千金》、《经心录》同。

又疗肺痿，咳嗽涎沫，心中温温，咽燥而渴方。一云不渴。

生姜五两　　甘草二两，炙　　大枣十二枚，擘

上三味，切，以水五升，煮取一升半，分再服。一方干姜三两
代生姜。忌海藻、菘菜。文仲、《千金》、《古今录验》同。深师云：
温脾汤。范汪亦同。

又疗肺痿，时时寒热，两颊赤气急方。

童子小便，每日晚取之，去初末少许，小便可有五合，取上好
甘草，量病人中指节，男左女右，长短截之，炙令熟，破作四片，内
小便中，置于闲净处露一宿，器上横一小刀，明日平旦去甘草，顿
服之，每日一剂。其童子勿令吃五辛。忌海藻、菘菜、热面。并
出第四卷中。

《删繁》疗虚寒喘鸣多饮，逆气呕吐，半夏肺痿汤方。

半夏一升,汤洗　母姜一斤　橘皮一斤　白术八两　桂心四两

上五味,切,以水九升,煮取三升,去滓,分温三服。忌羊肉、饧、桃李、雀肉、生葱。一方有桑白皮切一升。

又疗凡虚寒肺痿喘气,干地黄煎方。

干地黄五两　桑根白皮切,二升　芎䓖五两　桂心　人参各三两　大麻仁一升,炒

上六味,切,以水九升,先煮五味,取三升,去滓,内大麻仁煎数沸,分三服。忌生葱、芜荑。并出第二卷中。

《千金》疗肺痿,涎唾多出,心中温温液液,甘草汤方。

甘草二两,炙

上一味,切,以水三升,煮取一升半,分温三服。忌海藻、菘菜。范汪同。

又疗肺痿,吐涎沫,桂枝去芍药加皂荚汤方。

桂心三两　甘草二两,炙　大皂荚一挺,去皮子,炙　生姜三两　大枣十二枚,擘

上五味,切,以水七升,微火煮,取三升,分三服。忌生葱、海藻、菘菜。范汪、《经心录》同。并出第十七卷中。

肺气客热方二首

《延年》百部根饮,主肺气客热,暴伤风寒,因嗽不安方。

百部根一两半　天门冬二两,去心　紫菀一两半　贝母　干葛　白前　橘皮各一两　生姜二两　葱白切,三合　豉三合

上十味,切,以水六升,煮取一升七合,去滓。分温三服,疏数任情,亦可分为四服,欲间食亦得。禁生冷、鲤鱼、蒜。出第五卷中。

《古今录验》疗肺客热,并肝心家气,人参汤方。

桂心　甘草炙,各三两　人参　干姜　防风各二两　白术一两半

上六味,切,以水八升,煮取三升。分三服,日三,宜温。忌桃李、雀肉、生葱、海藻、菘菜。出第二十一卷中。

肺热兼咳方七首

《删繁》疗肺热,气上咳,息奔喘,橘皮汤方。

橘皮　杏仁四两,去尖皮　柴胡　麻黄去节,各三两　干苏叶二两　母姜四两,去尖　石膏八两

上七味,切,以水九升,先煮麻黄两沸,除沫,下诸药,煮取三升,去滓。分三服,不瘥再服。母姜,《千金》云宿姜。《千金》同。出第五卷中。

《千金》疗肺热,闷不止,胸中喘急,惊悸,客热来去欲死,不堪服药,泄胸中喘气方。

桃皮一斗　芫花一斗

上二味,以水四斗,煮取一斗,去滓,以故布手巾内汁中,薄胸温四肢,不盈数日即歇。

又凡右手寸口气口以前脉阴实者,手太阴经也。病苦肺胀,汗出若露,上气喘逆,咽中塞,如欲呕状,名肺热实也。

又疗肺热实,胸凭仰息,泄气除热汤方。

枸杞根皮二升　白前三两　石膏八两,碎,绵裹　杏仁三两,去尖皮,研　橘皮　白术各五分　赤蜜七合

上七味,切,以水七升,煮取二升,去滓,下蜜更煮两三沸,分三服。忌桃李、雀肉等。

又疗肺热,言音喘息短气,好唾脓血方。

生地黄切,二升　石膏八两　淡竹茹如鸡子大一枚　杏仁四两,去尖皮,研　羚羊角屑,三两　芒硝三两　赤蜜一升　麻黄五两,去节　升麻三两

上九味,以水七升,煮取二升,去滓,下蜜煮两沸,分三服。忌芜荑。出第十七卷中。

《延年》天门冬煎,主肺热,兼咳声不出方。

生天门冬汁,一升　橘皮二两　生地黄汁,五升　白蜜五合　牛酥三合　白糖五两　杏仁一升,去尖皮　贝母　紫菀　通草各三两　百部根　白前　甘草炙,各二两　人参二两

上十四味,切,以水六升,煮贝母等药,取二升五合,去滓,内天门冬、地黄汁,煎可减半,内酥、蜜、生姜等,煎令可丸,稍强取如鸡子黄大含咽之,日四五度。忌鲤鱼、芜荑、海藻、菘菜等。张文仲处。

又地黄麦门冬煎,主肺热兼咳方。

生地黄汁三升　生麦门冬三升　生姜汁一合　酥二合　白蜜二合

上五味,先煎地黄、麦门冬、姜汁等,三分可减一分,内酥、蜜,煎如稀饧,内贝母末八分、紫菀末四分,搅令调。一服一匙,日二服,夜一服。忌芜荑。

又天门冬煎,主肺间热咳,咽喉塞方。

天门冬三两,去心　麦门冬二两,去心　款冬花一两　贝母一两　紫菀二两　茯苓二两　升麻二两　生姜汁,三升　蜜一升　酥一合　地黄汁,三升

上十一味,切,以水八升,煮七物,取一升,去滓,内生姜、地黄

汁,煮取一升,内蜜、酥于银器中,加汤上,煎令成丸。一服如弹丸一枚,含咽,日夜三五丸。忌酢物、芜荑、鲤鱼等。颜仁楚处。

又羚羊角饮,主肺热,胸背痛,时时干咳,不能食方。

羚羊角屑,二两　贝母　生姜　茯苓各三两　橘皮　人参　芍药各二两

上七味,切,以水五升,煮取一升八合,去滓。分温三服,每服如人行八九里久更服。禁生冷、蒜、面、酢。并出第五卷中。

肺虚寒方三首

《删繁》疗肺虚寒,疠风所伤,声音嘶塞,气息喘惫咳唾,酥蜜膏酒,止气咳通声方。

酥　崖蜜　饴糖　生姜汁　生百部汁　大枣肉研为脂　杏仁熬去皮尖,研为脂,各一升　甘皮五具,末

上八味,合和,微火煎,常搅,三上三下,约一炊久,姜汁并百部汁各减半,停下。温清酒一升,服方寸匕,细细咽之,日夜三。《千金》同。出第六卷中。

《千金》疗肺虚寒,疠风伤,语音嘶塞,气息喘惫,嗽唾方。

猪脂三具　大枣一百枚,去核　好酒五升

上三味,以酒渍二味,秋冬七日,春夏三日,生布绞去滓,二七日服尽。忌盐。无猪脂以羊脂代。《肘后》、张文仲、《备急》同。出第十八卷中。

又凡右手寸口气口以前脉阴虚者,手太阴经也,病苦少气不足以息,嗌干不津液,病名曰肺虚寒也。

又疗肺虚寒则声嘶伤,语言用力,战掉,缓弱虚瘠,风入肺,防风散方。

防风　独活　芎䓖　秦椒汗　黄芪各七分　附子炮,七分

干姜七分　石膏研　天雄炮　甘草炙　山茱萸　麻黄去节　五

味子各六分　秦艽　桂心　山药　杜仲　人参　防己各五分

贯众二枚　紫菀　菊花各四分　细辛五分　当归五分

上二十四味,捣筛为散。酒服方寸匕,日再。忌海藻、菘菜、

猪肉、冷水、生葱、生菜。一方无石膏、当归。出第十七卷中。

肺气不足口如含霜雪方四首

《广济》疗肺气不足,寒从背起,口如含霜雪,语无声音,剧者

吐血,苦寒,五味子汤方。

五味子三两　大枣五十枚,擘　桑根白皮一升　藁本二两

钟乳三两　款冬花二两　鸡苏二两

上七味,切,以水九升,煮取三升。分温三服,每服如人行七

八里进一服。忌猪、鱼、炙肉、热面、陈臭等物。此方甚良。

又疗肺气不足,逆气胸满,上迫喉咽,闭塞短气,连唾相属,

寒从背起,口如含霜雪,语无音声,剧者唾血腥臭,或歌或哭,干

呕心烦,耳闻风雨声,皮毛悴面白,紫菀汤方。

紫菀　五味子　生姜合皮切　白石英研,绵裹　款冬花

桂心　人参各二两　钟乳研,绵裹　麦门冬去心　桑根白皮各三

两　大枣二十枚,擘　粳米一合

上十二味,切,水一斗五升,先煮桑根白皮、粳米取九升,去

滓,内诸药,煎取三升,去滓。分温三服,每服相去如人行七八里

久。忌生葱、热面、炙肉。深师、《千金》无紫菀、人参。并出第二

卷中。

深师疗肺气不足,逆满上气,咽喉中闭塞,短气,寒从背起,

口中如含霜雪,语言失声,甚者吐血,补肺汤方。

五味子三两　干姜二两　款冬花二两　桂心一两　麦门冬一升,去心　大枣一百枚,擘　粳米二合　桑根白皮一斤

上八味,切,以水一斗二升,先煮枣并桑白皮、粳米五沸,后内诸药,煮取三升,分三服。忌生葱。《千金》同。出第十八卷中。

《集验》补肺汤,疗肺气不足,咳逆短气,寒从背起,口中如含霜雪,语无音声而渴,舌本干燥方。

五味子　白石英研,绵裹　钟乳同上　桂心　橘皮　桑根白皮各三两　粳米二合　茯苓　竹叶　款冬花　紫菀各二两大枣五十枚　杏仁五十枚,去两仁尖皮　苏子一升　生姜五两麦门冬四两,去心

上十六味,切,以水一斗三升,先煮桑白皮、枣、粳米熟,去滓,内诸药,煮取四升。分三服,日再夜一。忌大酢、生葱。《千金》同。出第四卷中。

肺胀上气方四首五法

《广济》疗患肺胀气急,咳嗽喘粗,眠卧不得,极重恐气欲绝,紫菀汤方。

紫菀六分　甘草八分,炙　槟榔七枚　茯苓八分　葶苈子三合,炒,末,汤成下

上五味,切,以水六升,煮取二升半,绞去滓。分温三服,每服如人行四五里久进之,以快利为度。忌生葱菜、热面、海藻、菘菜、大酢、蒜、粘食。出第二卷中。

仲景《伤寒论》肺胀者,咳而上气,烦躁而喘,脉浮者以心下有水,宜服小青龙汤加石膏主之方。

麻黄三两,去节　五味子半升　石膏绵裹　干姜　芍药　细辛各三两　桂心　甘草各三两,炙　半夏半升,洗

上九味,切,以水一斗,先煮麻黄减二升,去上沫,内诸药,煮取二升半,去滓。温服,强人一升,瘦人及老小以意减之,日三夜一。忌生葱、生菜、海藻、菘菜、羊肉、饧等。

又肺胀者,病人喘,目如脱状,脉浮大也。肺胀而咳者,越婢加半夏汤主之方。

大枣十五枚,擘　半夏半升,洗　生姜三两　麻黄六两,去节　甘草二两,炙　石膏半斤

上六味,切,以水六升,先煮麻黄三二沸,去沫,内诸药,煮取二升,去滓。温服八合,日三,不知更作之。忌海藻、菘菜、羊肉、饧。并出第十八卷中。

深师疗咳而上气,肺胀,其脉浮,心下有水气,小青龙汤加石膏二两。设若有实者,必躁,其人常倚伏,小青龙汤方。用前仲景方。

《千金》疗肺胀,咳嗽上气,咽燥,脉浮,心下有水,麻黄汤方。

麻黄去节　芍药　生姜五两　细辛　桂心各三两　半夏半升,洗　石膏四两　五味子半升

上八味,切,以水一斗,煮取三升,分三服。忌生葱、羊肉、饧、生菜。《集验》同。出第十七卷中。

肺气积聚方二首

《救急》疗肺气积聚,心肋下满急,发即咳逆上气方。

麻黄三两,去节　杏仁去双仁尖皮　柴胡　生姜　半夏洗十遍　葶苈子熬,研如脂,各四两　干枣十二枚,擘　槟榔十枚

上八味，切，以水一斗，煮取二升八合，去滓。分温三服，每服相去如人行八九里久。七日忌食生冷、猪、鱼、羊肉。此方服一剂讫，将息满七日，则服后方。忌羊肉、饧。

又方

茯苓　干苏茎叶　橘皮　麻黄各三两　杏仁去尖皮两仁者　柴胡　生姜各四两

上七味，切，以水一斗，煮取二升七合，去滓。分温三服，每服如人行八九里久。禁酢物、蒜、热面、猪肉。五日服一剂。并出第六卷中。

肺痈方九首

《千金》论曰：病咳唾，其脉数，实者属肺痈，虚者属肺痿。咳而口中自有津液，舌上胎滑，此为浮寒，非肺痿也。若口中辟辟燥，咳即胸中隐隐痛，脉反滑数，此为肺痈也。问曰：病者咳逆，师脉之，何以知此为肺痈？当有脓血，吐之则死。后终吐脓死。其脉何类？何以别之？师曰：寸口脉微而数，微则为风，数则为热。微则汗出，数则恶寒。风中于卫，呼气不入；热过于荣，吸而不出。风伤皮毛，热伤血脉。风舍于肺，其人则咳，口干喘满，咽燥不渴，唾而浊沫，时时振寒。热之所过，血为凝滞，蓄结痈脓，吐如米粥，始萌可救，脓已成则难治。寸口脉数，趺阳脉紧，寒热相抟，故振寒而咳。趺阳脉浮缓，胃气如经，此为肺痈。趺阳脉浮缓，少阴微紧，微为血虚，紧为微寒，此为鼠乳，其病属肺也。问曰：振寒发热，寸口脉滑而数，其人饮食起居如故，此为痈肿病。医反不知，而以伤寒治之，应不愈也。何以知有脓？脓之所在何以别知其处？师曰：假令在胸中者为肺痈，其脉数，咳唾。

设脓未成,其脉自紧数,紧去但数,脓为已成也。出第十七卷中。

仲景《伤寒论》:咳胸中满而振寒,脉数,咽干不渴,时出浊唾腥臭,久久吐脓如粳米粥者,肺痈也。桔梗白散主之方。

桔梗三分 贝母三分 巴豆一分,去皮心,熬,研作脂

上三味,捣筛,强人饮服半钱匕,羸人减之。若病在膈上者必吐,膈下者必痢。若痢不止者,饮冷水一杯则定。忌猪肉、芦笋等。出第十八卷中。

《集验》疗胸中满而振寒,脉数,咽燥而不渴,时时出浊唾腥臭,久久吐脓如粳米粥,是为肺痈,桔梗汤方。

桔梗二两,《千金》《古今方》云用一两 甘草二两,炙

上二味,切,以水三升,煮取一升,分再服,朝暮吐脓血则瘥。张文仲、《千金》、《备急》、《古今录验》、范汪同。此本仲景《伤寒论》方。出第四卷中。

《千金》疗咳有微热,烦满胸心,甲错,是为肺痈,黄昏汤方。

黄昏手掌大一枚,即合欢木皮

上一味,切,以水三升,煮得一升,分再服。范汪同。

又肺痈喘不得卧,葶苈大枣泻肺汤主之。兼疗胸胁胀满,一身面目浮肿,鼻塞清涕出,不闻香臭酸辛,咳逆上气,喘鸣迫塞方。

葶苈三熬令色紫

上一味,捣,令可丸,以水三升,煮擘大枣二十枚,得汁二升,内药如弹丸一枚,煎取一升,顿服。《古今录验》、《删繁》、仲景《伤寒论》、范汪同。并出第十七卷中。

《备急》疗肠痈、肺痈方。

升麻 白蔹 漏芦 芒硝各一两 黄芩 枳实炙 连翘 蛇衔各三两 栀子二十枚,擘 蒴藋根四两

上十味,捣令细,以水三升,渍经半日,以猪脂五升,煎令水竭,去滓。敷之,日三。若交急合水煎。出第四卷中。

《古今录验》疗肺痈方。

薏苡仁一升　醇苦酒三升

上二味,煮取一升,温令顿服,有脓血当吐。范汪、《经心录》同。

又疗肺痈,苇茎汤方。

锉苇一升　薏苡仁半升　桃仁五十枚,去尖皮两仁者　瓜瓣半升

上四味,㕮咀,以水一斗,先煮苇令得五升,去滓,悉内诸药,煮取二升,分再服,当吐如脓。仲景《伤寒论》云:苇叶切二升。《千金》、范汪同。《千金》云:苇茎二升,先以水二斗煮五升。

又疗肺痈,经时不瘥,桔梗汤方。

桔梗三升　白术二两　当归一两　地黄二两　甘草炙　败酱　薏苡仁各二两　桑白皮一升,切

上八味,切,以水一斗五升,煮大豆四升,取七升汁,去豆,内清酒三升,合诸药煮之,取三升,去滓,服七合,日三夜再。忌猪肉、芜荑、桃李、雀肉、海藻、菘菜等。

又疗肺痈,生地黄汁汤方。

生地黄汁一升　当归　甘草炙　白石英绵裹　人参各一两　附子二分,炮　白小豆三十颗　白鸡一头,男用雌,女用雄,疗如食法,一作雉

上八味,切,以水一斗五升,煮鸡,取七升汁,去滓,内地黄汁诸药等,煮取三升,去滓。分服六合,日三夜二。忌芜荑、海藻、菘菜、冷水、猪肉等。并出第二十一卷中。

大肠论二首

《千金》论曰：大肠腑者，主肺也。鼻柱中央以为候也。肺所以合气于大肠者，大肠为行道传泻之腑也，号监仓掾，重二斤十二两，长一丈二尺，广六寸，脐右回叠积还反十二曲，贮水谷一斗二升，主十二时，定血脉，和利精神。又曰：肺前受病，移于大肠，肺咳不已，则大肠受之，大肠咳则遗失便痢。肺应皮，皮厚即大肠厚，皮薄即大肠薄，皮缓腹裹大者大肠缓而长，皮急者大肠急而短，皮滑者大肠直，皮肉不相离者大肠结。《删繁》同。

又扁鹊云：大肠绝不疗，何以知之？泄痢无度，痢绝则死。实即肠热，热则胀满不通，口为生疮。食下入肠，则肠实而胃虚，下胃则胃实而肠虚，所以实而不满，乍实乍虚，乍来乍去。虚则伤寒，寒则肠中雷鸣，泄青白之痢，而发于气水，根在大肠。大肠有寒，鹜溏；有热，便肠垢。大肠有宿食，寒慄发热，有时如疟状。大肠病者，肠中切痛而鸣濯濯，冬日重感于寒则泄，当脐而痛，不能久立，与胃同候。肠中雷鸣，气上冲胸，喘不能久立，邪在大肠也。大肠胀鸣而痛，肠寒即泄，食不化。出第十八卷中。

大肠热实方三首

《千金》：凡右手寸口气口以前脉阳实者，手阳明经也。病苦肠满，善喘咳，面赤身热，喉咽中如核状，名曰大肠实热也。

又疗大肠实热，腹胀不通，口为生疮，生姜泄肠汤方。

生姜　橘皮　青竹茹　白术　黄芩　栀子各三两　桂心一两　生地黄十两　茯苓　芒硝各二两　大枣十四枚，擘

上十一味，切，以水七升，煮取三升，去滓，下芒硝，分三服。

忌生葱、芜荑、海藻、菘菜、酢物、桃李、雀肉等。出第十八卷中。

《删繁》疗肺脉厥逆大于寸口，主大肠热咳上气，喘鸣心烦，麻黄汤方。

麻黄六两，去节　芍药　生姜　半夏洗十遍　细辛　五味子各三两　桂心二两　石膏八两

上八味，切，以水九升，先煮麻黄七八沸，去沫，次下诸药，煎取三升，去滓，分三服。忌羊肉、饧、生葱、生菜等。

又疗大肠热甚，胁满，掌中热，淡竹叶饮，泄热气方。

淡竹叶切，三升　橘皮三两　干苏叶三两　白术四两　甘草一两，炙　葱白切，一升　桂心一两　石膏六两，碎　杏仁六十枚，去皮尖，熬

上九味，切，以水一斗二升，先煮竹叶取一斗，去滓，澄清，取九升，下诸药，煮取三升，绞去滓，分三服。若须利下，内芒硝三两。忌海藻、菘菜、桃李、雀肉、生葱。并出第二卷中。

大肠虚寒方三首

《千金》：凡右手寸口气口以前脉阳虚者，手阳明经也。病苦胸中喘，肠鸣，虚渴唇干，目急善惊，泄白，名曰大肠虚寒也。

又疗大肠虚寒，痢下青白，肠中雷鸣相逐，黄连补汤方。

黄连四两　茯苓四两　芎䓖三两　醋石榴皮四枚　地榆五两　伏龙肝如鸡子大一枚

上六味，切，以水七升，煮五味，取二升五合，去滓，下伏龙肝屑，搅调，分三服。忌猪肉、冷水、大酢。出第十八卷中。

《删繁》疗大肠虚寒，欠呿咳气短，少腹中痛，款冬花丸方。

款冬花七分　桂心　五味子各六分　干姜　芎䓖　甘草

炙,各五分　附子四分,炮　桔梗四分　苏子五合,熬　蜀椒一升

百部汁七合　白蜜一升　干枣五十枚,擘,去皮　姜汁一升

上十四味,细捣为末,将姜、蜜汁和,微火上煎,取为丸如梧子。每服温酒下三十丸,加至四十丸,日再。忌海藻、菘菜、猪肉、冷水、生葱。出第二卷中。

皮虚实方二首

《删繁》论曰:夫五脏六腑者,内应骨髓,外合皮毛肤肉。若病从外生,则皮毛肤肉关格强急;若病从内发,则骨髓疼痛。然阴阳表里,外皮内髓,其病源不可不详之也。皮虚者寒,皮实者热。凡皮虚实之应,主于肺、大肠。其病发于皮毛,热即应脏,寒即应腑。《千金》同。出第三卷中。

《千金》疗皮虚,主大肠病,寒气关格,蒴藋蒸汤方。

蒴藋根叶切,三升　桃皮叶锉,三升　菖蒲叶锉,三升　细糠一斗　秫米五升

上五味,以水一石五斗,煮取米熟为度,大盆器贮,于上作小竹床子罩盆,人身坐床中,四面周回将席荐障风,身上以衣被盖覆。若气急时,开孔对口泄气,取通身接汗,可作两食久许,如此三日。若盆里不过热,盆下安炭火也。非惟疗寒,但是皮肤下一切劳冷,并皆疗之。忌羊肉、饧。《删繁》同。

又疗皮实,主肺病热气,栀子煎方。

栀子　枳实炙　大青　杏仁去两仁尖皮　柴胡　芒硝各三两　生地黄切,一升　石膏八两　淡竹叶切,一升　生玄参五两

上十味,切,以水九升,煮取三升,下芒硝,分三服。忌芜荑。《删繁》同。并出第十八卷中。

上气方九首

《广济》疗上气方。

葶苈子五合,熬紫色,别捣如泥　桑根白皮切　大枣二十枚,擘

上三味,以水四升,煮取一升,绞去滓,内葶苈子泥如枣大,煮之三分减一,顿服,以快利为度。忌如药法。出第二卷中。

《肘后》主上气方。

灸从大椎数下行第五节下,第六节上空间,即灸一处,随年壮。秘方。深师、《千金翼》、文仲同。出第三卷中。

《千金》疗上气方。

上酥一升　独头蒜五颗,去皮,先以酥煎蒜,蒜黄出之　生姜汁二合

上三味,同煎使熟,空腹服一寸匕,温服之。忌热面。

又方

芥子三升

上一味,末之,蜜和为丸。寅时井华水服如梧子七丸,日二服。散亦佳。禁如药法。尤忌油面等。并出第十七卷中。

《必效》疗上气方。

半夏洗　茯苓各四两　橘皮　白术各三两　生姜五两　槟榔十颗

上六味,切,以水一斗,渍一宿,煮取二升七合,分三服。更加甘草三两、人参二两、前胡二两、紫苏一两。忌羊肉、饧、桃李、雀肉、酢物。出第一卷中。

《古今录验》温中汤,疗上气方。

甘草三两,炙　桂心四两　生姜一斤

上三味,切,以水七升半,煎取三升,分五服。忌生葱、海藻、菘菜。

又昆布丸,疗胸满上气方。

大黄 硝石 海藻洗 水银各一两 昆布三两,洗 苦瓠瓣四十枚 葶苈半升,熬 通草二分 桃仁五十枚,熬

上九味,捣筛,以蜜和,为丸如梧子许。先食服三丸,日再服。

又已试鲤鱼汤,疗上气方。

杏仁熬 贝母 桂心各三两 橘皮 人参 甘草炙 厚朴炙 麻黄去节 茯苓 胡麻 白前各二两 鲤鱼五斤 生姜六两 半夏五两,洗

上十四味,切,先以水二斗,煮鱼得一斗二升,去鱼内药,煎取三升二合。分四服,日三夜一。忌海藻、菘菜、酢物、羊肉、饧、生葱等物。

又上气二物散。本司马大将军方。

麻黄一斤,去节 杏仁一百枚

上药各别捣,合和下筛为散。上气发时,服方寸匕,可至三方寸匕,以气下为候,不必常服。深师疗上气兼咳。范汪同。并出第十九卷中。

卒上气方六首

深师疗卒上气,胸心满塞,半夏苏子汤方。

半夏五两,洗 苏子一升 生姜五两 大枣四十枚,擘 橘皮 桂心各三两 甘草二两

上七味,切,以水七升,煮取二升七合,分三服,气即下。忌海藻、菘菜、羊肉、饧、生葱。

又疗卒急上气,胸心满,竹筎下气汤方。

生甘竹筎一虎口　石膏一两　生姜　橘皮各三两　甘草三两,炙

上五味,切,以水七升,煮竹筎取四升半,去滓,内诸药,煮取二升,分二服。此方疗忽上气不止者,服两三剂瘥。忌海藻、菘菜。并出第十八卷中。

《备急》葛氏疗卒上气,鸣息便欲绝方。

桑根白皮切,三升　生姜切,半升　吴茱萸半升

上三味,切,以酒五升煮三沸,去滓,尽令服之,入口则愈。《千金》秘方。

又方

麻黄去节　甘草炙,各二两

上二味,切,以水三升,煮取一升半,分三服。《古今录验》用水八升,煮取三升八合。忌海藻、菘菜。瘥后,欲令不发者,更取二味,并熬杏仁五十枚,捣筛,蜜和丸,服四五丸,日三。文仲、《肘后》、范汪同。

又疗卒上气,气不复报肩息方。

干姜三两,㕮咀

上一味,以酒一斗渍。服一升,日三服。

又方

麻黄三两,去节　桂心　甘草炙,各一两　杏仁四十颗,去尖皮两仁者

上四味,切,以水六升,煮取二升,分三服。此二方名小投杯汤,有气疾者亦可为散,将服之。冷多加干姜三两,痰唾者加半夏三两。忌海藻、菘菜、生葱。出第三卷中。

久上气方四首

《千金》疗积年上气不瘥,垂死者方。

莨菪子熬,令色变　熟羊肺薄切,曝干,为末

上二味,各别捣,等分,以七月七日神酢,拌令相著。夜不食,空肚服二方寸匕,须臾拾针,两食间以冷浆白粥二口止之,隔日一服,永瘥。三十日内得煮饭汁,作芜菁羹食之,以外一切禁断。文仲、《肘后》同。

又疗上气,三十年不瘥方。

大枣一百枚,去核皮　豉一百二十颗　杏仁一百粒　椒二百粒,汗

上四味,先捣杏仁,令极熟后,内枣、椒、豉更捣,作丸如枣核大。含稍稍咽之,日三夜一。并出第十七卷中。

《近效》疗久上气,气急卧不得方。

紫苏叶二两　生姜　麻黄去节　杏仁各三两　赤茯苓　桑根白皮　葶苈子各二两,熬　橘皮一两半

上八味,切,以水八升,先煮麻黄去沫,下诸药和,煮取二升七合,绞去滓。分三服,每服如人行七八里久,温服之毕,服后丸。

又丸方

葶苈子六两,熬令紫色

上一味,捣如泥,丸如梧子大。每食后,以枣饮下十丸,日二服。干枣十颗擘碎,以水一升,煮取五合,去滓,用下丸,甚效。

上气胸满方二首

《古今录验》胡椒丸,疗咳上气,胸满,时复呕沫方。

胡椒　荜拨　干姜各三两　白术二两　桂心　高良姜　人参　款冬花　紫菀　甘草炙,各二两

上十味,捣筛,蜜和,丸如梧子。一服五丸,日二服。不知增之,以知为度。忌生冷、酢滑、猪鱼肉、蒜、桃李、雀肉、生葱、海藻、菘菜。出第十九卷中。

《救急》茯苓人参散,疗上气,胸胁满闷,益心力,除谬忘,永不霍乱,能饮食。此方功力,诸药不逮。有人年四十时,因患积痢,羸惫不能起止,形状如七十老人,服此药两剂,平复如旧,久服延年益寿方。

茯苓二斤,去黑皮,擘破如枣大,清水渍经一日一夜,再易水,出于日中,曝干为末　人参七两,捣　甘草一两,炙,切　牛乳七升　白沙蜜一升五合

上五味,以水五升,内甘草,煮取二升,除甘草澄滤,内茯苓,缓火煎,令汁欲尽,次内白蜜、牛乳,次内人参,缓火煎,令汁尽,仍搅药令调,勿许焦成,日中曝干,捣筛为散,以纸盛之。温乳及蜜汤和吃并得,亦不限多少。夏月水和当抄。忌海藻、菘菜、大酢。并是大斗大升大秤两也。此方极验。合数剂立效。出第六卷中。

上气咳身面肿满方四首

崔氏疗肺热而咳,上气喘急,不得坐卧,身面肿,不下食。消肿下气,止咳立验方。

葶苈子二十分,熬　　贝母六分　　杏仁十二分,炮　　紫菀六分
茯苓　　五味子各六分　　人参　　桑白皮各八两

上八味,捣筛,蜜和,丸如梧子。一服十丸,日二服,甚者夜一服,渐渐加至二三十丸。煮枣汁送之。若腥气盛者,宜服此药。若小便不利者,宜服后方。忌酢物。

又方

葶苈子二十分,熬　　杏仁十二分　　茯苓六分　　牵牛子八分,熬

上四味,捣筛,蜜和,为丸如梧子许。每服八丸,日再夜一,渐渐加至二十丸。煮枣汁送之。大忌酢物。

又疗上气咳嗽,长引气不得卧,或水肿,或遍体气肿,或单面肿,或足肿,并主之方。

葶苈子三升,微熬

上一味,捣筛为散,以清酒五升渍之,春夏三日,秋冬七日。初服如胡桃许大,日三夜一,冬日二夜二,量其气力,取微利为度。如患急困者,不得待日满,亦可以绵细绞即服。其葶苈单茎向上,叶端两角,角粗且短。又有一种苟芥草,叶近根下作歧,生角细长,采时必须分别。前件六种病状,发动各不同,始终至困,并归于水。但人腹内有块,及两边皆有者,或当心有块,稍肚大者,并是水病。即此药必须得好新熟无灰酒清者,始可用。经日多者,恶不堪用。前件病皆是热,服药惟须慎酒面、生冷、鸡猪鱼肉。大困及不得卧,入口则定。老少任意量力,必须好瘥平复始可停药。此方神验。服药如伤多闷乱者,作土浆饮即定。并出第六卷中。

《必效》疗上气咳嗽,腹满体肿方。

取楸叶三升

上一味,煮三十沸,去滓,煎堪作丸,如小枣子,以竹筒内下部,立愈。出第一卷中。

上气喉中水鸡鸣方一十二首

深师疗久逆上气胸满,喉中如水鸡鸣,投杯汤方。

小麦一升　麻黄四两,去节　厚朴五两　石膏如鸡子　杏仁五合

上五味,以水一斗,煮取小麦熟,去麦内药,煮取三升,分三服。咳嗽甚者,加五味子、半夏洗,各半升,干姜三累。经用甚良。

又疗上气,脉浮咳逆,咽喉中水鸡鸣,喘息不涌,呼吸欲死,麻黄汤方。

麻黄八两,去节　射干二两　甘草四两,炙　大枣三十颗

上四味,切,以水一斗,先煮麻黄三沸,去上沫,内诸药,煮取三升,分三服。已用甚良。忌海藻、菘菜等。

又疗咳逆上气,胸中塞,不得息,卧不安席,牵绳而起,咽中如水鸡声,投杯汤方。

款冬花二十分　杏仁四十颗　甘草一两,炙　大枣二十颗　桂心二两　麻黄四两,去节　生姜　半夏洗,各三两　紫菀　细辛各一两

上十味,切,以水八升,煮取二升,顿服之。一方分再服。卧令汗出,食粥数口,勿饱食。神良。忌海藻、菘菜、羊肉、饧、生葱、生菜。

又疗咳逆上气,燥嗽冷嗽,昼夜甚,喉中水鸡鸣,钟乳丸方。

钟乳　人参　桂心　干姜各八分　附子炮　款冬花　细辛各六两　紫菀十分　杏仁四分

上九味,捣筛,蜜和。酒服如小豆二丸,日三,不知稍稍加之。忌猪肉、冷水、生葱、生菜等物。

又疗上气咳嗽,喉中水鸡鸣,唾脓血腥臭,麻黄汤方。

麻黄六两,去节　桂心一两　甘草炙　杏仁去皮尖,各二两
生姜八两,一方用干姜三两

上五味,切,以水七升,煮取三升半,分五服。已用疗咳唾脓血、喉中腥臭得力,后长将丸服。忌海藻、菘菜、生葱。

又疗久咳上气,喉中鸣,昼夜不得卧,贝母散方。

贝母三两　麻黄去节　干姜各二两　桂心　甘草炙,各一两

上五味,捣筛。平旦酒服方寸匕,日二,不知增之,至二匕,大剧可至再服。酒随饮多少。忌海藻、菘菜、生葱等。

又疗久咳逆上气,体肿短气胀满,昼夜倚壁不得卧,喉常作水鸡鸣,白前汤方。

白前二两　紫菀　半夏洗,各三两　大戟切,七合

上四味,切,先以水一斗,渍之一宿,明旦煮取三升,分三服。忌羊肉、饧。此方四味,《千金方》见水肿咳上气中。《千金》《古今录验》同。并出第十八卷中。

《小品》疗咳逆,喉中如水鸡声,贝母汤方。

贝母　甘草炙,各二两　麻黄去节　桂心各四两　半夏洗
干姜各三两　杏仁七十枚

上七味,切,以水二斗三升,先煮麻黄得十沸,内药煮取三升。温服七合,日三。忌海藻、菘菜、生葱、羊肉、饧。《古今录验》同。

又疗咳而上气,咽中如水鸡声,射干麻黄汤方。

射干十二枚　麻黄去节　生姜各四两　紫菀三两　款冬花

三两　细辛三两　五味子半升　半夏八枚,洗　大枣七枚

上九味,切,以东流水一斗二升,煮取三升,分三服。忌羊肉、饧、生菜。此本仲景《伤寒论》方。《千金》、《古今录验》同。并出第一卷中。

《必效》疗病喘息气急,喉中如水鸡声者,无问年月远近方。

肥皂荚两挺　好酥一两

上二味,于火上炙,去火高一尺许,以酥细细涂之,数翻覆,令得所,酥尽止,以刀轻刮去黑皮,然后破之,去子皮筋脉,捣筛,蜜和为丸。每日食后,服一丸如熟豆,日一服讫,取一行微利。如不利时,细细量加,以微利为度。日止一服。忌如药法。出第一卷中。

《古今录验》沃雪汤,疗上气不得息卧,喉中如水鸡声,气欲绝方。

麻黄四两,去节　细辛二两　五味子半升　桂心　干姜各一两　半夏八枚,洗去滑,一方四两

上六味,切,以水一斗,煮取三升,绞去滓。适寒温服一升,投杯则卧。一名投杯麻黄汤。令人汗出不得卧,勿怪。亦可从五合,不知稍增,日再。凡煮麻黄先煎二沸,去上沫,又内余药。忌生葱、生菜、羊肉、饧。《集验》、《经心录》、范汪同。

又投杯汤,疗久咳嗽上气,胸中寒冷,不得息食,卧不安席,每牵绳而起,咽中如水鸡声方。

款冬花四十颗　细辛一两　紫菀三两　甘草炙　桂心　麻黄去节　干姜各二两　五味子半升　杏仁四十枚　半夏半升,洗

上十味,切,以水八升,煮取二升,分再服,卧汗出即愈。忌海藻、菘菜、生葱、生菜、羊肉、饧。并出第九卷中。

因食饮水上气方四首

《古今录验》宫泰说:李将军儿得病,喘息甚难,并数上气呼吸,疗之不瘥,遂亡。本由食饼后乃饮水得之,服五味汤不瘥,此辈皆死。是后乃有婢得之,行极而渴饮水多,此为所发起同,与五味汤亦不瘥。然后小瘥,泰因此与三物备急药半钱,吐下得瘥。由此思惟病之所由,以冷水入肺及入肠,寒热不消化,结聚逼迫于胃口,故令其呼吸乏,气息不得下过,谓喘而上气息数也,宜吐下之亦可,与三物瓜蒂散吐之。

三味备急散,本疗卒死感忤,宫泰以疗人卒上气,呼吸气不得下,喘逆瘥后,已为常用方。

巴豆　干姜　大黄

上药等分,巴豆小熬去心皮,合捣下筛。服半钱匕,得吐下则愈。忌野猪肉、芦笋。范汪同。

又三味吐散,宫泰以疗上气呼吸喘逆方。

瓜蒂三分　杜蘅三分　人参一分

上药捣筛,为散。以温汤服一钱匕,老小半之。范汪同。并出第十九卷中。

《肘后》疗大走马奔走喘乏,便饮冷水冷饮,因得上气发热方。

竹叶三斤　橘皮三两,切

上二味,以水一斗半,煮取三升,去滓。分为三服,三日服,一剂良。《集验》用竹叶三两。文仲、《备急》、范汪等同。

又方

葶苈子一两,熬,捣　干枣四十颗

上二味,以水三升,先煮枣,取一升,内葶苈子煎取五合。大人分一二服小儿分三四服。并出第一卷中。

卒短气方四首

《肘后》卒短气方。

捣韭取汁,服一升,立愈。文仲、《备急》、《千金》同。出第一卷中。

《千金》疗卒短气方。

枸杞叶二两　生姜二两,切

上二味,以水三升,煮取一升,顿服之。

又方

生姜五两,切　小麦一升

上二味,以水七升,煮取一升,顿服之。

又方

紫苏茎叶切,一升　大枣二七枚

上二味,以酒三升,煮取一升半,分再服,水亦得。又方加橘皮半两。并出第十七卷中。

上气及气逆急牵绳不得卧方八首

《广济》疗肺气痰上气急及咳方。

柴胡五两　五味子　橘皮　紫菀　贝母　杏仁各三两　麻黄四两,去节　甘草炙　黄芩各二两

上九味,细切,捣令极碎。每服取麦门冬一两去心、生姜半两切、竹叶一两半,以水二升五合,先煮麦门冬、生姜、竹叶,有一升五合,内散二两,煎取一升二合,绞去滓,分二服。平旦空肚服之,一服日晚食消后服之,每日作一剂。忌油、面、猪犬肉、小豆、

黏滑、酸咸、海藻、菘菜。出第三卷中。

《肘后》疗咳上气,喘息便欲绝方。

末人参服之方寸匕,日五六。出第一卷中。

深师疗上气及诸逆气,神验白前汤方。

白前五两　紫菀　杏仁　厚朴炙,各三两　半夏洗　麻黄去节,各四两　生姜一斤,一方用八两　人参　桂心各二两　甘草一两,炙　大枣十四枚

上十一味,切,以水八升,煮取二升半,分三服良。忌海藻、菘菜、羊肉、生葱、饧。

又疗肺气不足,咳嗽上气,牵绳而坐,吐沫唾血,不能食饮,补肺溢汤方。

苏子一升　桑白皮五两　半夏六两,洗　紫菀　人参　甘草炙　麻黄去节　五味子　干姜　杏仁去尖皮两仁者,各一两　细辛一两半　桂心三两　款冬花一两　射干一两

上十四味,切,以水一斗二升,煮取三升。分五服,日三夜再。忌海藻、菘菜、羊肉、饧、生葱、生菜。《千金》同。

又疗诸咳病,上气胸满,昼夜不得卧,困笃,钟乳丸方。

钟乳八分　干姜六分　款冬花　细辛　桑白皮　半夏洗,各四分　贝母　附子炮,各五分　蜀椒三分,汗　芎䓖四分　紫菀八分　杏仁三分

上十二味,捣筛,蜜和。服如大豆二丸,日三。忌冷食、猪羊肉、饧、生菜。并出第十八卷中。

《千金》疗上气不得卧,神秘方。

橘皮　生姜　紫苏　人参　五味子各三两

上五味,切,以水七升,煮取三升,分三服。一方有桔梗,无五

味子。出第十七卷中。

《古今录验》疗积病后,暴上气困笃,投杯汤方。

石膏四两,碎　甘草二两,炙　五味子三两　大枣二十枚

人参　桂心　半夏洗　杏仁各二两　麻黄三两,去节　生姜四两

上十味,切,以水一斗,煮取三升。一服六合,日三夜一。忌羊肉、饧、海藻、菘菜、生葱等。

又疗上气,呼吸牵绳,肩息欲死,覆杯汤方。

麻黄四两,去节　甘草炙　干姜　桂心　贝母各二两

上五味,切,以水八升,煮取二升,分再服则愈。有人先有风患,兼有石热,取冷当风,饮酒房室体虚;末春因天行病,至夏中瘥,尚虚;有风热未除,兼药石势过伤于胃气,因腹胀坚如石,气息不利;因自下后,变四肢肿,游走无定,小便不通,积服利药,忽吐逆不下食,变哕,至掣动百脉,状如嘘唏,积日乃变上气。服此方,加杏仁二两,与两剂上气得止。忌海藻、生菜、菘菜。范汪、《经心录》同。出第十九卷中。

咳嗽上气方七首

《病源》:咳嗽上气者,肺气有余也。肺感于寒,微则成咳嗽。肺主气,气有余则喘咳上气。此为邪持于气,气壅滞不得宣发,是为有余,故咳嗽而上气也。其状喘咳上气,多涕唾,面目浮肿,则气逆也。出第十四卷中。

深师疗上气咳嗽,苏子煎方。

苏子二升　生姜汁,二升　白蜜二升　生地黄汁,二升　杏仁二升

上五味,捣苏子,以地黄、姜汁浇之,绢绞取汁更捣,以汁浇

复绞,如此六七过,令味尽,去滓,熬杏仁,令黄黑,捣令如脂,又以向汁浇之,绢绞取汁,往来六七过,令味尽,去滓,内蜜,和置铜器中,于重汤中煎之,令如饴,煎成。一服方寸匕,日三夜一。忌芜荑。《千金》同。

又疗咳嗽上气,射干煎方。

射干八两　紫菀半两　胶饴五两　细辛半两　干姜五两,末　生竹沥一升　芫花根半两　桑根白皮　款冬花各八两　附子半两,炮　甘草半两,炙　白蜜一升半

上十二味,先切射干,合蜜、竹沥汁煎五六沸,绞去滓,㕮咀诸药,以水一升四合,渍一宿,煎之七上七下,去滓,乃合饴、姜末煎,令如铺。服酸枣一丸许,日三夜一,不知稍增之。忌海藻、菘菜、猪肉、冷水、生菜。《千金》同。

又疗咳上气,中寒冷,鼻中不利,杏仁煎方。

杏仁五两　五味子三合　甘草四两,炙　麻黄一斤,去节　款冬花三合　紫菀　干姜各三两　桂心四两

上八味,切,以水一斗,煮麻黄减二升,掠去沫,乃内诸药,煮取四升,绞去滓,又内胶饴半斤、白蜜一斤,合内汁中,搅令相得,汤中煎如饴成。先食服如半枣,日三,不知稍加之。忌海藻、菘菜、生葱。《千金》同。出第十八卷中。

崔氏疗上气暴咳方。

紫苏茎叶二升　大豆一升

上二味,以水四升,煮大豆,次下紫苏,煮取一升五合。分为三服,昼二夜一。忌酢、鲊、咸酸、油腻等。出第六卷中。

《必效》主上气腹胀,心胸满,并咳不能食方。段明府云极效。

枇杷叶一握,去毛,炙　槟榔三七颗　生姜二分　高良姜二

两　蜜二合　酥二合

上六味,切,以水二大升,煮取一大升,汤成后,内酥、蜜更煮三五沸。分温三服,每服如人行八九里久。甚重者三两剂。任意食之。出第一卷中。

《救急》疗上气咳,肺气胸痛方。

杏仁三大升　白蜜一大升　牛酥二大升

上三味,杏仁捣碎,于瓷盆中研取汁五升,净磨铜铛,勿令脂腻,先倾三升汁于铛中,刻木记其深浅,又倾二升汁以缓火煎,减至于所记处,即内白蜜及酥,还至木记处,药乃成。贮不津瓷器中。每日三度,以暖酒服一大匙,不能饮酒,和粥服亦得。服一七日唾色变白,二七日唾稀,三七日咳断。此方非但疗咳,兼补虚损,去风冷,兼悦肌肤白如瓠,妇人服之更佳。《延年秘录》同。出第六卷中。

《古今录验》疗上气兼咳,苏子汤方。

苏子一升　五味子五合　麻黄去节　细辛　紫菀　黄芩　甘草炙,各二两　人参　桂心　当归各一两　半夏三两,洗　生姜五两

上十二味,切,以水九升,煮取三升,分二服。上气病亦特单煮苏子及生苏叶,冬天煮干枝茎叶亦佳。忌海藻、菘菜、羊肉、饧、生葱、生菜。出第十九卷中。

咳逆上气呕吐方四首

《病源》:五脏皆禀气于肺,肺感微寒则成咳嗽也。寒抟于气,气聚还肺,而邪有动息。邪动则气奔逆上,气上则五脏伤动。动于胃气者,则胃气逆而呕吐也。此是肺咳,连滞气动于胃而呕

吐者也。又有季夏脾王之时,而脾气虚不能王,有寒气伤之而咳嗽者,谓之脾咳。其状咳则右胁下痛,阴阴引膊背,甚则不可动,动则咳发。脾与胃合,脾咳不已,则胃受之。其状咳嗽而呕,呕甚则长虫出是也。凡诸咳嗽,甚则呕吐,各随证候,知其腑脏也。出第十四卷中。

深师疗咳嗽上气,喉咽中腥臭,虚气搅心,头痛眼疼,耳中嘈嘈,风邪毒注天行,食不生肌,胸中隔塞,呕逆多唾,恶心,心下坚满,饮多食少,疗症并淋,通气丸方。

胶饴五斤　蜀椒二升,汗　乌头七分,炮　桂心六分　大附子五枚,炮　干姜　人参各四分　杏仁一升　天门冬十分　蜈蚣五节,去头,炙

上十味,末之,捣杏仁作膏,稍稍内药末,捣千过,烊胶饴,乃内药中搅令调和,含如半枣一枚,日六七,夜二三服,令胸中温为度。若梦与鬼神交通及饮食者,全用蜈蚣;食不消者,加杏仁五合;有虚气,少腹急,腰痛,加天门冬、杜仲;有风加乌头二枚、附子一枚,立夏后勿加也;有留饮加葶苈子一两,熬末之。忌猪肉、冷水、生葱、鲤鱼等物。《千金》同。

又疗上气咳逆,口干,手足寒,心烦满,积聚下痢,呕逆,若坠瘀血,上气,胸胁胀满,少气肠鸣,饱食伤中里急,妇人乳饮滞,下有邪湿,阴不足,大小便不利,肢节皆痛,硝石丸方。

硝石一升　干姜　前胡　大黄各一斤　杏仁一升

上五味,捣筛,蜜和。饮服如梧子三丸,日再。五日后,心腹诸疾随大小便去,月经绝则通,下长虫数十,亦利血及冷热赤白汁,症瘕毒悉主之。药利以意消息。

又疗上气,烦闷呕逆,不得饮食,厚朴汤方。

厚朴一两,炙　人参一两　半夏四两,洗　生姜八两　茯苓

甘草炙　橘皮　桂心各二两　枳实二两,炙

上九味,切,以水八升,煮取三升,分三服。忌海藻、菘菜、羊肉、饧、生葱、酢物。并出第十八卷中。

《必效》疗上气咳嗽,呕逆不下食,气上方。

橘皮　紫菀各三两　人参　茯苓　柴胡　杏仁去尖皮,各二两

上六味,切,以水六升,煮取二升,分为三服。患冷加生姜二两,患热加麦门冬三两去心,不能食加白术二两、厚朴二两炙。忌酢物、桃李、雀肉等。出第一卷中。

上气咳嗽多唾方三首

《广济》疗上气,肺热咳嗽,多涕唾方。

白前四分　生麦门冬十分,去心　贝母　石膏　甘草炙　五味子　生姜各四分　黄芩五分　杏仁四十颗　淡竹叶切,一升

白蜜一匙

上十一味,切,以水七升,煮取二升七合,绞去滓,内白蜜,更上火煎三沸。分温三服,每服如人行五六里,须利三两行。汤成后,宜加芒硝八分。忌热面、炙肉、油腻、酢食、海藻、菘菜等。出第二卷中。

《古今录验》小紫菀丸,疗上气,夜咳逆,多唾浊方。

干姜　甘皮一作甘草　细辛　款冬花各三分　紫菀三分

附子二枚,炮

上六味,捣筛;以蜜和,为丸如梧子。先食服三丸,日再,以知为度。忌冷水、猪肉、生菜等物。

又疗咳气上多涕唾,杏仁煎方。出徐王。

杏仁一升

上一味,捣碎,研取大升三升汁,以水和研之,煎取一大升。酒服一匙,日三。忌猪鸡鱼肉、胡荽等物。并出第十九卷中。

上气咳方一首

《古今录验》疗咳逆上气,胸满多唾。太医令王叔和所撰,已更御服甚良效方。

干姜三分　矾石一分,泥裹烧半日　蜀椒五分,汗　细辛二分　乌头一分,炮去皮　杏仁一分　吴茱萸四分,洗　菖蒲一分　紫菀二分　皂荚一分,去皮子,炙　款冬花三分　麻黄四分,去节

上十二味,捣筛,蜜和,丸如梧子。夜卧吞一丸,日二,不知加之。疗二十年咳,不过二十丸便愈。御药也,秘在石室不传。忌猪羊肉、饧、生菜、冷水。一方有桂心三分,无麻黄。《千金》同。出第十九卷中。

久咳嗽上气方三首

《肘后》疗久咳上气,十年二十年诸药疗不瘥者方。

猪胰三具　干枣一百颗

上二味,以酒三升,渍数日。服二三合,至四五服愈,服尽此则瘥。《千金》同。出第三卷中。

深师疗久上气咳,麻黄散方。司马太傅咳,常将此服愈。

麻黄一斤,去节　杏仁一百枚　甘草二两,炙　桂心一两

上四味,捣筛,别捣杏仁如脂,内诸末,合令调,临气上发时服方寸匕,气下止。食顷气不下,更服一匕,可至三匕。气发便服即止。忌海藻、菘菜、生葱。《千金》《古今录验》同。

又疗久上气咳，亦疗伤寒后咳嗽方。

甘草二两，炙　大枣二十枚

上二味，以水七升，煮取二升，分再服，数用验。忌海藻、菘菜等。《古今录验》名温脾汤。并出第八卷中。

咳逆上气方五首

《病源》：肺虚感微寒而成咳，咳而气还聚于肺，肺则胀，是为咳逆也。邪气与正气相抟，正气不得宣通，但逆上喉咽之间。邪伏则气静，邪动则气奔上，烦闷欲绝，故谓之咳逆上气。出第十四卷中。

深师疗咳逆上气，支满息欲绝，气结于胸中，心烦躁不安，一合汤方。

芫花二分，熬　桂心　干姜各五分　甘草炙　细辛各四分
荛花二分

上六味，切，以水三升，煮取一升。先食服一合，日三夜一。又云：合汤亦得分六七服，一日尽便愈。一方有菖蒲四分，无荛花。忌海藻、菘菜、生葱、生菜等。

又疗咳逆上气，腹中有坚痞，往来寒热，令人羸瘦，不能饮食，或时下痢，此腹中如绞在脐上下关，疝气上肠使然为病，有气涌逆，蜀椒散方。

蜀椒五合，去目并闭口者，汗　桂心　甘草炙，各一两　通草
半夏洗，各三两

上五味，捣筛。饮服方寸匕，日三夜一。忌海藻、菘菜、羊肉、饧、生葱。并出第十八卷中。

《古今录验》麦门冬丸，主气逆上气方。

干姜六分　麦门冬十分,去心　昆布洗　海藻洗,各六分
细辛　海蛤　蜀椒熬　桂心各四分

上八味,捣筛,蜜和,丸如梧子。以饮服十丸,渐加至二十丸,日三。有人患风虚得冷,辄胸中上气,喉中常如吹管声,咳嗽唾清沫,将此丸服得瘥。若散,服方寸匕,日三。忌生葱、生菜。《经心录》同。

又鲤鱼汤,疗咳逆上气,喉中不利方。

生鲤鱼一尾　熟艾二升　白蜜一升　紫菀　牡蛎各四两,熬
款冬花一升　杏仁二十枚　豉半升　射干二两　细辛三两
饴八两　菖蒲二两

上十二味,吹咀,药和,内鱼腹中,置铜器中,蒸之五斗米饭下。药成服一升,日三夜一。忌生菜、羊肉、饧等。

又杏仁煎,疗咳逆上气方。

杏仁一升　石斛　干姜各四两　桂心　甘草炙　麻黄去节,
各五两　五味子　款冬花　紫菀各三两

上九味,捣八味,下筛,以水一斗,先煮麻黄取八升,去滓,内药末、胶饴半斤、蜜一升,搅令相得。未食服如枣大一枚,日三。忌生葱、海藻、菘菜等。并出第二十九卷中。

杂疗上气咳嗽方四首

《广济》疗上气咳嗽,兼水气癖气方。

葶苈子熬　贝母　桔梗　鳖甲炙　防葵各六分　白术　茯
苓　大戟　枳实炙　紫菀　旋覆花　杏仁　橘皮各四分　芫花
二分　大黄十分　皂荚一分,炙,去皮子

上十六味,捣筛,蜜和为丸。空腹以饮服如梧子五丸,日二

服,渐渐加至十丸,以微利为度。忌桃李、雀肉、苋菜、酢物、猪肉、陈臭等。出第二卷中。

深师疗上气抢心胸,奄奄不得息,腹中胀满,食辄吐,苏子汤方。

苏子一升　大枣三十颗　半夏三两,洗　橘皮　生姜　桂心各一两　蜀椒二分,汗

上七味,切,以水七升,煮取二升,分三服。忌羊肉、饧、生葱。出第十八卷中。

《古今录验》半夏汤,疗上气,五脏闭塞,不得饮食,胸中胁下支胀,乍去乍来,虚气结于心中,伏气住胃管,唇干口燥,肢体动摇,手足疼冷,梦寐若见人怖惧,此五脏虚乏,诸劳气不足所致,并疗妇人方。

当归　防风　黄芪各二两　柴胡半斤　细辛　麻黄去节人参各一两　杏仁五十粒　桂心三两　半夏一升,洗　大枣二十枚　生姜五两　黄芩一两

上十三味,切,以水一斗,先煮麻黄一沸,去上沫,更入水一升及诸药,煮取五升,分为五服,日三夜二。忌羊肉、生葱、生菜、饧等。出第十九卷中。

《近效》疗上气腹内胀满,饮食不消,欲作霍乱及咳嗽,紫苏子丸方。

紫苏子　橘皮各二两　高良姜　桂心　人参各一两

上五味,捣筛,蜜和为丸。每服十五丸,酒饮任下。若食瓜脍等物,有生熟气,拟似霍乱者,即半枣栗许大,细细咽取汁令消尽,应时立愈。常有此药,永不患霍乱,甚神效也。忌生葱、猪肉、陈臭等物。

第十一卷

消渴方一十七首

《病源》:夫消渴者,渴而不小便是也。由少服五石诸丸散,积久经年,石势结于肾中,使人下焦虚热,及至年衰,血气减少,不能制于石,石势独盛,则肾为之燥,故引水而不小便也。其病变者,多发痈疽,此坐热气留于经络,经络不利,血气壅涩,故成痈脓也。诊其脉数大者生,细小浮者死。又沉小者生,实牢大者死。有病口甘者名为何?何以得之?此五气之溢也,名曰脾瘅。夫五味入于口,藏于胃,脾为之行其精气。溢在于脾,令人口甘,此肥美之所发也。此人必数食甘美而多肥,肥令人内热,甘者令人中满,故其气上溢为消渴也。厥阴之为病消渴,气上冲,心中疼热,饥不欲食,甚者则欲吐下之不肯止。《养生法》云:人睡卧勿张口,久成消渴及失血也。赤松子云:卧闭目不息十二通,治饮食不消。其汤熨针石,别有正方,补养宣导,今附于后。法云:解衣偃卧,伸腰瞋少腹,五息止,引肾,去消渴,利阴阳。解衣者使无挂碍,偃卧者无外想,使气易行。伸腰者使肾无逼蹙。瞋者大努,使气满少腹者,摄腹牵气,使五息即止之。引肾者,引水来咽喉,润上部,去消渴枯槁病。利阴阳者,饶气力也。出第五卷中。通按:后条,古人喜石,宜消渴。今服石者少,何有此症?缘酒多令中三焦热,脏腑燥,亦致消渴,不必皆由服石也。但治法颇同。

《千金》论曰:夫消渴者,凡积久饮酒,无有不成消渴病者。

然则大寒凝海而酒不冻，明其酒性酷热，物无以加。脯炙盐咸，此味酒客多嗜，不离其口，三筋之后，制不由己，饮啖无度，咀嚼鲊酱，不择酸咸，积年长夜，酣兴不懈，遂使三焦猛热，五脏干燥。木石犹且焦枯，在人何能不渴？疗之愈否，属在病者。若能如方节慎，旬月而瘳，不自爱惜，死不旋踵。方书医药，实多有效。其如不慎者何？其所慎者有三：一饮酒，二房室，三咸食及面，能慎此者，虽不服药，而自可无他。不知此者，纵有金丹，亦不可救。深思慎之！深思慎之！凡消渴之人，愈与未愈，常须虑患大痈，何者？消渴之人，必于大骨节间，忽发痈疽而卒，所以戒在大痈也。当预备痈药以防之。宜服麦门冬丸，除肠胃热，实兼消渴方。

麦门冬八分，去心　茯苓八分，坚白者　黄连八分　石膏八分，碎　葳蕤八分　人参六分　龙胆六分　黄芩六分　升麻四分　栝楼十分　枳实五分，炙　生姜屑十分　地骨皮六分　茅根切，一升　粟米三合

上十五味，以水六升，煮茅根及粟米令烂，余十三味捣末，蜜和，丸如梧子。以前茅根、粟米汁作饮，服十丸，日二。若渴，则与此饮至足。大麻亦得。忌猪肉、酢物。

又栝楼汤方

栝楼五两，切　麦门冬汁，三升　生姜五两，切　茅根切，三升　芦根切，二升

上五味，以水一斗，煮取三升，分为三服。忌如药法。

又胃腑实热，引饮常渴，茯苓汤，泄热止渴方。

茯苓五两，一作茯神　栝楼五两　知母四两　小麦二升　麦门冬五两，去心　大枣二十枚，去核　生地黄六两　葳蕤四两　淡竹叶三升

上九味,切,以水三斗,先煮小麦、竹叶,取九升,去滓,内诸药,煮取四升。分四服,不问早晚,随渴即进。非但正治胃渴,通治渴病,热即服之。忌芜荑、酢物。

又猪肚丸,疗消渴方。

猪肚一枚,治如食法　黄连五两,去毛　栝楼四两　麦门冬四两,去心　知母四两　茯神四两　粱米五两

上七味,捣为散,内肚中,线缝,安置甑中蒸之极烂熟,接热及药,木臼中捣,可堪丸,若硬加少蜜和,丸如梧子。饮汁下三十丸,日再服,渐加至四五十丸。渴即服之。《翼》同。

又栝楼散方。

栝楼八分　麦门冬六分,去心　甘草六分,炙　铅丹八分

上四味,捣为散。以浆水服方寸匕,日三服。忌海藻、菘菜。一方有茯苓六分。

又黄芪汤方。

黄芪三两　茯神三两　栝楼三两　甘草三两,炙　麦门冬三两,去心　干地黄五两

上六味,切,以水八升,煮取二升半,分三服。忌芜荑、酢物、海藻、菘菜。日进一剂,服十剂讫,服丸药,后肾消门中宣补丸是。

又方

取七家井索近桶口结处,烧作灰。

上一味,以井华水服之,不过三服。

又方

饮豉汁,任性多少,瘥止。

又方

浓煮竹根汁饮之,取瘥止。《肘后》同。

又方

煮青粱米汁饮之,瘥止。《肘后》同。

又消渴阴脉绝,胃反吐食方。

茯苓八两　泽泻四两　白术三两　生姜三两　桂心三两
甘草一两,炙

上六味,切,以水一斗,煮小麦三升,取五升,去滓,内茯苓
等,煮取二升半,一服八合,日再。《翼》同。

又方

取屋上瓦三十年者,破如雀头三大升,以东流水两石,煮取
二斗。

干地黄八两　生姜八两　橘皮三两　甘草三两,炙　人参三
两　黄芪三两　桂心二两　远志三两,去心　当归二两　芍药二
两　大枣二十枚,擘　白术八两

上十二味,切,内瓦汁中,煮取三升,分温四服,单瓦汁亦佳。
一方无甘草。

又疗热病后虚热渴,四肢烦疼方。

葛根一斤　人参一两　甘草一两,炙　竹叶一把

上四味,切,以水一斗五升,煮取五升。渴则饮一升,日三夜
二。忌海藻、菘菜。

又虚热渴无不效,填骨煎方。

茯苓三两　菟丝子三两　山茱萸三两　当归三两　大豆黄
卷一升　石韦二两,去毛　牛膝三两　巴戟天三两　麦门冬三
两,去心　天门冬五两,去心　五味子三两　人参二两　远志三
两,去心　桂心二两　附子二两,炮　石斛三两

上十六味,先捣筛,别取生地黄十斤、生栝楼十斤,春绞取

汁,于火上煎之减半,便作数分内药,并下白蜜二升、牛髓一升,微火煎之,令如糜。食如鸡子黄大,日三,亦可饮服之佳。忌酢物、鲤鱼、生葱、猪肉、冷水。一方有肉苁蓉四两。

又方

桃胶如弹丸,含之咽津,甚佳。本方疗渴,小便利复非淋。

又方

蜡如鸡子大,酢一升,煮两沸,适寒温,顿服之。本方疗渴,小便利复非淋。通按:小便利而且长,不比淋症之滴沥也,故曰复非淋。

又方

水和栝楼散,服方寸匕,亦可蜜丸如梧子。服三十丸,日再服,无所忌。并出第二十一卷中。

《近效极要》消渴方二首

《近效极要》论:消渴旧来以为难疗,古方有黄连汤、牛胆丸为胜,亦不能好瘥。自作此方以来,服者皆瘥,服多者即吐水,岂有更渴之理。

又疗消渴,麦门冬丸方。

麦门冬五两,去心　干地黄三两　蜀升麻五两　黄芩五两栝楼七两　苦参八两　人参三两　黄连五两　黄柏五两

上九味,末之,以牛乳和,众手捻作丸子,曝干,以饮服二十丸,日二,加至五六十丸。忌芜荑、猪肉、冷水。

又方

黄连五两　苦参一斤　知母五两　栝楼二两　麦门冬五两,去心　牡蛎粉五两,熬　人参五两　黄芪五两　干地黄五两

上九味,末之,以牛乳丸,清浆服二十丸,日二服,加至五十丸。忌猪肉、冷水、芜荑。

《近效极要》热中小便多渐瘦方四首

《近效极要》论:热中虽能食多,小便多,渐消瘦方。

地骨皮切,一升　麦门冬三两,去心　黄连二两　小麦八合
人参一两

上五味,切,以水九升,煮取三升八合,去滓,分为三服,间食服之,如不能多服,分作四五服亦得。忌猪肉。

又方

人参五两　麦门冬八分,去心　牡蛎粉八分　干地黄十分
知母八分　苦参二十分　黄连八分　栝楼八分

上八味,末之,以生牛乳为丸如梧子。清浆服十五丸,日再,加至四十丸,食后服。忌芜荑、猪肉、冷水。

又小便多,或不禁方。

菟丝子二两　蒲黄三两　黄连三两　硝石三两　肉苁蓉二两

上五味,兼鸡脆胵中黄皮三两为散服,服方寸匕,日三服,如行五里久又一服,未有不瘥者。忌猪肉。《千金》名九房散。

又疗小便数多不足,日便一二斗,或如血色方。

麦门冬八两,去心　蒺藜子三两　甘草一两,炙　干姜四两,炮　桂心二两　干地黄八两　续断二两

上七味,切,以水一斗,煮取二升五合,分为三服。忌海藻、菘菜、生葱、芜荑。《古今录验》疗肾消,脚瘦细,小便数赤色似血,虚冷者。

渴利虚经脉涩成痈脓方一十一首

《病源》:夫渴利者,随饮小便是也。由少服乳石,石热盛时,房室过度,致令肾气虚耗,下焦生热。热则肾燥,肾燥则渴。然肾虚又不能传制水液,故随饮小便也。其病变多发痈疽,以其内热而小便利故也,小便利则津液竭,津液竭则经络涩,经络涩则荣卫不行,荣卫不行则热气留滞,故成痈脓也。出第五卷中。

《千金》疗下焦虚热注脾胃,从脾注肺,好渴利方。

小麦一升　竹叶三升　麦门冬四两,去心　茯苓四两　甘草三两,炙　大枣三十枚,去核　生姜五两　栝楼五两　地骨皮一升

上九味,切,先以水三斗,煮小麦取一斗,去滓澄清,取八升,去上沫,取七升,煮药取三升,分三服。忌海藻、菘菜、酢物。

又疗渴利虚热,引饮不止,消热止渴,茯神汤方。

茯神四两　石膏八两,碎　地骨皮一升　竹叶三升　栝楼五两　葳蕤四两　麦门冬二升,去心　知母四两　生地黄一升　宿姜四两

上十味,切,以水一斗二升,下大枣三十枚擘,并药煮取四升,分为四服。忌芜荑。

又消渴利方。

生栝楼根三十斤

上一味,切,以水一石,煮取一斗半,去滓,以牛脂五合,煎取水尽,以暖酒先食后服如鸡子大,日三服。

又方

葵根五升,盘大两束切

上一味,以水五升,煮取三升,宿不食,平旦一服三升。

又疗渴,小便利复非淋方。

榆白皮二斤,去黑皮,切

上一味,以水一斗,煮取五升。一服三合,日三服。

又方

小豆藿一把,捣取汁。顿服,日三。《肘后》、文仲同。

又渴利方。

栝楼粉和鸡子,日曝干,更捣。水服方寸匕,日三。丸服亦得。

又疗虚热,四体羸瘦,渴热不止,茯神消渴补虚,煮散方。

茯神四两　石斛八两　栝楼五两　甘草三两,炙　五味子三两　苁蓉四两　知母三两　黄连八两　丹参五两　人参三两　当归三两　小麦三升　葳蕤四两

上十三味,捣筛为散,取三寸匕,以水三升,煮取一升,绢袋贮煮之,日再,一煮为一服。忌猪肉、酢物、海藻、菘菜。出第二十二卷中。

崔氏疗消渴瘦,中焦热渴方。

苦参一大斤　黄连六分　栝楼五两　知母五两　牡蛎粉五两　麦门冬五两,去心

上六味,各捣筛为散,以牛乳和,并手捻为丸,如梧子大,曝干。日再服,饱食讫,以浆水下之,服二十丸。如微利,减十丸;如食热面、酒等,即加服五丸。忌猪肉。出第三卷中。

《广济》疗脾胃中虚热,消渴,小便数,骨肉日渐消瘦方。

麦门冬十二分,去心　苦参八分　栝楼八分　知母八分　茯神八分　土瓜根八分　甘草六分,炙　人参六分

上八味,捣筛,蜜和丸。每食少时,煮芦根大麦饮服,如梧子二十丸,日再,渐加至三十丸。忌海藻、菘菜、猪肉、大酢。一方

有黄连十二分。出第一卷中。

《肘后》疗消渴,肌肤羸瘦,或虚热转筋,不能自止,小便数方。

栝楼六分　黄连六分　汉防己六分　铅丹六分,研

上四味,捣筛为散,每食后取酢一合,水二合。和服方寸匕,日三服。当强饮水,须臾恶水,不复饮矣。陶氏、《广济》、文仲同。《千金翼》同,分两小别。出第十卷中。

消渴口干燥方三首

《广济》疗口干数饮水,腰脚弱,膝冷,小便数,用心力即烦闷健忘方。

麦门冬十二分,去心　牛膝六分　龙骨八分　土瓜根八分
狗脊六分　茯神六分　人参六分　黄连十分　牡蛎六分,熬,碎
山茱萸八分　菟丝子十二分,酒渍一宿　鹿茸八分,炙

上十二味,捣筛为末,蜜和丸。每服食后煮麦饮,服如梧子二十丸,日二服,渐加至三十丸。忌生菜、热面、猪牛肉、蒜、粘食、陈臭、酢物等。

又疗消渴,口苦舌干方。

麦门冬五两,去心　茅根一升　栝楼三两,切　乌梅十颗,去核　小麦三合　竹茹一升

上六味,以水九升,煮取三升,去滓,细细含咽,分为四五服。忌热面、炙肉。并出第一卷中。

《千金》口含酸枣丸,疗口干方。

酸枣一升五合,去核　石榴子五合,干之　葛根三两　乌梅五十颗,去核　麦门冬四两,去心　茯苓三两半　覆盆子三两
桂心三两六铢　石蜜四两半　栝楼三两半

上十味，捣筛，蜜和为丸。含如酸枣许大，不限昼夜，常令口中有津液出为佳。忌大酢、生葱。《翼》同。出第二十一卷中。

消中消渴肾消方八首

《病源》：内消病者，不渴而小便多是也。由少服五石，热结于肾，内热之所作也。所以服石之人，小便利者，石性归肾。肾得石则实，实则消水浆，故利。利多则不得润养五脏，脏衰则生诸病焉。由肾盛之时，不惜真气，恣意快情，数使虚耗，石热孤盛，则作消中，故不渴而小便多也。出第五卷中。

《千金》论曰：夫内消之为病，当由热中所作也。小便多于所饮，令人虚极短气。又内消者食物皆消，作小便而又不渴。正观十年，梓州刺史李文博，先服白石英久，忽然房道强盛，经月余渐患渴，经数日小便大利，日夜百行以来，百方疗之，渐以增剧，四体羸惙，不能起止，精神恍惚，口舌焦干而卒。此病虽稀，甚可畏也。利时，脉沉细微弱，服枸杞汤即效。若恐不能长愈，服铅丹散立效。其间将服除热宣补丸。

枸杞汤方。

枸杞枝叶一斤　栝楼根三两　石膏三两　黄连三两　甘草二两，炙

上五味，切，以水一斗，煮取三升，去滓。分温五服，日三夜二服。困重者多合，渴即饮之。忌海藻、菘菜、猪肉。

又铅丹散，主消渴，止小便数，兼消中，悉主之方。

铅丹二分，熬，别研入　栝楼根十分　甘草十分，炙　泽泻五分　胡粉二分，熬，研入　石膏五分，研　白石脂五分，研入　赤石脂五分

　　上八味,捣研为散。水服方寸匕,日三服,少壮人一匕半。患一年者服之一日瘥,二年者二日瘥。渴甚者,夜二服。若腹中痛者减之。丸服亦佳,一服十丸,以瘥为度。不要伤多,令人腹痛。此方用之如神,已用经今三十余载矣。忌海藻、菘菜。文仲云:腹中痛者,宜浆水饮汁下之亦得。又《备急》云:不宜酒下,用麦汁下之亦得。丸服者服十丸,日再服。合一剂,救数人得愈。《古今录验》云:服此药了,经三两日,宜烂煮羊肝、肚,空腹吃之,或作羹亦得,宜汤淡食之,候小便得咸苦,即宜服后花苁蓉丸,兼煮散将息。

　　又疗肾消渴,小便数,宣补丸方。

　　黄芪三两　栝楼三两　麦门冬三两,去心　茯神三两　人参三两　甘草三两,炙　黄连三两　知母三两　干地黄六两　石膏六两,研　菟丝三两　肉苁蓉四两

　　上十二味,末之,以牛胆汁三合,共蜜和,丸梧子大。以茅根汁服三十丸,日渐加至五十丸。一名茯神丸。《集验》同。

　　又疗肾气不足,虚损消渴,小便数,腰痛,宜服肾沥汤方。

　　羊肾一具,去脂膜,切　远志二两,去心　人参二两　泽泻二两　干地黄二两　桂心二两　当归二两　龙骨二两　甘草二两,炙　麦门冬一升,去心　五味子五合　茯苓一两　芎䓖二两　黄芩一两　生姜六两　大枣二十枚

　　上十六味,切,以水一斗五升,煮羊肾取一斗二升,内药取三升,分三服。忌海藻、菘菜、生葱、酢物、芜荑。《集验》同。

　　又阿胶汤,疗久虚热,小便利而多,或服石散人虚热,多由汗出当风取冷,患脚气,喜发动,兼消渴肾消,脉细弱,服此即立减方。

　　阿胶三两　干姜二两　麻子一升　远志四两,去心　附子一两,炮　人参一两　甘草三两,炙

上七味,切,以水七升,煮取二升半,去滓,内胶令烊,分三服。说云:小便利多白,日夜数十行至一石,令五日服之,甚良。忌海藻、菘菜、猪肉、冷水。

又肾消,夜尿七八升方。

鹿角一具,炙令焦

上一味,捣筛,酒服方寸匕,渐渐加至一匕半。

又黄芪汤,主消中,虚劳少气,小便数方。

黄芪二两　芍药二两　生姜二两　当归二两　桂心二两　甘草二两　大枣三十枚　麦门冬一两,去心　干地黄三两　黄芩一两

上十味,切,以水一斗,煮取三升,去滓。空腹,温分三服。忌海藻、菘菜、生葱、芜荑。

《古今录验》论:消渴病有三,一渴而饮水多,小便数,无脂似麸片甜者,皆是消渴病也;二吃食多,不甚渴,小便少,似有油而数者,此是消中病也;三渴饮水不能多,但腿肿脚先瘦小,阴痿弱,数小便者,此是肾消病也,特忌房劳。若消渴者倍黄连;消中者倍栝楼;肾消者加芒硝六分,服前件铅丹丸,得小便咸苦如常。后恐虚瘦者,并宜服此花苁蓉丸方。

花苁蓉八分　泽泻四分　五味子四分　紫巴　戟天四分,去心　地骨皮四分　磁石六分,研,水淘去赤汁,干之,研入　人参六分　赤石脂六分,研入　韭子五分,熬　龙骨五分,研入　甘草五分,炙　牡丹皮五分　干地黄十分　禹余粮三分,研入　桑螵蛸三十枚,炙　栝楼四分

上十六味,捣筛,蜜和,丸如梧子。以牛乳空腹下二十丸,日再服。忌海藻、菘菜、胡荽、芜荑等物。

又服前丸渴多者,不问食前后,服煮散方。

桑根白皮六分　薏苡仁六分　通草四分　紫苏茎叶四分五味子六分　覆盆子八分　枸杞子八分　干地黄九分　茯苓十二分　葳蕤十二分　黄芪二分

上十一味,捣,以马尾罗筛之,分为五贴,每贴用水一升八合,煎取七合,去滓,温服。忌酢物、芜荑。出第二十六卷中。

睡中尿床不自觉方六首

《病源》:夫人有于眠睡中不觉尿出者,是其禀质阴气偏盛,阳气偏虚,则膀胱肾气俱冷,不能温制于水,则小便多,或不禁而遗尿。膀胱足太阳也,为肾之腑;肾者足少阴也,为脏,与膀胱合,俱主水。凡人之阴阳,日入阳气尽则阴受气,至夜半阴阳大会,气交则卧睡。小便者,水液之余也,从膀胱入于胞为小便,夜卧则阳气衰伏,不能制于阴,所以阴气独发,水下不禁,故于睡眠而不觉尿床也。出第十四卷中。

《肘后》疗少小睡中遗尿不自觉方。

取鹊巢中蓐烧水,服一钱匕,即瘥。《文仲方》《千金》同。

又方

雄鸡肝　桂心

上二味,等分,捣丸。服如小豆一枚,日三服。

又方

雄鸡屎白熬　桂心

上二味,等分,末。酒服方寸匕,日二。亦可除桂心。

又方

矾石烧令汁尽　牡蛎熬

上二味,等分,末之。以粟米粥饮服方寸匕,日三。

又方

雄鸡喉咙及矢白、膍胵里黄皮烧末,麦粥清尽服之。亦可以赤鸡翅烧末,酒服三指撮,日三。

又方

蔷薇根随多少,锉捣,以酒饮之。并出第二卷中。

渴后小便多恐生诸疮方二首

《病源》:渴利之病,随饮小便也。此谓服石之人,房室过度,肾气虚耗故也。下焦生热,热则肾燥,肾燥则渴。然肾虚又不能制水,故小便利也。其渴利虽瘥,热犹未尽,发于皮肤,皮肤先有风湿,湿热相抟,所以生疮也。出第五卷中。

《近效》恐肾虚热渴小便多,除风湿,理石毒,止小便,去皮肤疮,调中方。

升麻四分　玄参五分　甘草四分,炙　知母五分　茯苓三分
牡蛎六分　漏芦五分　枳实六分,炙　荛蕧四分　黄连六分

上十味,捣筛,饮汁,服方寸匕,日再服,以瘥为度。忌猪肉、海藻、菘菜、酢物。

又方

栝楼八分　茯苓八分　玄参四分　枳实六分,炙　苦参三分
甘草三分,炙　橘皮三分

上七味,捣筛。每空腹,以浆水服方寸匕,日再服。忌海藻、大酢、菘菜。

渴后恐成水病方三首

《病源》：五脏六腑皆有津液。若腑脏因虚实而生热者，热气在内，则津液竭少，故渴也。夫渴数饮，其人必眩，背寒而呕者，因利虚故也。诊其脉，心脉滑甚为善渴。其久病变，或发痈疽，或为水病。出第五卷中。

《近效》渴后数饮，呕逆虚羸，恐成痈疽水病方。

茯苓五分　栝楼六分　升麻四分　麦门冬六分，去心　桑根白皮八分　橘皮三分

上六味，捣为散。清水服一方寸匕，日再服。忌酢物。

又方

人参三分　猪苓三分　通草五分　黄连六分　麦门冬八分，去心　栝楼八分

上六味，捣为散。浆水送方寸匕，日再服，以瘥为度。忌猪肉、冷水、生冷等物。

又若已觉津液竭，身浮，气如水病者方。

汉防己六分　猪苓六分　栝楼八分　茯苓四分　桑根白皮十二分　白术三分　杏仁六分，去皮尖，熬　郁李仁六分　葶苈子十二分，熬紫色

上九味，捣筛，蜜和，丸如梧子。空腹，浆水服三十丸，日一服。肿消小便快下为度。忌酢物、桃李、雀肉等。

又葶苈丸，疗消渴，成水病浮肿方。

甜葶苈隔纸炒　栝楼仁　杏仁去皮尖双仁，麸炒黄　汉防己各一两

上四味，为末，蜜丸，捣二三百杵，如梧子大。服三十丸，食

前,茯苓煎汤送下,日三四服。

又瞿麦汤,疗消渴,欲成水气,面目并足胫浮肿,小便不利方。

瞿麦穗 泽泻 滑石各两半 防己三分 黄芩 大黄各一分 桑螵蛸炒,十四枚

上七味,切,每服三钱匕,水三升,煮一升,去滓。空心温服,良久再服。

虚劳小便白浊如脂方四首

《病源》:此由劳伤于肾,肾气虚冷故也。肾主水而关窍在阴,阴为尿便之道,胞冷肾损,故小便白而如脂,或如麸片也。出第四卷中。

崔氏饮水不知休,小便中如脂,舌干渴方。

黄连五两 栝楼五两

上二味,捣末,以生地黄汁和丸,并手丸。每食后牛乳下五十丸,日再服之。忌猪肉。

《近效》消渴肝肺热,焦枯消瘦,或寒热口干,日夜饮水,小便如脂,不止欲死方。

水飞铁粉三两,绝燥者,别研入 鸡腥胫五枚,阴干,末入 牡蛎二两,熬,别研如粉入 黄连三两

上四味,捣筛三五度,炼蜜和丸,饮汁下如梧子大五十丸。重者不过食时,轻者手下瘥,勿传。忌猪肉。

又主消渴口干方。

黄连 豉曝令干

上二味,一处捣,令成丸。食后饮服四十丸,日再。丸稍大如常药丸,常服有效。忌猪肉。

又消渴能饮水,小便甜,有如脂麸片,日夜六七十起方。

冬瓜一枚　黄连十两

上截瓜头去瓤,入黄连末,火中煨之,候黄连熟,布绞取汁。一服一大盏,日再服。但服两三枚瓜,以瘥为度。一方云:以瓜汁和黄连末,和如梧子大,以瓜汁空肚下三十丸,日再服。不瘥,增丸数。忌猪肉、冷水。

《经验》用大牡蛎不计多少,以腊日、端午日,将黄泥裹煅通赤,放冷取出为末,用活鲫鱼煎汤调下一钱。

强中生诸病方六首

《病源》:夫强中病者,茎长兴盛不痿,精液自出是也。由少服五石,石热住于肾中,下焦虚热。少壮之时,血气尚丰,能制于石,及至年衰血气减少,肾虚不能制精液也。若精液竭,则诸病生矣。出第五卷中。

《千金》论曰:夫人生放恣者众,盛壮之时,不自慎惜,快情纵欲,极意房中,稍至年长,肾气虚竭,百病滋生。又年少虑不能房,多服石散,真气既尽,石气孤立,唯有虚耗,唇口干焦,精液自泄,或小便赤黄,大便干实,或渴而且利,日夜一石以来,或渴而不利,或不渴而利,所食之物,皆作小便。此皆由房室不节之所致也。又强中之病者,茎长兴盛不痿,精液自出也。消渴之后,即作痈疽,皆由石热。凡如此等,宜服猪肾荠苨汤,制肾中石热。又将服白鸭通丸,便瘥。

猪肾荠苨汤方。

猪肾一具,去脂膜　大豆一升　荠苨三两　人参二两　茯神二两　磁石二两,碎　知母二两　葛根二两　黄芩二两　栝楼二

两　甘草二两，炙　石膏三两

上十二味，切，以水一斗五升，先煮猪肾、大豆取一斗以下，去滓，内诸药煎，取三升，去滓。分温三服，渴乃饮之。下焦热者，辄合一剂，病势渐歇即停。忌海藻、菘菜、酢物。

又平人夏月喜渴者，由心王也。心王便汗出，汗出则肾中虚燥，故令渴而小便少也。冬月不汗出，故小便多而数也。此皆是平人之候，名曰肾渴。但小便利而不饮水者，名肾实也。经曰：肾实则消，消者不渴而利是也。所以服石之人，其于小便利者，石性归肾，肾得石则实，实则能消水浆故利，利多则不得润养五脏，脏衰则生诸病也。张仲景曰：若热结中焦则为坚热也，热结下焦则为溺血，亦令人淋闭不通。明知不必悉患小便利，信矣。内有热气者则喜渴也，除其热则止。渴兼虚者，须除热而兼宜补虚，则病愈。

又疗岭南山瘴气，兼风热毒气入肾中，变成寒热，脚弱虚满而渴方。

黄连不限多少　生栝楼汁　生地黄汁　羊乳无即用牛乳及人乳亦得

上四味，取三般汁乳和黄连末，任多少，众手捻为丸，如梧子大。麦饮服三十丸，渐加至四十丸、五十丸，日三服。轻者三日愈，重者五日愈。若药苦难服，即煮麦饮汁下亦得。文仲云：黄连丸一名羊乳丸。《肘后》同。忌猪肉、芜荑。

又疗消渴，浮萍丸方。

浮萍　栝楼根等分

上二味，捣筛，以人乳汁和，为丸如梧子。麦饮服二十丸，日三服。三年病，三日瘥。《肘后》、文仲同。主虚热甚佳。

又疗面黄，咽中干燥，手足俱黄，短气，脉如连珠，除热止渴利，补养地黄丸方。

生地黄汁二升　生栝楼汁二升　生羊脂三升，牛脂亦得　好蜜四升　黄连末一斤

上五味，捣合，银锅中熬，成煎，可丸如梧子。饮汁送五丸，日三服，加至十丸。若苦冷而渴瘥，即令别服温药。忌猪肉、芜荑。《肘后》同。

又疗渴小便数，散方。

知母六分　栝楼一斤　茯苓四分　铅丹一分　鸡䐈胵中黄皮十四枚。

上五味，为散，饮服方寸匕，日三。禁酒、生菜、肉。瘥后去铅丹，以蜜和之，以麦饮，长服勿绝，良。忌酢物。《肘后》同。

消渴不宜针灸方一十首

《千金》论曰：凡消渴病经百日以上者，不得灸刺，灸刺则于疮上漏脓水不歇，遂成痈疽，羸瘦而死。亦忌有所误伤皮肉。若作针孔许大疮者，所饮之水，皆于疮中变成脓水而出，若水出不止者必死。慎之！慎之！初得消渴者，可依后方灸刺之为佳。孙氏云：消渴病百日外既不许针刺，所饮之水，皆化为脓水，不止者皆死，特须慎之。又云：仍不得误伤皮肉。若有小疮，亦云致死。既今亦得消渴，且未免饮水，水入疮即损人。今初得日，岂得令其灸刺，致此误伤之祸，辄将未顺其理，且取百日以上为能，未悟初灸之说，故不录灸刺。凡灸刺则外脱其气，消渴皆是宣疾，灸刺特不相宜。唯脚气宜即灸之，是以不取灸穴者耳。又有人患消渴，小便多而数，发在于春。经一夏，专服栝楼及豉汁，得

其力,渴渐瘥。然小便犹数甚,昼夜二十余行,常至三四升,极瘥不减二升也。转久便止,渐食肥腻,日就赢瘦,唇口干燥,吸吸少气,不得多语,心烦热,两脚酸,食乃兼倍于常,而不为气力者。然此病皆由虚热所为耳。疗法:栝楼汁可长服,以除热,牛乳、杏酪善于补。此法最有益。出第二十一卷中。

文仲疗消渴热中,加减六物丸方。

栝楼根八分　麦门冬六分,去心　知母五分　人参四分　苦参四分　土瓜根四分

上药捣筛,以牛胆和,为丸如小豆。服二十丸,日三服,麦粥汁下。未知,稍加至三十丸。咽干者加麦门冬,舌干加知母,胁下满加人参,小便难加苦参,小便数加土瓜根,随患加之一分。《肘后》同。

又黄连丸,主消渴方。

黄连一斤,去毛　生地黄十斤

上二味,捣绞地黄取汁,渍黄连,出曝之燥,复内之,令汁尽,干捣之下筛,蜜和,丸如梧子。服二十丸,日三服。亦可散,以酒服方寸匕,日三服。尽更令作,即瘥止。忌猪肉、芜荑。《肘后》《集验》《千金》《广济》同。并出第八卷中。

《千金》栝楼粉散,疗消渴秘方。

深掘大栝楼根,厚削皮至白处

上一味,寸切,以水浸,一日一易,经五日出,取烂捣破之,以绢袋盛摆之,一如出粉法。水服方寸匕,日三四。亦可作粉,粥乳酪中食之,不限多少,取瘥止。出第二十一卷中。

《肘后》主消渴方。

秋麻子一升,以水三升,煮三四沸,取汁饮之,无限,不过五

升瘥。文仲同。出第二卷中。

《广济》疗消渴兼气，散方。

栝楼三两　石膏三两，研　甘草三两　甘皮二两

上四味，捣筛为散。食后煮大麦饮服方寸匕，日二夜一，服渐加至二匕。忌热面、海藻、菘菜。

又疗消渴麦门冬汤方。

芦根切，二升　茅根切，二升　石膏六分，碎　生姜五两　栝楼五两　小麦二升　生麦门冬二升，去心

上七味，切，以水二斗煮，取六升，去滓。一服一升，渴即任意饮。未瘥，更作。并出第一卷中。

崔氏疗患热消渴，常服有验方。

豉心三两，以酸醋拌，蒸干，如此者三，熬令微黄　黄连三两

上二味，捣筛讫，以蜜和为丸。日再，空腹服二十五丸，食后又服二十丸。又取乌梅十颗，以水二小升煎之数沸，取汤下。前件丸药如无乌梅，以小麦子二升煮取汁亦得。

又方

黄连一升，去毛　麦门冬五两，去心

上二味，捣筛，以生地黄汁、栝楼根汁、牛乳各三合和，顿为丸如梧子。一服二十五丸，饮下，日再服，渐渐加至三十丸。若不顿为丸，经宿即不相著也。消渴及小便多，并是虚热，但冷将息即瘥。前件三方，崔氏本方中此处更有一方，用栝楼、黄连者，故云前件三方。并是冷补。空腹服，恐少腹下冷，常吃少许食服之大好。忌猪肉、芜荑。

又疗消渴无比方。

土瓜根八两　苦参粉三两　黄连五两，去毛　鹿茸三两，炙

栝楼三两　雄鸡肠三具　牡蛎五两,熬　白石脂三两,研　甘草三两,炙　黄芪三两　桑螵蛸三七枚,炙　白龙骨五两,研　鸡腺胫黄皮三十具,熬

上十三味,捣筛为散。一服六方寸匕,日再服,夜一服,以后药下之。

竹根十两　麦门冬四两,去心　石膏四两　甘李根白皮三两

上四味,以水一斗二升煮,取三升五合,以下前件散药。如难服,可取此药汁和丸。一服六十丸,仍还用此药汁下之。忌猪肉、海藻、菘菜。并出第四卷中。

《千金》加减巴郡太守奏三黄丸,疗男子五劳七伤,消渴,不生肌肉,妇人带下,手足寒热者方。

春三月　黄芩四两　大黄三两,炒　黄连四两

夏三月　黄芩六两　大黄一两,炒　黄连七两,炒

秋三月　黄芩六两　大黄二两　黄连三两

冬三月　黄芩三两　大黄五两　黄连二两,炒

上三味,随时合捣下筛,以蜜和,为丸如大豆。服五丸,日三。不知,稍增七丸,服一月病愈,久服走及奔马。近常试验。忌猪肉。出第二十一卷中。

卒消渴小便多太数方八首

《肘后》卒消渴,小便多方。

多作竹沥,饮之恣口,数日瘥。忌面、炙肉。通按:恣口者,谓多饮竹沥,非恣食也。

又方

酒煎黄柏汁,取性饮之。通按:性饮者,若人性畏冷即少饮也。

又方

熬胡麻令变色,研淘取汁。饮半合,日可三四服,不过五升即瘥。

又疗日饮水一斛者方。

桑根白皮新掘入地三尺者佳,炙令黄黑色,切,以水煮之,无多少,但令浓,随意饮之,无多少亦可。内少粟米,勿与盐。《集验》云:宜热饮之。

又小便卒太数,复非淋,一日数十过,令人瘦方。

未中水猪脂如鸡子一枚,炙,承取肥汁尽服之,不过三剂瘥。

又方

羊肺一具作羹,内少肉和盐、豉,如食法,任意进之,不过三具瘥。《千金》同。

又方

豉一升,内于盐中,绵裹之,以白矾好者半斤,置绵上,令蒸之三斗米许时,即下白矾,得消入豉中,出曝干,捣末,服方寸匕。

又小便数,猪肚黄连丸方。

猪肚一枚,洗去脂膜,黄连末三斤,内猪肚中蒸之一石米熟,即出之,曝干,捣丸如梧子,服三十丸,日再服,渐渐加之,以瘥为度。忌猪肉。出第二卷中。

近效祠部李郎中消渴方二首

论曰:消渴者,原其发动,此则肾虚所致,每发即小便至甜,医者多不知其疾,所以古方论亦阙而不言,今略陈其要。按《洪范》稼穑作甘,以物理推之,淋饧酢酒作脯法,须臾即皆能甜也。足明人食之后,滋味皆甜,流在膀胱,若腰肾气盛,则上蒸精气,气则下入骨髓,其次以为脂膏,其次为血肉也,其余别为小便,故小便色黄,血之余也。骚气者,五脏之气。咸润者,则下味也。腰肾既虚冷,则不能蒸于上,谷气则尽下为小便者也。故甘味不变,其色清冷,则肌肤枯槁也。犹如乳母,谷气上泄,皆为乳汁。消渴疾者,下泄为小便,此皆精气不实于内,则便羸瘦也。又肺为五脏之华盖,若下有暖气,蒸即肺润;若下冷极,即阳气不能升,故肺干则热。故《周易》有否卦,乾上坤下,阳阻阴而不降,阴无阳而不升,上下不交,故成否也。譬如釜中有水,以火暖之,其釜若以板盖之,则暖气上腾,故板能润也;若无火力,水气则不上,此板终不可得润也。火力者,则为腰肾强盛也,常须暖将息。其水气即为食气,食气若得暖气,即润上而易消下,亦免干渴也。是故张仲景云:宜服此八味肾气丸,并不食冷物及饮冷水。今亦不复渴,比频得效,故录正方于后耳。凡此疾与脚气虽同为肾虚所致,其脚气始发于二三月,盛于五六月,衰于七八月;凡消渴始发于七八月,盛于十一月、十二月,衰于二月、三月。其故何也?夫脚气者,拥疾也;消渴者,宣疾也。春夏阳气上,故拥疾发,即宣疾愈也。秋冬阳气下,故宣疾发,即拥疾愈也。审此二者,疾可理也。又宜食者,每间五六日空腹一食饼,以精羊肉及黄雌鸡为臛,此可温也。若取下气不食肉,菜食者,宜煮牛膝、韭、蔓荆,又宜食鸡子、马肉,此物微拥,亦可疗宣疾也。拥之过度,便发脚气,犹如善为政者,宽以济猛,猛以济宽,随事制度,使宽猛得所,定之于心,口不能言也。又庸医或令吃栝楼粉,往往经服之都无一效。又每至椹熟之时,取烂美者,水淘去浮者餐之,下候心胸间气为度,此亦甚佳。生牛乳暖如人体,渴即细细呷之亦佳。张仲景云:足太阳者,是膀胱之经也。膀胱者,是肾之腑也。而小便数,此为气盛,气盛则消谷,大便硬,衰则为消渴也。男子消渴,饮一斗水,小便亦得一斗,宜八味肾气丸主之。神方,消渴人宜常服之。

干地黄八两　薯蓣四两　茯苓三两　山茱萸五两　泽泻四两　牡丹皮三两　附子三两,炮　桂心三两

上药捣筛,蜜和,丸如梧子大。酒下十丸,少少加,以知为度。忌猪肉、冷水、芜荑、胡荽、酢物、生葱。范汪、《小品》、深师、《古今录验》、《必效》、《文仲方》等并同。

先服八味肾气丸讫,后服此药压之方。

黄连二十分　苦参粉十分　干地黄十分　知母七分　牡蛎八分　麦门冬十二分,去心　栝楼七分,一方无,余并同

上七味,捣筛,牛乳和,为丸如梧子大,并手作丸,曝干,油袋盛用。浆水或牛乳下,日再服二十丸。一方服十五丸。患重者渴瘥后,更服一年以来。此病特慎獐鹿肉,须慎酒、炙肉、咸物。吃索饼五日一顿,细切精羊肉,勿著脂。饱食吃羊肉,须著桑根白皮食。一方云:瘥后须服此丸,一载以上,即永绝根源。此病特忌房室、热面并干脯,一切热肉、粳米饭、李子等。若觉热渴,加至二十五丸亦得,定后还依前减。其方神效无比。余并准前方。忌猪肉、芜荑。

将息禁忌论一首

夫人虽尝服饵,而不知养性之术,亦难以长生。养性之道,不欲饱食便卧,亦不宜终日久坐,皆损寿也。人欲小劳,但莫久劳疲极也,亦不可强所不能堪耳。人不得每夜食,食毕即须行步,令稍畅而坐卧。若食气未消,而伤风或醉卧,当成积聚百疾,

或多霍乱,令人暴吐。又食欲得少而数,不欲顿而多,多即难消也。能善养性者,皆先候腹空积饥乃食,先渴后饮,不欲触热而饮。饮酒伤多,即速吐之为佳。亦不可当风卧,及得扇之,皆令人病也。才不逮而思之,伤也;悲哀憔悴,伤也;力所不胜而举之,伤也。凡人冬不欲极温,夏不欲穷凉,亦不欲雾露星月下卧,大寒、大热、大风皆不用触冒之。五味入口,不欲偏多,偏多则损人腑脏,故曰酸多即伤脾,苦多即伤肺,辛多即伤肝,咸多即伤心,甘多即伤肾。此是五行自然之理。又伤初即不觉,久乃损寿耳。夫吃生肉鲙,必须日午前即良,二味之中,其鲙尤腥而冷也。午后阴阳交错,人腹中亦顺天时,不成症积,亦能霍乱矣。夫人至酉戌时后,不要吃饭。若冬月夜长,性热者须少食,仍须温软,吃讫须摇动,令食消散,即不能成脚气。凡冲热有汗,不用洗手面及漱口,令人五脏干枯少津液。又冬夏月不用枕冷物,石铁尤损人,木枕亦损人,纵不损人,及少年之时,即眼暗也。通按:此条虽附消渴后,不单言消渴也。凡病与不病人俱宜遵之。后鱼肉、菜、米、豆等仿此。

叙鱼肉等一十五件

羊肉甚补虚,患风及脚气不用吃,偶食即生姜和煮。又猪肉、兔肉、鹑肉、牛肉、驴马肉、大鲤、鲇鱼、河豚等并禁,不可食之。鹿肉微冷少吃。獐肉温不可炙吃,令人消渴。久吃炙肉,令人血不行。野鸡春月以后不堪吃。鲫鱼长六七寸以上并益人,仍不要生吃。生干脯不可吃,不消化为虫。

叙菜等二十二件

凡冬瓜食之下气,惟脚气相宜,令人寒中,不可多吃,能下积年药力,甚损人,久服令人虚坏筋骨。蒿苣令人寒中,久食节骨头生冷水,令人发鬓白。兰香、胡荽、芸台三物,不益人也。甘菊、枸杞、发菜、丹石,少吃即温,多即冷。紫苏、薄荷、荏叶、水苏温中益人。苜蓿、白蒿、牛蒡、地黄苗甚益人,长吃苜蓿虽微冷,益人,堪久服。凡菜皆取熟吃,不可生吃,损人。薤虽荤,不同五辛,温中补筋骨,可食。葱调诸候,但少吃无妨,多食令人虚冷。韭从二月以后青稍长,煮吃甚补,至四月上旬止,不可食;从七月二十日后,即渐堪吃;至九月后冷,兼有土气。萝卜消食下痰澼,甚宜人,生熟吃俱善。斜蒿不甚益人亦无损。蔓菁作齑令黄,堪吃。芥发热动风,伤筋骨。蒜伤血损药,不可食。葵性滑,夏不堪食;冬曝干,熟时煮用,萝卜作齑下之,利大小肠。醋、咸并伤筋骨,尤须节之,不可纵性。

叙米豆等九件

茶酒附之。通按:少吃任意,犹云小任意吃也。

白米甚益人,小豆、绿豆、白豆并动气,仍下津液,少吃任意。大豆甚下气益人,久服令人身重。荞麦不可食。小麦面吃之令人动热,不可频餐之。大麦面甚益人,性小冷,发癖气。粳米性寒。南中温湿茶不可多吃,热温煮桑代之。酒有热毒,渍地黄、丹参、大豆即得饮之。以上遂是祠部方法,亦一家秘宝也。

第十二卷

疗癖方五首

《病源》：夫五脏调和则荣卫气理，荣卫气理则津液通流，虽复多饮水浆，亦不能为病。若摄养乖方则三焦痞隔，三焦痞隔则肠胃不能宣行，因饮水浆，便令停滞不散，更遇寒气，积聚而成癖。癖者，谓僻侧在于两胁之间，有时而痛是也。其汤熨针石，别有正方，补养宣导，今附于后。《养生方》云：卧觉勿饮水更眠，令人作水澼。又云：饮水勿急咽，久成水澼。又云：举两膝夹两颊边，两手据地蹲坐，故久行之愈伏梁。伏梁者，宿食不消成癖，腹中如杯如盘。宿痈者，宿水宿气癖数生痈。久则肠化为筋，骨变为实。出第二十卷中。

《广济》疗腹中癖气方。

牛膝八分　桔梗六分　芍药六分　枳实八分，炙　白术六分　鳖甲八分，炙　茯苓八分　人参六分　厚朴六分，炙　大黄六分　桂心六分　槟榔六分

上十二味，捣筛，蜜和丸。空肚温酒服，如梧子二十丸，日二服，渐加至三十丸。老小微利。忌生冷、油腻、小豆、粘食、苋菜、酢、生葱、猪肉。出第二卷中。

《千金翼》江宁衍法师破癖方。

白术三两　枳实三两，炙　柴胡三两

上三味，切，以水五升，煮取二升。分温三服，服三十剂永

瘥。忌桃李、雀肉。出第十九卷中。

《必效》疗癣方。

取车下李仁，微汤退去皮及并仁，与干面相伴，捣之为饼，如犹干和淡水如常溲面，大小一如病人手掌，为二饼，微炙使黄，勿令至熟，空肚食一枚，当快利。如不利，更食一枚，或饮热粥汁即利，以快利为度。至午后利不止，即以酢饭止之。利后当虚。病未尽者，量力一二日更进一服，以病尽为限。小儿亦以意量之，不得食酪及牛马肉。无不效。但病重者，李仁与面相伴，轻者以意减。病减之后，服者亦任量力。频试瘥，神效。

又方

大黄十两

上一味，捣筛，醋三升和煎调，内白蜜两匙，煎堪丸如梧子。一服三十丸，以利为度。小者减之。

又方

牛黄三大豆许　麝香一当门子大　朱砂准麝香　生犀角小枣许，别捣末

以上四味并研令极细，汤成后内之。

大黄一两　吊藤一两　升麻一两　甘草半两，炙　鳖甲半两，炙　丁香五十枚

上十味，切，以水三升，先煮大黄等六味，取强半升，绞去滓，内牛黄等四味，和绞。分为三服，每服如人行十里久。忌如药法。若利出如桃胶肉酱等物，是病出之候。特忌牛马肉。其药及水，并是大两大升，此药分两，是十五以上人服。若十岁以下，斟量病减之。忌苋菜、海藻、菘菜、生血物等。并出第三卷中。

癖结方三首

《病源》：此由饮水聚停不散，复因饮食相抟，致使结积在于胁下。有时弦且起，或胀痛，或喘息短气，故云癖结。脉紧实者，癖结也。出第二十卷中。

《广济》疗癖结，心下硬痛，巴豆丸方。

巴豆三枚，去心皮，熬　杏仁七枚，去尖　大黄如鸡子大

上三味，捣筛大黄，取巴豆、杏仁别捣如膏，和大黄入，蜜和丸。空肚以饮服，如梧子七丸，日一服，渐加，以微利下病为度。忌生冷、油腻。出第二卷中。

《千金》狼毒丸，主坚癖方。

狼毒五两，涂姜汁炙　半夏三两，洗　杏仁三两　桂心四两
附子二两，炮　细辛二两　椒三两，汗

上七味，捣筛，别捣杏仁，蜜和，饮服如大豆二丸。出第十一卷中。

《救急》中候黑丸，疗诸癖结痰饮等，大良方。

桔梗四分　桂心四分　巴豆八分　芫花十二分，熬　杏仁五分

上五味，先捣三药成末，别捣巴豆、杏仁如膏，合和，又捣一千杵，下蜜，又捣二千杵，丸如胡豆。浆服一丸，取利，可至二三丸。儿生十日欲痫发，可与一二丸如黍米。诸腹不快，体中觉患便服之，得一两行利即好。《肘后》《千金》同。服四神丸下之亦得。出第三卷中。

寒癖方五首

《病源》:寒癖之为病,是饮水停积,胁下弦强是也。因遇寒即痛,所以谓之寒癖。脉弦而大者,寒癖也。出第二十卷中。

《肘后》疗腹中冷癖,水谷阴结,心下停痰,两胁痞满,按之鸣转逆害饮食方。

大蟾蜍一头,去皮及腹中物,支解之 芒硝大人用一升,中人七合,羸小五合

上二味,以水七升,煮取四升,温服一升,一时顿服一升。若未下,更服一升。中人七合,羸小五合,得下者止。后九日、十日一遍作之。

又方

大黄三两 甘草二两,炙 蜜一升二合 枣二十七枚

上四味,切,以水四升,先煮三物,取二升一合,去滓,内蜜,再上火煎令烊,分再服。忌海藻、菘菜。

又方

巴豆三十枚,煮 杏仁二十枚 桔梗六分 藜芦四分,炙 皂荚三分,去皮

上五味,捣,蜜和,丸如胡豆。未食服一丸,日三。欲下病者,服二丸,长将服百日都好瘥。忌猪肉、芦笋、狸肉。《古今录验》同。并出第三卷中。

深师主久寒癖,胸满短气,心腹坚,呕吐,手足逆冷,时来时去,痛不欲食,食即为患,心冷,引腰背强急,吴茱萸丸方。

吴茱萸八分 附子三分,炮 厚朴五分,炙 半夏五分,洗 桂心五分 人参五分 矾石五分,熬 枳实五分,炙 干姜五分

上九味，下筛，蜜和。酒服如梧子二十丸，日三。不知，增之。出第十六卷中。

《延年》白术丸，主宿冷癖气，因服热药发热，心惊虚悸，下冷上热，不能食饮，频头风旋，喜呕吐方。

白术六分　厚朴两分，炙　人参五分　白芷三分　橘皮四分　防风五分　吴茱萸四分　芎劳四分　薯蓣四分　茯神五分　桂心四分　大麦蘖四分，熬　干姜四分　防葵四分，炙　甘草五分，炙

上十五味，捣筛，蜜和，丸如梧桐子。酒服十五丸，日再，加至二十丸。出第十六卷中。

久癖方二首

《病源》：久癖，谓因饮水过多，水气拥滞，遇寒热气相抟，便成癖。在于两胁下，经久不瘥，乃结聚成形，段而起按之乃水鸣，积有岁年，故云久癖。出第二十卷中。

《集验》疗冷热久癖实，不能饮食，心下虚满如水状方。

前胡四两　生姜四两　枳实三两，炙　半夏四两，洗　白术三两　茯苓四两　甘草二两，炙　桂心二两

上八味，切，以水八升，煮取三升，分三服。《千金》同。出第六卷中。

《古今录验》曾青丸，疗久寒积聚，留饮宿食，天行伤寒者，服之二十日愈，久服令人延年益寿。殷仲堪云：扁鹊曾青丸，疗久癖积聚，留饮宿食，天行伤寒，咳逆消渴，随病所在，久病羸瘦，老小宜服药，或吐、或下、或汗出方。

曾青二分　寒水石三分　朴硝二分　茯苓三分　大黄三分

附子三分,炮　巴豆二分

上七味,各异捣,下筛,巴豆、硝相合,捣六千杵,次内附子捣相得,次内茯苓捣相得,次内大黄捣相得,次内曾青捣相得,次内寒水石捣相得,次内蜜和捣千杵。大人服大豆二丸,小儿五岁以下,如麻子一丸,二三岁儿如黍米一丸。如服药以薄粉粥清下,当覆卧令汗出。吐下气发作,服二丸;霍乱服三丸;泄痢不止,服一丸,可至二丸。一方用曾青三分。忌猪肉、冷水、芦笋、大酢。崔氏同。出第十卷中。

癖羸瘠方二首

《删繁》疗癖羸瘠,膏髓酒方。

猪肪膏三升　牛髓二升　油五升　姜汁三升　生地黄汁三升　当归四分　蜀椒四分,汁　吴茱萸五合　桂心五分　人参五分　五味子七分　芎劳五分　干地黄七分　远志皮五分

上十四味,切,捣九味,下筛为散,取膏髓等五种汁,加水一斗,同汁煎,取水并药汁俱尽,但余膏在,停小冷,下散搅令调,火上煎三上三下,燥器贮凝,冷为饼方寸,以清酒一升暖下,膏取服之。昼两服,夜一服。非但疗癖,亦主百病。忌生葱、芜荑。

又枸杞子散方。

枸杞子五升　干姜五两　白术五两　吴茱萸一升　蜀椒三合,汗　橘皮五两

上六味,切,捣五味,三筛下为散,取枸杞子燥瓷器贮,研曝如作米粉法,七日曝之,一曝一研,取前药散和之又研。随饮酒食等,即便服一方寸匕,和酒食进之,如此能三年服,非但疗百病,亦长阳气。并出第五卷中。

痃癖方四首

《广济》疗痃癖气,两胁妨满方。

牛膝十分　桔梗八分　芍药八分　枳实八分　人参六分
白术八分　鳖甲八分　茯苓八分　诃黎勒皮八分　柴胡六分
大黄十分　桂心六分

上十二味,捣筛,蜜和,丸如梧子。空肚酒饮及姜汤,任服二
十丸,日二服,渐加至三十丸。利多即以意减之,常取微通泄为
度。忌生硬难消油腻等物,及苋菜。一方用五加皮,无人参。出
第二卷中。

《千金翼》疗十年痃癖方。

桃仁六升　豉六升　蜀椒三两　干姜三两

上四味,先捣桃仁如脂,令捣千杵,如干可下少许蜜和捣,令
可丸。空肚酒服三丸,如酸枣大,日三。本方下有熨法,此不载。
出第十九卷中。

崔氏疗痃癖积冷,发如锥刀所刺,鬼疰往来者方。

乌头八分,炮　人参八分　桂心八分　附子八分,炮　干姜
八分　赤石脂八分　朱砂三分,研

上七味,捣筛,蜜和,为丸如梧子。以暖酒服七丸,稍稍加
之,至十丸。

又疗痃癖方。

鼠屎一合,炒令黄

上一味,以水二升,煮五六沸及热,滤取汁,置碗中,急内硇
砂一小两,乃盖头经宿,明日平旦温为两服,稍晚食,无所忌。一
方硇砂作朱砂。并出第七卷中。

痃气方三首

《广济》疗痃气方。

牛膝六分　芍药六分　桔梗八分　枳实三分,炙　厚朴八分,炙　橘皮四分　茯苓六分　人参五分　蒺藜子五分,熬　诃黎勒六分,熬　柴胡八分　槟榔四分　大黄六分

上十三味,捣筛,蜜和丸。空肚,煮大枣饮服,如梧子二十丸,日再,渐渐加至三十丸。如利多,以意减之。忌生硬难消物及油腻、猪肉、酢物。出第二卷中。

《延年》疗两肋胀急,痃满不能食,兼头痛壮热,身体痛方。

枳实三两,炙　桔梗二两　鳖甲二两,炙　人参二两　前胡二两　生姜四两　槟榔七枚　桂心二两

上八味,切,以水九升,煮取二升五合,去滓。分温三服,如人行七八里久。禁生葱、苋菜。出第十六卷中。

《救急》疗腹中痃气,连心以来,相引痛紧急方。

白术三两　枳实三两,炙　柴胡四两　鳖甲二两,炙

上四味,切,以水七升,煮取二升五合,去滓。空肚分三服,相去七八里久,能连服三四剂始知验。禁生冷、猪肉并毒鱼,大须慎之。频服有效。忌苋菜、生葱。出第七卷中。

癖及痃癖不能食方一十四首

《广济》疗症癖痃气不能食,兼虚羸瘦,四时常服方。

牛膝六两　生地黄九两　当归三两　桂心四两　肉苁蓉六两　远志三两,去心　五味子五两　曲末五合,熬炒令黄　白术三两　人参三两　茯苓六两,一方三两　大麦蘖末,一升五合,熬黄

上十二味,捣筛为散。空腹,温酒服方寸匕,日二服,渐加至一匕半,夏中煮生姜及槟榔饮下,加麦门冬六两。此方甚宜久服,令人轻健。忌生葱、牛肉、萝卜等。出第二卷中。

崔氏疗宿癖,时腹微满,不能食,调中五参丸方。

人参 沙参 玄参 丹参 苦参各一两 大黄四两 附子一两,炮 巴豆四十枚 蜀椒一合,汗 干姜半两 防风一两 䗪虫十五枚,熬 葶苈一合,熬

上十三味,捣下筛,蜜和,为丸如梧子。先食服一丸,日三。忌猪肉、芦笋、生血物等。

又疗癖饮,并醋咽吐水及沫,食饮不消,气逆胀满方。

槟榔十两 高良姜三两 桃仁一升

上三味,和捣绢筛,以白蜜和丸。酒服如弹丸二枚,日再服,渐加至四五丸,加减任意自量。并出第七卷中。

《延年》人参丸,主痃癖气不能食方。

人参八分 白术六分 枳实六分,炙 橘皮四分 桂心七分 甘草五分,炙 桔梗五分

上七味,捣筛,蜜和,为丸如梧子大。一服十五丸,酒下,日二服,加至二三十丸。

又疗冷气,两肋胀满,痃气不能食方。

白术三两 人参二两 茯苓三两 枳实三两,炙 生姜三两 桔梗二两 桂心一两半

上七味,切,以水八升,煮取二升五合,去滓。分温三服,如人行七八里久。

又桃仁丸,主痃癖气漫心,胀满不下食,发即更胀连乳满,头面闭闷,咳气急者方。

桃仁八分　鳖甲六分,炙　枳实六分,炙　白术六分　桔梗五分　吴茱萸五分　乌头七分,炮　槟榔五分　防葵五分　芍药四分　干姜五分　紫菀四分　细辛四分　皂荚二分,去皮子　人参四分　橘皮四分　甘草四分,炙

上十七味,捣筛,蜜和,丸如梧子。服十丸,日再服,加至二十丸。忌猪肉、苋菜等。

又浸药酒,用下前药方。

紫苏三两　牛膝三两　丹参三两　生姜六两　生地黄三升香豉三升　紫菀三两　防风四两　橘皮三两　大麻仁一升五合

上十味,细切,绢袋盛,以清酒二斗五升,浸三宿后,温一盏用。下桃仁丸,酒尽更添。忌芜荑。

又槟榔子丸,主腹内痃癖,气满胸背痛,不能食,日渐羸瘦,四肢无力,咳嗽心惊方。

槟榔子四分　桔梗四分　当归四分　人参五分　桂心四分　前胡四分　橘皮三分　厚朴三分,炙　白术四分　甘草五分,炙　乌头四分,炮　干姜四分　茯神四分　鳖甲五分,炙　大黄四分　龙齿六分,炙

上十六味,捣筛,蜜和,为丸如梧子大。服十丸,饮汁下,日二服,加至二十丸,酒下亦得。忌酢、苋菜、生葱等。

又疗痃癖,胸背痛,时时咳嗽,不能食方。

桂心四分　细辛四分　白术六分　厚朴三分,炙　附子五分,炮　干姜五分　橘皮三分　鳖甲四分,炙　防葵三分,炙　吴茱萸三分

上十味,捣筛,蜜和,为丸如梧子大。服十五丸,酒下,日二服,加至二三十丸。忌苋菜、酢物、生葱等。

又疗痃癖,发即两肋弦急满,不能食方。

槟榔子六分 枳实六分,炙 桔梗四分 鳖甲四分,炙 人参六分 白术六分 桂心三分 龙胆草五分 前胡四分 葳蕤五分 大黄五分 甘草六分,炙

上十二味,捣筛,蜜和,为丸如梧子大。服十丸,酒下,日二服,加至二十丸。忌苋菜、生葱、猪肉等。

又半夏汤,主腹内左肋痃癖硬急气满,不能食,胸背痛者方。

半夏三两,洗 生姜四两 桔梗二两 吴茱萸二两 前胡三两 鳖甲三两,炙 枳实二两,炙 人参一两 槟榔子十四枚

上九味,切,以水九升,煮取二升七合,去滓。分温三服,如人行八九里久。忌猪羊肉、饧、苋菜等。

又疗冷痃癖气,发即痃气急引膀胱痛,气满不消食,桔梗丸方。

桔梗四分 枳实四分,炙 鳖甲四分,炙 人参四分 当归四分 桂心三分 白术四分 吴茱萸三分 大麦蘖六分,熬 干姜四分 甘草五分,炙

上十一味,捣筛,蜜和,为丸如梧子大。一服十丸,酒下,日再服,稍加至二十丸。禁生葱、猪肉、苋菜等。

又黄芪丸,疗风虚盗汗,不能食,腹内有痃癖气满者方。

黄芪五分 白术六分 鳖甲五分,炙 白薇三分 牡蛎四分,熬 茯苓六分 桂心三分 干姜四分 枳实四分,炙 橘皮三分 当归四分 槟榔子六分 人参六分 前胡四分 附子四分,炮

上十五味,捣筛,蜜和,为丸如梧子大。一服十五丸,酒下,日再服,加至二十丸。忌酢物、猪肉、冷水、苋菜、生葱。并出第十六卷中。

《必效》练中丸,主癖虚热,两胁下癖痛,恶不能食,四肢酸弱,口干,唾涕稠黏,眼涩,头时时痛,并气冲背膊虚肿,大小便涩,小腹痛,热冲,头发落,耳鸣,弥至健忘。服十日许,记事如少时。无禁忌方。

大黄一斤　朴硝十两,练　芍药八两　桂心四两

上四味,捣筛,蜜和,为丸如梧子。平旦酒服二十丸,日再,稍加至三十丸,以利为度。能积服弥佳,纵利不虚人。神良。忌生葱。

又鳖甲丸,主癖气发动,不能食,心腹胀满,或时发热方。

鳖甲八分,炙　白术十分　枳实八分,炙　芍药六分　麦门冬八分,去心　人参八分　前胡六分　厚朴六分

上八味,捣筛,蜜和,为丸如梧子。饮服二十丸,渐渐加至三十丸,冷即酒服,极效。禁苋菜。并出第二卷中。

症癖等一切病方四首

《千金翼》疗症癖,乃至鼓胀满方。

乌牛尿一升

上一味,微火煎如稠糖,空肚服大枣许一枚,当鸣转病出,隔日更服,慎口味等。

又三棱草煎,主症癖方。

三棱草切,取一大束

上一味,水五石,煮取一石,去滓,更煎取三斗汁,铜器中重釜煎如稠糖,出内密器中。旦以酒一盏服一匕,日二服,每服常令酒气相续。并出第十九卷中。

崔氏疗腹中症癖兼虚热者,不可用纯冷专泻药,宜羁縻攻之方。

鳖甲八分,炙　龟甲八分,炙　桑耳八分,金色者,炙　大黄八分　吴茱萸八分　防葵八分　附子四分,炮

上七味,下筛,蜜和,为丸如梧子。饮苦酒服十丸,日再服,渐渐加一丸,以微泄为度,无所忌。日晚服马苋汁三四合,以瘥为期。亦是单煮,暖此汁服前药更佳。马齿菜即马苋也。忌猪肉、冷水。今详前方用鳖甲不宜服苋菜,云日晚服马苋汁并服药,此必误也。出第七卷中。

又温白丸,疗癥癖块等一切病方。

紫菀三分　吴茱萸三分　菖蒲二分　柴胡二分　厚朴二分,炙　桔梗二分　皂荚三分,去皮子,炙　乌头十分,熬　茯苓二分　桂心二分　干姜二分　黄连二分　蜀椒二分,汗　巴豆一分,熬　人参二分

上十五味,合捣下筛,和以白蜜,更捣二千杵,丸如梧子。一服二丸,不知,稍增至五丸,以知为度。心腹积聚久癥癖,块大如杯碗,黄疸,宿食,朝起呕变,支满上气,时时腹胀,心下坚结,上来抢心,傍攻两胁,彻背连胸,痛无常处,绕脐绞痛,状如虫咬。又疗十种水病,八种痞塞,反胃吐逆,饭食噎塞,或五淋五痔,或九种心痛,积年食不消化,或妇人不产,或断绪多年,带下淋沥,或痎疟连年不瘥。又疗一切诸风,身体顽痹,不知痛痒,或半身疼痛,或眉发堕落。又疗七十二种风,亦疗三十六种遁注,或癫或痫,或妇人五邪,梦与鬼交通,四肢沉重,不能饮食,昏昏默默,只欲取死,终日忧愁,情中不乐,或恐或惧,或悲或啼,饮食无味,月水不调,真似怀孕,连年累月,羸瘦困弊,遂至于死,或歌或哭,为鬼所乱,莫之知也。但服此药者,莫不除愈。臣知方验,便合药与妇人服之,十日下出癥癖虫长二尺五寸,三十余枚,下脓三

升,黑血一斗,青黄汁五升,所苦悉除,当月有子。臣兄堕马被伤,腹中有积血,天阴即发,赢瘦异常,久著在床,命在旦夕,臣与药服之,下如鸡肝黑血,手大一百片,白脓二升,赤黄水一升许,其病即瘥。臣知方验。谨上。禁生冷、饧、酢、猪羊鱼鸡犬牛马鹅肉、五辛、葱、面、油腻、豆及糯米黏滑、郁臭之属。出第二卷中。

癖硬如石腹满方二首

《广济》疗腹中痃气癖硬,两胁脐下硬如石,按之痛,腹满不下食,心闷咳逆,积年不瘥,鳖甲丸方。

鳖甲八分,炙　牛膝五分　芎藭四分　防葵四分　大黄六分
当归四分　干姜四分　桂心四分　细辛四分　附子四分,炮
甘草四分,炙　巴豆二七枚

上十二味,捣筛,蜜和丸。平旦空腹,温酒下如梧子四丸,日三服,渐加,以微利一两行为度。忌生葱、苋菜。出第二卷中。

《必效》疗腹满癖坚如石,积年不损方。

取白杨木东南枝,去苍皮,细锉五升,熬令黄,酒五升淋讫,即以绢袋盛滓,还内酒中,密封再宿。每服一合,日二。出第三卷中。

食不消成症积方四首

《集验》疗凡所食不消方。

取其余类烧作末,酒服方寸匕,便吐去宿食,即瘥。张文仲、《备急》同。陆光禄说:有人食桃不消化作病,时无桃,就林间得槁桃子烧服之,登时吐,病即瘥。《千金》同。出第六卷中。

《备急》食鱼鲙及生肉,住胸膈中不消化,吐之不出,多成症

病方。

朴硝如半鸡子一枚　大黄二两

上二味,以酒二升,煮取一升,去滓,尽服之,立消。无朴硝,用芒硝、硝石亦佳。《肘后》同。

又宿食不消,大便难,练中丸方。

大黄八两　葶苈　杏仁去皮尖　芒硝各四两

上四味,捣筛,蜜和,丸如梧子。服七丸,日三。不知,稍加至十丸。姚方。并出第三卷中。

《古今录验》疗卒食不消,欲成症积,艾煎丸方。

白艾一束　薏苡根一把

上二味,合煮汁,成如饴,取半升一服之,便刺吐去宿食,神验。出第十卷中。

心下大如杯结症方二首

《病源》:积聚痼结者,是五脏六腑之气,已积聚于内,重因饮食不节,寒温不调,邪气重沓,牢痼盘结者也。久即成症。出第十九卷中。

《肘后》疗心下有物大如杯,不得食者方。

葶苈二两　大黄二两　泽漆四两,洗

上三味,捣筛,蜜和,捣千杵。服如梧子二丸,日三,不知稍加。《千金》、文仲、《集验》、《古今录验》同。云:疗症坚,心下大如杯,食则腹满,心腹绞痛。

又熨症方。

灶中黄土一升　生葫一升

上二味先捣,葫熟内土复捣,以好苦酒浇令浥浥,先以涂布一面仍拓病上，又涂布上干复易之，取令消止。并出第一卷中。

症癖痃气灸法四首

崔氏疗症癖、闪癖方。

令患人平坐，取麻线一条绕项，向前垂线，头至鸠尾横截断，即回线向后，当脊取线穷头，即点记。乃别横度口吻，吻外截却。即取度吻线，中摺于脊骨点处中心，上下分之，各点小两头通前，合灸三处。其所灸处，日别灸七壮以上，十壮以下，满十日即停。看患人食稍得味，即取线还度口吻于脊中点处横分灸之，其数一准前法。仍看脊节穴去线一二分，亦可就节穴下火。如相去远者，不须就节穴。若患人未损，可停二十日外，还依前灸之，仍灸季肋头二百壮。其灸季肋，早晚与灸脊上同时下火也。

又灸闪癖法。

其癖有根，其根有著背者，有著膊上者。遣所患人平坐，熟看癖头，仍将手从癖头向上寻之，当有脉筑筑然，向上细细寻至膊上至筑筑头，当膊即下火，还与前壮数无别。王丞云：背上恐不得过多下火，只可细细，日别七炷以来。

又疗癖左右相随病灸法。

第一屈肋头近第二肋下，即是灸处；第二肋头近第三肋下，亦是灸处，左右各灸五十壮，一时使了。《千金》云：灸症癖方，患左灸左，患右灸右，脊屈肋数第二肋上第三肋下，向肉趔前，初日灸三，次日五，周而复始，至五十止。忌大蒜，余不忌。

又灸痃气法。

从乳下即数至第三肋下，共乳上下相当，稍似近肉接腰骨外取穴孔，即是灸处，两相俱灸。初下火，各灸三壮，明日四壮。每日加一壮至七壮,还从三壮起,至三十日即罢。

上前两种灸法若点时,拳脚点即拳脚灸。若舒脚点时,还舒脚灸。并出第七卷中。

积聚方五首

《病源》:积聚者,由阴阳不和,腑脏虚弱,受于风邪,抟于腑脏之气所为也。腑者阳也,脏者阴也。阳浮而动,阴沉而伏。积者阴气,五脏所生,始发不离其部,故上下有所穷已。聚者阳气,六腑所成,故无根本,上下无所留止,其痛无有常处。诸脏受邪,初未能为积聚,留滞不去,乃成积聚。

肝之积名曰肥气。在左胁下,如覆杯,有头足,久不愈,令人发痎疟,连岁月不已。以季夏戊己日得之,何以言之?肺病当传肝,肝当传脾。脾季夏适王,王者不受邪,肝欲复还肺,肺不肯受,故留结为积,故知肝之积,以季夏戊己日得之也。

心之积名曰伏梁。起脐上,大如臂,上至心下,以秋庚辛日得之,何以言之?肾病当传心,心当传肺。肺以秋适王,王者不受邪,心欲复还肾,肾不肯受,故留结为积,故知伏梁以秋庚辛日得之也。

脾之积名曰痞气。在胃管,覆大如盘,久不愈,令人四肢不收,发黄疸,饮食不为肌肤。以冬壬癸日得之,何以言之?肝病当传脾,脾当传肾,肾以冬适王,王者不受邪,脾欲复还肝,肝不肯受,故留结为积,故知痞气以冬壬癸日得之也。

肺之积名曰息贲。在右胁下,覆大如杯,久不愈,令人洒淅寒热,喘咳,发肺痈。以春甲乙日得之,何以言之?心病当传肺,肺当传肝,肝以春适王,王者不受邪,肺欲复还心,心不肯受,故留结为积,故知息贲以春甲乙日得之也。

肾之积名曰奔豚。发于少腹,上至心下,若豚奔走之状,上下无时,久不愈,令人喘逆,骨痿少气。以夏丙丁日得之,何以言之?脾病当传肾,肾当传心,心以夏适王,王者不受邪,肾欲复还脾,脾不肯受,故留结为积,故知奔豚以夏丙丁日得之也。

此为五积。诊其脉驮而紧,积聚。脉浮而牢,积聚。脉横者,胁下有积聚。脉来小沉实者,胃中有积聚,不下食,食即吐出。脉来细软附骨者,积也。脉出在左,积在左;脉出在右,积在右;脉两出,积在中央,以部处之。诊得肺积,脉浮而毛,按之辟易,胁下气逆,背相引痛,少气善忘,目瞑,皮肤寒,秋愈夏剧。主皮中时痛,如虱缘状,其甚如针刺之状,时痒,白色也。

诊得心积,脉沉而芤,时上下无常处,病悸,腹中热,面赤,咽干烦,掌中热,甚即唾血。主身瘈疭,主血厥,夏瘥冬剧,色赤也。

诊得脾积,脉浮大而长,饥则减,饱则见瞋,起与谷争,累累如桃李。起见于外,腹满,呕泄,肠鸣,四肢重,手足胫肿厥,不能卧。是主肌肉损,色黄也。

诊得肝积,脉弦而细,两胁下痛,邪走心下,足胫寒,胁痛引少腹,男子积疝也,女子病淋也。身无膏泽,喜转筋,爪甲枯黑,春瘥秋剧,色青也。

诊得肾积,脉沉而急,苦脊与腰相引,饥则见,饱则减。病腰痛,少腹里急,口干,咽肿伤烂,目眈眈,骨中寒。主髓厥,喜忘,色黑也。

诊得心腹积聚,其脉牢强急者生,脉虚弱急者死。又积聚之脉,实强者生,沉者死。其汤熨针石,别有正方,补养宣导,今附于后。

《养生方导引法》云：以左足践右足上，除心下积。又云：病心下积聚，端坐柱腰，向日仰头，徐以口内气因而咽之，三十过而止，开目。又云：左胁侧卧，伸臂直脚，以口内气鼻吐之，通而复始。除积聚心下不便。又云：以左手按右胁，举右手极形，除积及老血。又云：闭口微息，正坐向王气，张鼻取气，逼置脐下，小口微出十二通气，以除结聚。低头不息十二通，以消饮食，令人轻强。行之冬月，令人不寒。又云：端坐拄腰直上，展两臂，仰两手掌，以鼻内气闭之，自极七息，名曰蜀王桥，除胁下积聚。又云：向晨去枕，正偃卧，伸臂胫，瞑目闭口不息极，张腹两足，再息顷间吸腹仰两足倍拳，欲息微定复为，春三、夏五、秋七、冬九，荡涤五脏，津润六腑，所病皆愈。腹有病积聚者，张吸其腹，热乃止，症瘕散破，即愈矣。出第十九卷中。

范汪破积丸，疗积聚坚症方。

大黄一斤　牡蛎三两　凝水石一两　石膏一两　石钟乳一两　理石一两

上六味，捣合下筛，和以蜜，丸如梧子。先食服，酒饮任下三丸，日三。不知稍增，以知为度。

又顺逆丸，主久寒积聚，气逆不能食方。

大黄十分　黄芩四分　厚朴四分，炙　干地黄四分　桂心四分　滑石四分　杏子二分　黄连四分　麦门冬四分，去心

上九味，捣合下筛，和以蜜，丸如梧子。服十丸，日再服，后食。不知稍增，以知为度。忌芜荑、生葱、猪肉。

又捶凿丸，疗腹中积聚，邪气寒热，消谷方。

甘遂一分　莞花一分　芫花一分　桂心一分　巴豆一分　杏仁一分　桔梗一分

上七味,莞花、芫花熬令香,巴豆、杏仁去皮,熬令变色已,各异捣,下细筛,捣合丸,以白蜜捣万杵。服如小豆一丸,日三行。长将服之,伤寒增服。膈上吐,膈下痢,小儿亦服。妇人兼身亦服。名曰捶凿,以消息之。忌猪肉、芦笋、生葱。并出第十三卷中。

《延年》疗腹内积聚,癖气冲心,肋急满,时吐水不能食,兼恶寒方。

鳖甲六分,炙　防葵四分　人参四分　前胡四分　桔梗四分　槟榔八分　白术八分　大黄八分　枳实四分,炙　厚朴三分,炙　当归四分　附子四分,炮　干姜四分　甘草五分,炙　吴茱萸三分

上十五味,捣筛,蜜和,为丸梧子大。一服十五丸,酒下,日再服,加至三十丸。忌苋菜、猪肉、生冷、鱼、蒜。

又白术丸,主积聚癖气,不能食,心肋下满,四肢骨节酸疼,盗汗不绝方。

白术六分　黄芪六分　牡蛎四分,熬　人参六分　茯苓六分　乌头六分,炮　干姜六分　芍药四分　当归六分　细辛四分　麦门冬四分,去心　桂心五分　前胡四分　甘草六分,炙　防葵三分　鳖甲四分,炙　紫菀三分,炙　槟榔六分　桔梗三分

上十九味,捣筛,蜜和为丸。空肚酒下二十丸,日再,加至三十丸,忌苋菜、桃李、大酢、猪肉、生葱。并出第十六卷中。

积聚心腹痛方三首

《病源》:积者阴气,五脏所生,其痛不离其部,故上下有所穷已。聚者阳气,六腑所成,故无根本,上下无所留止,其痛无有常处。此皆由寒气抟于脏腑,与阴阳气相击上下,故心腹痛也。诊

其寸口之脉,沉而横,胁下有积,腹中有横积聚痛。又寸口脉细沉滑者,有积聚在胁下,左右皆满,与背相引痛。又云:寸口脉紧而牢者,胁下腹中有横积结,痛而泄痢,脉微细者生,浮者死。出第十九卷中。

范汪通命丸,疗心腹积聚,寒中疠痛;又心胸满,胁下急,绕脐痛方。

大黄四分　远志四分,去心　黄芪四分　麻黄四分,去节甘遂四分　鹿茸四分,炙　杏仁六十枚　豉一合　巴豆五十枚芒硝三分

上十味,捣合下筛,和以蜜,丸如小豆。先食服三丸,日再。忌芦笋、野猪肉。一方无鹿茸、黄芪,用黄芩。出第十四卷中。

又疗心腹积聚,食苦不消,胸胁满,除去五脏邪气,四物丸方。

大戟五分,㕮咀,熬令色变　芫花四分,熬　杏仁一分　巴豆一百枚,去皮心,熬

上药捣合,下细筛,以鸡子中黄亦可,以蜜和,丸如小豆。日三,日增一丸,觉勿复益。欲下,顿服七丸,下如清漆陈宿水。妇人乳有余疾,留饮者下水之后养之,勿饮冷水。长壮者服五丸,先食。忌野猪肉、芦笋。出第十三卷中。

《古今录验》匈奴露宿丸,疗心腹积聚,膈上下有宿食留饮神方。出僧深。

甘草三分,炙　大黄二分　甘遂二分　芫花二分,熬　大戟二分,炙　葶苈子二分,熬　苦参一分　硝石一分　巴豆半分,去心皮,熬

上九味,细捣,合蜜和,丸如小豆。服三丸,当吐下,不吐下,稍益至五六丸,以知为度。先少起。忌海藻、芦笋、菘菜、野猪

肉。范汪同。出第十卷中。

积聚心腹胀满方一首

《病源》:积聚成病,蕴结在内,则气行不宣通,还抟于腑脏,故心腹胀满,则烦闷而短气也。出第十九卷中。

深师乌头丸,疗心腹积聚胀满,少食多厌,绕脐痛,按之排手,寒中有水,上气,女人产后余疾,大人风癫,少小风惊痫百病者。元嘉中用疗数人皆良。有一人服五服药,即出虫长一尺余三枚,复出如牛胆黑坚四枚,中皆有饭食,病即愈方。

乌头七枚,炮　干姜五分　皂荚五分,炙,兼皮子　菖蒲三分
桂心四分　柴胡三分　附子三分,炮　人参三分　厚朴三分,炙
黄连三分　茯苓三分　蜀椒五分,汗　吴茱萸四分　桔梗三分

上十四味,捣筛,蜜和为丸。服如梧子二丸,日三,稍加至十五丸。忌猪肉、冷水、酢物、生葱、羊肉、饧。出第二十三卷中。

积聚宿食寒热方四首

《病源》:积聚而宿食不消者,由腑脏为寒气所乘,脾胃虚冷,故不能消化,留为宿食也。诊其脉来实,心腹积聚,饮食不消,胃中冷故也。出第十九卷中。

《千金翼》三台丸,疗五脏寒热积聚,胪胀肠鸣而噫,食不作肌肤,甚者呕逆。若伤寒寒疟已愈,令不复发,食后服五丸;饮多者吞十丸。长服令人大小便调和,长肌肉方。

大黄二两,熬　熟硝石一升　葶苈一升,熬　前胡二两　厚朴一两,炙　附子一两,炮　茯苓半两　半夏一两,洗　杏仁一升,去尖皮,熬　细辛一两

上十味，捣筛，蜜和捣五千杵。酒服如梧子五丸，稍加，以知为度。忌猪羊肉、饧、生菜、酢物。深师同。出第二十卷中。

《古今录验》气痞丸，疗寒气痞积，聚结不通，绕脐切痛，腹中胀满，胸逼满，风入脏，忧恚所积，用力不节，筋脉伤，羸瘦，不能食饮。此药令人强，嗜食益气力方。

乌头二分，炮　甘草二分，炙　葶苈子二分，熬　大黄二分
芎䓖二分　芍药二分　甘皮二分，炙

上七味，下筛，蜜和，丸如梧子。一服三丸，日再，不知渐至五丸、七丸。一方桂心二分，去甘皮。忌海藻、菘菜、猪肉、冷水等。一方有通草，无甘皮。

又小乌头丸，疗久寒积聚心腹，绕脐切痛，食饮不下方。

乌头三两，炮　甘草三两，炙　茱萸半两　细辛二两　半夏二两　附子二两，炮　藁本二两

上七味，下筛，蜜和，丸如梧子大。先食服五丸，日再，不知稍增之。忌羊猪肉、冷水。

又五通丸，主积聚留饮宿食，寒热烦结，长肌肤补不足方。

椒目一两　附子一两，炮　厚朴一两，炙　杏仁三两　半夏一两　葶苈三两，熬　芒硝五两　大黄九两

上八味，捣葶苈子、杏仁使熟，合诸药末，和以蜜，捣五千杵。吞如梧子二丸。忌猪羊肉、饧、冷水。出第十卷中。

疗症方三首

《病源》：症者，由寒温失节，致腑脏之气虚弱，而食饮不消，聚结在内，渐染生长，块段盘牢不移动者，是症也。言其形状，可征验也。若积引岁月，人则柴瘦，腹转大，遂至于死。诊其脉弦

而伏,其症不转动者,必死。出第十九卷中。

范汪疗症病丸方。

射罔二两,熬　蜀椒三百粒,汗

上二味,捣末,下细筛,以鸡子白和丸,半如麻子,半如赤小豆。先服如麻子,渐服如赤小豆二丸,不知稍增之,以知为度。出第十三卷中。

《集验》疗心腹宿症,及卒得症方。

取雄鸡一头,饲之令肥,肥后饿二日,以好赤朱溲饭,极令朱多,以饲鸡,安鸡著板上,取粪,曝燥末。温清酒服五分匕,可至方寸匕,日三。若病困急者,昼夜可五六服。一鸡少,更饲余鸡取足。出第六卷中。

《备急》熨症方。

吴茱萸三升

上一味,以酒和煮热,布裹以熨症上,冷更炒,更番用之,症移走逐熨,都消乃止也。《肘后方》云:亦可用射罔五两、茱萸末,以鸡子白和,涂症上。出第三卷中。

暴症方六首

《病源》:暴症者,由脏气虚弱,食生冷之物,脏既本弱,不能消之,结聚成块,卒然而起。其生无渐,名之暴症也。本由脏弱,其症暴生,至于成病,毙人则速。出第十九卷中。

《肘后》疗卒暴症,腹中有物坚如石,痛如刺,昼夜啼呼,不疗之,百日死方。

取牛膝根二斤,㕮咀,曝令极干

上一味,酒一斗浸之,密器中封口,举著热灰中温之,令味出。先热服五六合至一升，以意量多少。又用萹蓄根，亦准此大良。《千金》、《集验》、《经心录》、张文仲同。

又凡症坚之起，多以渐生，而有觉便牢大者，自难疗也。腹中微有结积，便害饮食，转羸瘦，疗多用陷冰、玉壶、八毒诸大药，今止取小小易得者方。

取虎杖根，勿令影临水上者，可得石余，净洗干之，捣作末，以秫米五斗炊饭，内搅之，好酒五斗渍封，药消饭浮，可饮一升半，勿食鲑、盐，症当出。亦可但取其根一升，干捣千杵，酒渍饮之。从少起，日三亦佳。此酒疗症，乃胜诸大药。张文仲同。

又方

大黄半斤　朴硝三两　蜜一斤

上三味，合于汤上煎，可丸如梧子。服十丸，日三。《备急》、文仲、崔氏同。惟崔氏用朴硝半斤、蜜一升半，服二十丸，日再服。余依《肘后》。并出第一卷中。

《千金翼》疗卒暴症方。

蒜十片，去皮，五月五日户上者良　伏龙肝鸭卵大一枚　桂心一尺二寸

上三味，合捣，以淳苦酒和之如泥，涂著布上，掩病处，三日消。《肘后》、《千金》同。凡蒜，或无桂心亦得用也。

又方

商陆根捣蒸之，以新布藉腹上，以药铺布上，以衣覆，冷即易，取瘥止。数日之中，晨夕勿息。《千金》《集验》《肘后》同。并出第十九卷中。

《古今录验》疗暴得症方。

取萹蓄根一小束净洗，沥去水，细切，以醇酒浸之，取淹根三宿。

服五合至一升,日三。若欲速得,可于热灰中温令药味出服之。此方无毒,已愈十六人,神验。药尽复作,将服之。出第十卷中。

鳖症方四首

《病源》:鳖症者,谓腹内症结如鳖之形状也。有食鳖触冷不消而生症者,有食杂冷物不消变化而作者。此皆脾胃气弱,而遇冷不能克消故也。症者,其病结成,推之不动移是也。出第十九卷中。

《广济》疗鳖症,服白马尿方。

白马尿一升五合,温服之,令尽瘥。

又方

白马尿一升　鸡子三枚,破取白

上二味,于铛中煎取三合,空腹服之,不移时当吐出病。无所忌。《千金》同。

又疗鳖症,蟹爪丸方。

蟹爪三分　附子六分,炮　麝香三分,研　半夏六分　生姜四分,屑　鳖甲六分,炙　防葵六分　郁李仁八分

上八味,捣筛,蜜和,为丸如梧子。空肚以酒下二十丸,日再服,以知为度。忌生冷、猪肉、苋菜。并出第二卷中。

《集验》疗鳖症伏在心下,手揣见头足,时时转者,并心腹宿症,及卒得症方。

白雌鸡一只,绝食一宿,明旦以膏熬饭饲之,取其屎,无问多少,以小便和之,于铜器中火上熬令燥,捣筛。服方寸匕,日四五服,消尽乃止。常饲鸡取屎,瘥毕,杀鸡单食之。《肘后》同。出第六卷中。

米症方二首

《病源》：人有好哑米哑，谨按《说文》于革切，笑也。《集韵》无此字，但有饥，乙革切，饥也。今详哑者，饥而喜食之义也。下同。转久弥嗜，哑之若不得米，则胸中清水出，得米便止，米不消化，遂生症结。其人常思米而不能饮食，久则毙人。出第十九卷中。

《广济》疗米症，其疾常欲食米，若不得米，则胸中清水出方。

鸡屎一升　白米五合

上二味，合炒，取米焦捣筛为散，用水一升，顿服取尽，少时即吐，吐出症如研米汁碎。若无症，即吐白沫痰水，乃憎米不复食之。无所忌。《千金》同。

又疗米症久不疗，羸瘦以至死方。

葱白两虎口，切　乌梅三十枚，碎

上二味，以水三升，宿渍乌梅，使得极浓。清晨，啖葱白随饮乌梅汁，令尽，顷之心腹烦，欲吐，即令出之。三晨疗之，当吐去米症，瘥。无所忌。并出第三卷中。

食症及食鱼肉成症方二首

《病源》：有人卒大能食，乖其常分，因饥值生葱，便大食之，乃吐一肉块，绕畔有口，其病则愈，故谓食症，特由不幸，致此妖异成症，非饮食生冷过度之病也。出第十九卷中。

《广济》疗食症病，食葱瘥方。

有一人食饭七升，并羊脂饼番不论数。因于道中过饥，急食生葱，须臾吐出一实，薄而圆，绕畔有口无数，即以食投之立消，尽饭七升乃止。吐此物后，其人食病便愈。此名食症。无忌。

出第二卷中。

《千金》疗食鱼肉等成症,结在腹内,并诸毒气方。

狗粪五升

上一味,烧灰末之,绵裹,以酒一斗渍再宿,滤取清。分十服,日三服,三日令尽。随所食,症结即便出矣。出第十一卷中。

发症方二首

《病源》:有人因食饮内误有头发,随食而入胃成症。胸喉间如有虫下上来去者是也。出第十九卷中。

《广济》疗发症,乃由人因食而入,久即胸间如有虫上下去来,惟欲得饮油方。

油一升

上一味,以香泽煎之,大镭锷贮之,安病人头边,以口鼻临油上,勿令得饮,及传之鼻面,并令有香气,当叫唤取饮,不得与之,必疲极眠睡,其发症当从口出饮油,人专守视之,并石灰一裹,见症出,以灰粉手捉症抽出,须臾抽尽,即是发也。初从腹出,形如不流水中浓水,随发长短,形亦如之。无忌。《千金》同。

又疗胸喉间觉有症虫上下,偏闻葱豉食香,此是发虫故也方。

油煎葱豉令香,二日不食,张口而卧,将油葱豉置口边,虫当渐出,徐徐以物引去之。无所忌。出第二卷中。

虱症方一首

《病源》:人有多虱,性好啮之,所啮既多,而腑脏虚弱,不能消之,不幸变化生症,而患之者亦少。俗云:患虱症人见虱必啮之,不能禁止。虱生长在腹内,时有从下部出,亦毙人。出第十九卷中。

《千金》疗虱症,由啮虱在腹,生长为虱症方。

故篦子一枚　故梳子一枚

上二味,各破为两分,各取一分烧作灰,末之;又取一分,以水五升,煮取一升,用顿服前末尽,少时当病出。无所忌。《广济》同。出第二卷中。

鳖瘕方一首

《病源》:鳖瘕者,谓腹内瘕结如鳖状是也。有食鳖触冷不消而生者,亦有食诸杂冷物变化而作者,皆由脾胃气弱,而遇冷即不能克消所致。瘕,言假也。谓其形假而推移也。昔曾有人共奴俱患鳖瘕,奴在前死,遂破其腹,得一白鳖,仍故活。有人乘白马来看此鳖,白马忽尿,堕落鳖上,即缩头及脚,寻以马尿灌之,即化为水。其主曰:吾将愈矣。即服之,果如其言得瘥。故《养生》云:六月勿食泽中水,令人成鳖瘕。出第十九卷中。

崔氏疗鳖瘕方。

大黄六铢　干姜半两　附子九铢,炮　人参九株　侧子半两,炮　桂心六铢　贝母半两　白术一两　细辛十八铢　䗪虫大一寸者,七枚,熬

上十味,捣下筛,以酒服半方寸匕,日三。忌猪肉、冷水。出第九卷中。

蛇瘕方一首

《病源》:人有食蛇不消,因腹内生蛇瘕也。亦有蛇之津液误入饮食内,亦令人病瘕。其状常苦饥,而食则不下喉,噎塞,食至胸内

即吐出。其病在腹，摸揣亦有蛇状，谓蛇瘕也。出第十九卷中。

崔氏疗蛇瘕，大黄汤方。

大黄半两　芒硝如鸡子一枚　乌贼鱼骨三枚　黄芩半两
甘草如人指一尺，炙　皂荚六枚，如猪牙者，炙去皮子

上六味，㕮咀，以水六升，煮之三沸，下绞去滓，内芒硝。适
寒温，尽服之。十日一剂，煮作如上法。欲服之，宿无食，平旦
服，当下病也。《千金》同。出第九卷中。

蛟龙病方一首

《病源》：蛟龙病者云：三月、八月蛟龙子生芹菜内，人食芹
菜，不幸随入人腹，变成蛟龙。其病之状，发则如癫。出第十九
卷中。

《广济》疗蛟龙病，三月、八月近海及水边，因食生芹菜，为蛟
龙子生在芹菜上，食入人腹，变成龙子，须慎之。其病发似癫，面
色青黄，少腹胀，状如怀妊，宜食寒食饧方。

寒食粥饧三升，日三服之。吐出蛟龙有两头及尾。开皇六
年，又贾桥有人吃饧，吐出蛟龙。大验，无所忌。《千金方》同。
出第二卷中。

胸痹方二首

《病源》：寒气客于五脏六腑，因虚而发，上冲胸间则胸痹。
胸痹之候，胸中愊愊如满，噎塞不利，习习如痒，喉里涩，唾燥。
甚者，心里强痞急痛，肌肉苦痹，绞急如刺，不得俯仰，胸前皮皆
痛，手不能犯，胸满短气，咳唾引痛，烦闷白汗出，或彻背膂。其
脉浮而微者是也。不治，数日杀人。其汤熨针石，别有正方，补

养宣导,今附于后。《养生方》云:以右足践地左足上,除胸痹食热呕。出第三十卷中。

仲景《伤寒论》疗胸痹,理中汤方。

人参三两 甘草三两,炙 白术三两 干姜三两

上四味,切,以水八升,煮取三升,去滓。温服一升,日三夜一,频服三剂愈。张仲景云:胸痹,心中痞坚,留气结于胸,胸满,胁下逆气抢心,理中汤亦主之。《千金》同。出第十六卷中。

深师疗胸痹,麝香散方。

麝香四分 牛黄二分 生犀角一分,屑末

上三味,研服五分匕,日三。忌生冷物、葱、蒜。出第十六卷中。

胸痹短气方三首

《千金》论曰:夫脉当取太过与不及,阳微阴弦,即胸痹而痛。所以然者,责其极虚故也。今阳虚知在上焦,所以胸痹心痛者,以其脉阴弦故也。平人无寒热,短气不足以息者实也。仲景《伤寒论》同。胸痹之病,喘息咳唾,胸背痛,短气。其脉沉而迟,关上小紧数者,栝楼汤主之方。

栝楼一枚 薤白一斤 半夏半升,洗 生姜四两 枳实二两,炙

上五味,切,以白酨浆一斗,煮取四升。服一升,日三。《肘后》、仲景《伤寒论》无生姜、枳实、半夏等三味同。《小品》云:用水一斗。忌羊肉、饧。

又胸中气塞短气,茯苓汤主之方。

茯苓三两 甘草一两,炙 杏仁五十枚

上三味,哎咀,以水一斗,煮取五升。温服一升,日三服。不

瘥更合。仲景《伤寒论》同。并出第十三卷中。

深师疗胸痹连背痛，短气，细辛散方。

细辛 干地黄 甘草各二两，炙 桂心 茯苓各五两 枳实炙 白术 生姜 栝楼实各三两

上九味，捣筛，酒服方寸匕，日三。《古今录验》《千金》同。出第十三卷中。

胸痹心下坚痞缓急方四首

《千金》论：胸痹之病，令人心中坚痞急痛，肌中苦痹，绞急如刺，不得俯仰，其胸前皮皆痛，手不得犯，胸中愊愊如满，咽塞习习痒，喉中干燥，时欲呕吐，胸满短气，咳唾引痛，烦闷，自汗出，或彻引背腹痛，不即疗之，数日杀人。出第十三卷中。

范汪疗胸痹，心中痞坚，留气结于胸中，胸满，胁下逆气抢心，枳实汤方。

陈枳实四枚，炙 厚朴四两，炙 薤白八两 桂心一两 栝楼实一枚

上五味，先以水五升煮枳实、厚朴，取二升半，去滓，内余药，又煎三两沸，去滓，分温三服，除心气良。《古今录验》《千金》同。此本仲景《伤寒论》方。

《古今录验》疗胸中隐然而痛，脊膂肩痛方。

桂心一分 干姜一分 人参三分 细辛三分 乌头一分，炮 山茱萸三分 贝母三分

上七味，捣下筛，和以蜜，丸如小豆大。酒若粥汁吞二丸，稍稍益，以胸中痛止温温为度。忌生葱、生菜、猪肉、冷水。

又疗胸痹偏缓急，薏苡仁散方。

薏苡仁五百枚　附子十枚大者，炮　甘草三两，炙

上三味，捣下筛，服方寸匕，日三。忌海藻、菘菜、猪肉、冷水。

又疗胸痹偏缓急，薏苡仁散方。

薏苡仁一千五百枚　附子大者十枚，炮

上二味，捣下筛，服方寸匕，日三，不知稍增之。忌猪肉、冷水。此方出僧深，范汪同。仲景方用薏苡仁十五两。并出第八卷中。

胸痹噎塞方二首

仲景《伤寒论》胸痹之病，胸中愊愊如满，噎塞习习如痒，喉中涩唾燥沫是也。橘皮枳实汤主之方。

橘皮半斤　枳实四枚，炙　生姜半斤

上三味，切，以水五升，煮取二升，分再服。《肘后》、《小品》、文仲、深师、范汪、《古今录验》、《经心录》、《千金》同。出第十五卷中。

《千金》通气汤，疗胸满短气噎塞方。

半夏八两，洗　生姜六两　桂心三两　吴茱萸四十枚

上四味，切，以水八升，煮取三升，去滓，分温三服。忌羊肉、饧、生葱。一方无桂心，用橘皮。出第十三卷中。

胸痹咳唾短气方四首

仲景《伤寒论》：胸痹之病，喘息咳唾，胸背痛，短气，寸脉沉而迟，关脉小紧数者，栝楼薤白白酒汤主之方。

栝楼实一枚　薤白切，半斤

上二味，以白截酒七升，煮取二升，去滓，温分再服。深师、范汪同。出第十五卷中。

《肘后》论：胸痹之病，令人心中坚痞急痛，肌中苦痹，绞急如

刺,不得俯仰,其胸前及背皆痛,手不得犯,胸满短气,咳唾引痛,烦闷自汗出,或彻引背膂,不即疗,数日杀人。疗卒患胸痹方。

雄黄　巴豆去皮心,熬

上二味,先捣雄黄,细筛,内巴豆,务熟捣之相和,丸如小豆,服一丸,不觉稍益。忌野猪肉、芦笋。

又方

枳实炙

上一味,捣筛,以米汁先食服方寸匕,日三夜一。

又或已瘥,复更发方。

取薤根五斤

上一味,捣绞取汁,饮之立愈。并出第一卷中。

胸痹心痛方四首

仲景《伤寒论》胸痹不得卧,心痛彻背者,栝楼薤白半夏白蔹浆汤主之方。

大栝楼一枚　薤白切,三两　半夏半斤,洗

上三味,以白蔹浆一斗,煮取四升,去滓,温服一升,日三。忌羊肉、饧。《古今录验》同。范汪同。出第十五卷中。

《千金》疗胸痹心痛方。

灸膻中百壮,穴在鸠尾上一寸。一云:膺腧中行,直两乳内间是。忌针。

又疗胸胁满,心痛方。

灸期门,随年壮,穴在第二肋端乳直下,不容旁一寸半是。并出第十三卷中。

《古今录验》小草丸,疗胸痹心痛逆气,膈中饮不下方。

小草三分　桂心三分　蜀椒三分,汗　干姜二分　细辛三分
附子二分,炮

上六味,捣合下筛,和以蜜,丸如梧子大。先食米汁服三丸,
日三。不知稍增,以知为度。忌猪肉、冷水、生葱、生菜。范汪
同。出第八卷中。

胸痛方二首

范汪疗胸痛,枳实散方。

枳实八分,炙　桂心五分

上二味,捣下筛。酒服方寸匕,日三。忌生葱。深师同。

深师疗胸痛,枳实散方。

枳实四枚,炙　神曲一两,熬　白术一两

上三味,捣筛。酒服方寸匕,日三。忌桃李、雀肉等。出第
十六卷中。

奔豚气方四首

《病源》:夫奔豚者,肾之积气也。起于惊恐忧思所生也。若
惊恐则伤神,心藏神也;忧思则伤志,肾藏志也。神志伤动,气积
于肾,而气下上游走,如豚之奔,故曰奔豚。其气乘心,若心中踊
踊,如车所惊,如人所恐,五脏不定,食饮辄呕,气满胸中,狂痴不
定,妄言妄见,此惊恐奔豚之状也。若气满支心,心下烦乱,不欲
闻人声,休作有时,乍瘥乍剧,吸吸短气,手足厥逆,内烦结痛,温温
欲呕,此忧思奔豚之状也。诊其脉来祝祝一云触祝者,病奔豚也。
肾脉微急沉厥,奔豚也。其足不收,不得前后。出第十三卷中。

《小品》:黄帝问金冶子曰:惊为病如奔豚,其病奈何? 金冶

子对曰:惊为奔豚,心中踊踊,如事所惊,如人所恐,五脏不定,食饮辄呕,气满胸中,狂痴欲走,闭眼谬言,开眼妄语;或张面目,不相取与,众师不知,呼有所负。奔豚汤主之。黄帝曰:善。黄帝问金冶子曰:忧思奔豚,何以别之? 金冶子对曰:忧思奔豚者,气满支心,心下烦乱,不欲闻人之声,发作有时,乍瘥乍剧,吸吸短气,手足厥逆,内烦结痛,温温欲呕,众师不知,呼有触忤,奔豚汤主之。黄帝曰:善。

师曰:病如奔豚者,气从少腹起,上冲喉咽,发作欲死,复还生,皆从惊恐得之,肾间有脓故也。范汪同。

师曰:病有奔豚,有吐脓,有惊怖,有火邪。此四部病者,皆从惊发。得之火邪者,桂枝加龙骨牡蛎汤主之。若新亡财,为县官所捕迫,从惊恐者,疗用鸱头铅鞋《千金翼》有飞鸱铅丹丸,主癫痫瘛疭,此意相近。铅鞋一云角,为马桃末,即羚羊角,复余物未定。未定者,上作方未成。所言奔豚者,病人气息逆喘,迫上如豚奔走之状,奔豚汤主之。

又疗卒伤损,食下则觉胸中偏痛慄慄然,水浆下亦尔,问病与相应,急作此方。

生李根一斤,细锉之 麦门冬一升,去心 人参二两 桂心二两 甘草一两,炙

上五味,㕮咀,以水一斗,煮取三升,分三服。范汪同。

又奔豚汤,疗虚劳,五脏气乏损,游气归上,上走时若群豚相逐憧憧,时气来便自如坐惊梦,精光竭不泽,阴痿,上引少腹急痛,面乍热赤色,喜怒无常,耳聋,目视无精光方。

葛根八两,干者 生李根切,一升 人参三两 半夏一升,洗 芍药三两 当归二两 桂心五两 生姜二斤 甘草炙,二两

上九味,切,以水二斗,煮得五升。温服八合,日三。不知稍增至一升,日三。忌羊肉、饧、生葱、海藻、菘菜等。出第十一卷中。

《肘后》疗卒厥逆上气,气支两胁,心下痛满,淹淹欲绝,此谓奔豚。病从卒惊怖忧迫得之,气从下上,上冲心胸。脐间筑筑,发动有时,不疗杀人方。

甘草二两,炙　人参二两　吴茱萸一升　生姜一斤　半夏一升,洗　桂心三两

上六味,切,以水一斗,煮取三升,分三服。此药须预蓄,得病便急合服之。《千金方》桂五两,甘草三两。张文仲同。

奔豚气冲心胸方四首

《广济》奔豚气在心,吸吸短气,不欲闻人语声,心下烦乱不安,发作有时,四肢烦疼,手足逆冷方。

李根白皮八两　半夏七两,洗　干姜四两　茯苓三两　人参二两　甘草二两,炙　附子一两,炮　桂心四两

上八味,切,以水一斗,煮取三升,绞去滓。分三服,别相去如人行六七里。忌生冷、羊肉、饧、海藻、菘菜、油腻、酢物、生葱、粘食。范汪同。

又疗奔豚气在胸心,迫满支胁方。

生姜一斤　半夏四两,汤　桂心三两　人参二两　甘草二两,炙　吴茱萸一两

上六味,切,以水一斗,煮取三升,绞去滓。分温三服,服别相去如人行六七里。忌生葱、热面、羊肉、饧、粘食、海藻、菘菜。范汪同。并出第四卷中。

《集验》奔豚茯苓汤,疗短气,五脏不足,寒气厥逆,腹胀满,气

奔走冲胸膈,发作气欲绝,不识人,气力羸瘦,少腹起腾踊如豚子,走上走下,驰往驰来,寒热,拘引阴器,手足逆冷,或烦热者方。

茯苓四两　生葛八两　甘草三两,炙　生姜五两　半夏一升,汤洗　人参三两　当归二两　芎䓖二两　李根白皮切,升

上九味,切,以水一斗二升,煮取五升。服一升,日三夜二服。忌羊肉、饧、海藻、菘菜、酢物等。

又疗奔豚气,上冲胸腹痛,往来寒热,奔豚汤方。

甘草二两,炙　芎䓖二两　当归二两　半夏四两,汤洗　黄芩三两　生葛五两　芍药三两　生姜四两　甘李根白皮切,一升

上九味,切,以水二斗,煮取五升,去滓。温服一升,日三夜二服。忌海藻、菘菜、羊肉、饧等。并出第四卷中。

杂疗奔豚气及结气方六首

深师疗忧劳寒热愁思及饮食隔塞,虚劳内伤,五脏绝伤,奔气不能还下,心中悸动不安,七气汤方。

桔梗二两　人参三两,一方二两　芍药三两　茱萸七合　黄芩二两,一方三两　干地黄三两,一方二两　枳实五枚,炙　桂心二两,一方三两　干姜三两,一方一两　甘草三两,一方二两,炙　橘皮三两　半夏三两,洗,一方一升

上十二味,切,以水一斗,煮取三升,去滓,分三服。忌海藻、菘菜、羊肉、饧、生葱、猪肉、芜荑等。《千金》无桂心、橘皮、桔梗,有厚朴、栝楼、蜀椒。

《集验》疗贲豚气从下上者,汤方。

生葛五两　半夏五两,洗　黄芩二两　桂心二两　芍药三两　人参二两　生姜五两　甘李根白皮五两,切

上八味，切，以水一斗五升，煮取五升，去滓。温分为五服，日三夜二服。忌羊肉、饧、生葱。出第四卷中。

《小品》牡蛎奔豚汤，疗奔豚，气从少腹起憧胸，手足逆冷方。

牡蛎三两，熬　桂心八两　李根白皮一斤，切　甘草三两，炙

上四味，切，以水一斗七升，煮取李根皮得七升，去滓，内余药再煮取三升。分服五合，日三夜再。忌生葱、海藻、菘菜。范汪同。

又疗手足逆冷，胸满气促，从脐左右起郁冒者，奔豚汤方。

甘草四两，炙　李根白皮一斤，切　葛根一斤　黄芩三两　桂心二两　栝楼二两　人参二两　芎䓖一两

上八味，切，以水一斗五升，煮取五升，去滓。温服一升，日三夜再。忌海藻、菘菜、生葱。范汪同。

又方桐君说。

伏出鸡卵壳中白皮　梨木灰　麻黄去节　紫菀各等分

上四味，捣下筛，作丸散。随宜酒服十丸如梧子，散者方寸匕。疗三十年喉中结气咳逆立瘥也。亦可水煮为汤，以意分之。《经心录》同。并出第一卷中。

《千金》奔气汤，主火气上奔，胸膈中诸病，每发时，迫满短气不得卧，剧者便惧欲死，腹中冷湿气，肠鸣相逐成结气方。

桂心五两　生姜一斤　人参三两　半夏一升，洗　吴茱萸一升　甘草三两，炙

上六味，切，以水一斗，煮取三升，去滓，分为四服。忌羊肉、饧、生葱、海藻、菘菜。出第十七卷中。

灸奔豚法六首

《千金》疗奔豚腹肿法。

灸章门,一名长平,二穴在大横外直脐季肋端,百壮。

又主奔豚冲心不得息。

灸中极,一名玉泉,在脐下四寸,五十壮。

又主奔豚上下,腹中与腰相引痛者法。

灸中府二穴,在云门下一寸,乳上三肋间动脉是,百壮。一云:百五十壮。

又主奔豚上下者法。

灸四满,夹丹田旁,相去三寸,七壮。

又主奔豚法。

灸气海,在脐下一寸半,百壮。

又法

灸关元,在脐下三寸,五十壮,亦可百壮。并出第十七卷中。

第十三卷

虚劳骨蒸方七首

《病源》：夫蒸病有五，一曰骨蒸，其根在肾，旦起体凉，日晚即热，烦躁，寝不能安，食都无味，小便赤黄，忽忽烦乱，细喘无力，腰疼，两足逆冷，手心常热；蒸盛伤内，即变为疳，食人五脏。二曰脉蒸，其根在心，日增烦闷，掷手出足，噞噞思水，口唾白沫，卧即浪言，或惊恐不定，脉数；蒸盛之时，或变为疳，脐下闷，或暴痢不止。三曰皮蒸，其根在肺，必大喘鼻干，口中无水，舌上白，小便赤如血；蒸盛之时，胸满，或自称得痓热，两胁下胀，大咳，彻背连胛疼，眠寐不安，或蒸毒伤脏，口内唾血。四曰肉蒸，其根在脾，体热如火，烦躁无汗，心腹鼓胀，食即欲呕，小便如血，大便秘涩；蒸盛之时，或体肿目赤，寝卧不安。五曰内蒸，亦名血蒸。所以名内蒸者，必外寒而内热，把手附骨而热，是其根在五脏六腑，其人必因患后得之，骨肉自消，饮食无味，或皮燥而无光；蒸盛之时，四肢渐细，足趺肿起。

又有二十三蒸。一胞蒸，小便黄赤。二玉房蒸，男子则遗沥漏精，女则月候不调。三脑蒸，头眩闷热。四髓蒸，髓沸热。五骨蒸，齿黑。六筋蒸，甲焦。七血蒸，发焦。八脉蒸，脉不调，或急或缓。九肝蒸，眼黑。十心蒸，舌干。十一脾蒸，唇焦。十二肺蒸，鼻干。十三肾蒸，两耳焦。十四膀胱蒸，右耳偏焦。十五胆蒸，眼白失色。十六胃蒸，舌下痛。十七小肠蒸，下唇焦。十八大肠蒸,鼻右孔干痛。十九三焦蒸,亦杂病,乍热乍寒。二十肉蒸。二十一肤蒸。二十二皮蒸。二十三气蒸,遍身气热。凡诸蒸患,多因热病患愈后,食牛羊肉及肥腻,或酒或房,触犯而成此疾。久蒸不除,多变成疳,必须先防下部,不得轻妄疗之。出第四卷中。

崔氏疗五蒸。夫蒸者,是附骨热毒之气,皆是死之端渐,庸医及田野之夫,不识热蒸体形状,妄注神祟,以相疑惑。蒸盛总变为疳而致死者,不可胜记。其蒸有五,请略陈之。一曰骨蒸,早起体凉,日晚便热,烦躁不安,食都无味,小便赤黄,忽忽烦乱,细喘无力,或时腰痛,两足逆冷,手心常热。蒸盛伤内,乃变成疳,食人五脏。若大便涩方。

可服芒硝,一服一方寸匕,日再服。亦可捣苦参,蜜和,为丸如梧子大,一服七丸,日再,以饮送之。无忌。以体轻凉为度。

二曰脉蒸,其根在心,日增烦闷,掷手出足,噞噞思水,口唾白沫,卧便浪语,或惊恐不安。其脉又数。此蒸若盛,亦变为疳,傍脐时闷,或痢不止方。

苦参　青葙各二两　艾叶　甘草各一两,炙

上四味,切,以水四升,煮取一升半,分为三分,用羊胞盛之,以苇灌下部中。若不利,取芒硝一方寸匕,和冷水合和服之,日再服。忌海藻、菘菜。

三曰皮蒸,其根在肺,必大喘鼻干,口中无水,舌上白,小便赤如血。蒸盛之时,胸中满闷,或自称得痊,手掩两胁,不得大咳,彻背连胂疼,眠寐不安。此蒸毒伤五脏,口便唾血方。

急与芒硝一两,以水一升半和,分为三服,三日服止讫,以冷水浸手,以熨胁间及腋下,并胸上及痛处。亦可举臂指灸侧腋下第三肋间,腋下空中七壮,立止。

四曰肉蒸,其根在脾,体热如火,烦躁无汗,心腹鼓胀,食饮无味,食讫便呕,小便如血,大便秘涩。蒸盛之时,或体肿目赤,不得安寐方。

大黄一两半,切如小豆大,以水一升浸一宿,明旦绞取汁,一服五合许,微利即止。若热不定,亦可服芒硝一方寸匕,日三,以体凉为度。

五曰内蒸。所以言内蒸者,必外寒内热,把手附骨而热也。其根在五脏六腑之中,其人必因患后得之,骨肉自消,食饮无味,或皮燥而无光。蒸盛之时,四肢渐细,足跌肿起方。

石膏十两,研如乳粉法,水和。服方寸匕,日再。以体凉为度。出第七卷中。

《古今录验》解五蒸汤方。

甘草一两,炙　茯苓三两　人参二两　竹叶二把　葛根　干地黄各三两　知母　黄芩各二两　石膏五两,碎　粳米一合

上十味,切,以水九升,煮取二升半,分为三服。亦可以水三升,煮小麦一升,乃煮药。忌海藻、菘菜、芜荑、大酢。范汪同。一方无甘草、茯苓、人参、竹叶,止六味。

又五蒸丸方

乌梅　鸡骨一本是鹳骨　紫菀　芍药　大黄　黄芩　细辛各五分　知母四分　矾石炼　栝楼各一分　桂心二分

上十一味,末之,蜜和,丸如梧子。饮服十丸,日二。忌生葱、生菜。并出第五卷中。一方无桂心。

骨蒸方一十七首

《广济》疗骨蒸肺气,每至日晚,即恶寒壮热,颊色微赤,不能下食,日渐羸瘦方。

生地黄三两,细切　葱白细切　香豉　甘草炙,各三两　童子小便二升

上五味,切,以地黄等于小便中浸一宿,平晨煎两沸,绞去滓,澄取一升二合。分温二服,服别相去如人行七八里,服一剂瘥,止不服。忌海藻、菘菜、芜荑、热面、猪肉、油腻、粘食等。出第四卷中。

崔氏疗骨蒸,以骨汁淋方。

取枯朽骨碎,五大升,一切骨皆堪用,唯洗刷刮,不得遣微有土气,但似有土气即不瘥病　柳枝三大斗,锉,棘针三大斗　桃枝三大斗,锉

上四味,以清水五大石,煮之减半,乃滤出汁,别取清浆两大石投釜中,和骨重煮三两沸,然后总滤出,净拭釜,取此前后汤相和,更报暖,随次取用。使患者解发令散,以此汤泼顶淋之,其汤令热,但不破肉为准,一举淋汤遣尽。若觉心闷,即吃三两口冷饭。如不能坐,即卧淋。淋汤之时,自当大汗,汗出少处,仍偏淋之,务取汗匀,以祛恶气。淋讫,可食一大碗热葱豉粥,仍暖覆取汗。汗解,以粉摩身,连手足使周遍。患重者,不过再淋。欲重淋时,量气力淋此汤。若饮之尤佳。出第七卷中。文仲疗骨蒸方。

生地黄一大升,捣绞取汁,三度捣绞始汁尽,分再服。若利即减之,以身轻凉为度。忌芜荑。

又疗骨蒸,苦热瘦羸,面目痿黄,呕逆上气,烦闷短气喘急,

日晚便剧，不能饮食。若服生地黄汁，即便服此方。

龙胆　黄连　栝楼　苦参　青葙　芍药各一两　栀子仁十枚　芒硝　大黄各二分　黄芩三分

上十味，捣筛为散。饮服一钱匕，加至方寸匕，日再。大须慎生食。若不禁生食，不须服之。忌猪肉、冷水。《千金》《经心录》并作丸服之，药味同。

又疗骨蒸，唇干口燥，欲得饮水止渴，竹叶饮方。

竹叶一握　麦门冬一升，去心　大枣二十颗，擘　甘草三两，炙　半夏一升，汤洗令滑尽　粳米五合　生姜三两

上七味，切，以水五升，煮取二升半，分温三服。忌羊肉、饧、海藻、菘菜。

又方

麦门冬一升，去心　小麦二升　枸杞根切，三升

上三味，以水一斗，煮取三升，煮小麦熟，去滓，分温日三服。

又方

大乌梅二十枚　石膏六两，碎，绵裹

上二味，以水七升，煮取四升，去滓，以蜜三合，稍稍饮之佳。

又方

患殗殜上于劫切，下余摄切。下同。等病必瘦，脊骨自出，以壮丈夫屈手头指及中指，夹患人脊骨，从大椎向下尽骨极，指复向上，来去十二三回，然以中指于两畔处极弹之，若是此病，应弹处起作头，多可三十余头，即以墨点上记之，取三指大青竹筒长寸半，一头留节，无节头削令薄似剑，煮此筒子数沸，及热出筒，笼墨点处，按之良久，以刀弹破所角处，又煮筒子重角之，当出黄白赤水，次有脓出，亦有虫出者。数数如此角之，令恶物出尽，乃

即除,当目明身轻也。

又疗骨蒸消渴、消中,热中渴痢,心热心忪,风虚热传尸等方。

苦参一大斤　黄连去毛　知母　栝楼　麦门冬去心　牡蛎各五大两,熬

上六味,捣筛,以生牛乳和,并手捻为丸如梧子大,曝干。一服二十丸,稍稍加至三十丸,日再服。饱食讫,以浆水下。如食热面、酒,加至五十丸。忌猪肉、冷水。《救急》同。

又疗骨蒸,苍梧道士方。

紫菀　桔梗　续断　青竹茹　五味子各三两,碎　桑根白皮五两　甘草二两,炙　干地黄五两,热多者用　赤小豆一升

上九味,切,以水九升,煮取三升五合。分温三服,服五六剂,十年者亦瘥。每隔五日一剂,初发即服,大验,勿轻之。可频服立验。苏游《玄感论》云:主肺气咳者相当。余同。忌海藻、菘菜、猪肉、芜荑。

又疗骨蒸咳出脓,病重者方。

皂荚一两,炙去皮,绵裹　白饧一两　干枣七枚,擘　生姜二分,切

上四味,以酒一大升,煮取半升,去滓。先食饭,然后服二合,如人行三四里,不吐更服二合,又如人行二三里,不吐总服尽方,便令吐,即脓出。并出第一卷中。

《救急》骨蒸之候,男子因五劳七伤,或因肺壅之后,或为瘴疟之后,宿患疟癖,妇人因产后虚劳,漏汗寒热,或为月闭不通,无问男子妇人,因天行已后余热不除,或为频频劳复,小儿闪癖。其病并缘此十候所致,因兹渐渐瘦损。初著盗汗,盗汗以后即寒热往来,寒热往来以后即渐加咳,咳后面色白,两颊见赤如胭脂

色,团团如钱许大,左卧即右出,唇口非常鲜赤,若至鲜赤即极重,十则七死三活。若此以后加吐,吐后痢百无一生,不过一月死,服此丸仍得不著后人。此病人急,多是冤鬼病,治之方。

青葙苗六月六日采 知母 黄连去毛 大黄 栀子仁 栝楼 常山 葳蕤各八分 苦参皮十二分 甘草炙 蜀漆各五分,洗

上十一味,捣筛,蜜和,为丸如梧子大。饮服五丸,渐加至十五丸,日再,以知为度,因至利。忌猪肉、热面、葱蒜、生菜、海藻、菘菜。

又疗骨蒸方。

毛桃仁一百二十枚,去皮及双仁,留尖

上一味,捣令可丸。平旦以井华水顿服使尽,服讫,量性饮酒使醉,仍须吃水,能多最精,隔日又服一剂,百日不得食肉。

又疗骨蒸极热方。非其人莫浪传。

取干人粪,烧令外黑,内水中澄清。每旦服一小升,薄晚后,服小便一小升,以瘥为限。既常服,不可朝朝取,作大坑烧二升,夜以水三升渍之,稍稍减。服小便勿用自身者,小儿者佳。

又方

用雄黄一大两,和小便一大升,研令为粉,乃取黄理石一枚,方圆可一尺左侧,以炭火烧之三食顷极热,灌雄黄汁于石上,恐太热不可近,宜着一片薄毡置石上,令患人脱衣坐上,石冷停,以衣被围绕身,勿令药气泄出,莫辞衣物臭也。凡经三五度,如此必瘥。

又疗骨蒸传尸方。

皂荚长一尺者无相续,取炙令微焦,去黑皮碎之,绵裹 黑饧大如鸡子 羊肉大如拳,煮如常法

上三味,取一升无灰清酒,贮铜铛内,即著绵裹,煎三五沸,即漉,去绵裹,即内黑饧使融液尽,煎取三合,令病者先啖肉汁,即服一合,如变吐困不须起,次以铜盆贮水,令病人坐上,有虫粗如马尾,赤色头黑,即效。如无,以服三合尽为度。一服相去如人行十里。必是得验。其禁食一如药法。并出第二卷中。

《必效》骨蒸病,小便方。

取三岁童子小便五升,煎取一大升,以三匙蜜和为两服,中间如人行二十里,服此以后,每自小便即取服之,仍去前后取中央者。病轻者二十日,病重者五十日。二十日以后,当有虫蚰蜒儿,其虫在身当处出,俱令去人五步十步,闻病人小便臭者无不瘥。台州丹仙观张道士自服,非常神验。出第二卷中。

灸骨蒸法图四首

崔氏《别录》灸骨蒸方图并序,中书侍郎崔知悌撰

夫含灵受气,禀之于五常;摄生乖理,降之以六疾。至若岐黄广记,抑有旧经;攻灸单行,罕取今术。骨蒸病者,亦名传尸,亦谓殗殜,亦称复连,亦曰无辜。丈夫以癖气为根,妇人以血气为本。无问少长,多染此疾。婴孺之流,传注更苦。其为状也,发干而耸;或聚或分;或腹中有块;或脑后近下两边有小结,多者乃至五六;或夜卧盗汗,梦与鬼交通,虽目视分明,而四肢无力;或上气食少,渐就沉羸,纵延时日,终于溘尽。余昔忝洛州司马,常三十日灸活一十三人,前后瘥者数过二百。至如狸头、獭肝,徒闻曩说;金牙、铜鼻,罕见其能,未若此方扶危拯急。非止单攻骨蒸,又别疗气疗风,或瘴或劳,或邪或癖,患状既广,救愈亦多,不可具录,略陈梗概。又恐传授谬讹,以误将来,今故具图形状,

庶令览者易悉,使所在流布,颇用家藏,未暇外请名医,傍求上药,还魂反魄,何难之有? 遇斯疾者,可不务乎?

灸骨蒸及邪,但梦与鬼神交通,无不瘥之法。

使患人平身正立,取一细绳,令于脚下紧踏男左女右,其绳前头,使与大拇指端齐,后头令当脚跟后,即引向上至曲䐐中大横文,便截绳使断。又使患人解发分两边,使见分头路,仍平身正坐,乃取向所截绳一头,与鼻端齐,引向上路头通过,逐脊骨引绳向下,尽绳头即点著。又别取小绳一头,与唇端齐,合口处,一头向上至鼻底便截断,将此短小绳于前所点处中摺,横分两边,两头各点记,使与中央初点处正横相当,此小绳两头是灸处,当脊初点者非灸处,只借为度,其点拭却。

又法

使患人平身正坐,稍缩髆,取一绳绕其项,向前双垂,共鸠尾齐即截断。鸠尾是心歧骨,人有无心歧骨者,可从胸前两歧骨下量取一寸,即当鸠尾。仍一倍,翻绳向后,取中屈处,恰当喉骨,其绳两头还双垂,当脊骨向下尽绳头点著。又别取一小绳,令患人合口横度两吻便割断,还于脊上所点处,横分点如前。其小绳两头是灸处,长绳头非灸处,拭却。以前总通灸四处,日别各灸七壮以上,二七以下,其四处并须满二十壮,未觉效,可至百壮,乃停。候疮欲瘥,又取度两吻,小绳子当前双垂,绳头所点处,逐脊骨上下中分点两头,如横点法,谓之四花。此后点两头,亦各灸百壮。此灸法欲得取离日量度,度讫即下火,唯须三月三日艾为佳。疗瘵百日以来,不用杂食。灸后一月许日,患者若未好瘥,便须报灸一如前法,当即永瘥。出第七卷中。

张文仲说:荆州人王元礼,尝家患骨蒸传尸死尽,有一道士忽教灸即断，兼更教人，无有不瘥者。欲识此病，其病先乍寒乍热，有时唇赤或颊赤，并有时痢血多唾，有时欲得食，有时不欲食，两脊脉常急，患儿多咳盗汗，以指按捻脊膂四边肉，有时心胸气满急，黄瘦，膂中肉尽，遂即著床。如著床胸前自动，脊膂两边肉尽，灸疗即难。如灸候胸前肉动，非事灸法。如看病儿是病，更不须选离日，即预将艾去，即将病儿于王道头日午时灸，灸七壮。若先知其病又缓，即取离日午时大吉。欲灸覆病儿，面向下著地，取撅肋头，以病儿大拇指自捻著，展中指直向脊骨，指头脊膂中肉少肋上点记，从点记处向上至耳下尖头，即中央，屈绳从初点处向上，还当脊膂点绳所到记之。又更再屈绳从原点记处向上，还进前点记。又以杖量，取患儿中指头两节折断，还从原点记向下当脊膂点记，一边点四处，两边俱点总八处，各须去脊骨远近一种，并须上下相当，下从撅肋，上至耳根，取直。其八处一时下火，艾炷如枣核，坚实作之。灸了，即以灰三匝围坐处，便归家不须回顾。禁肉、面、生冷，特忌色及杂食。平复后任依常。未平复有犯重发，即不可复疗。

神素师灸骨蒸咳法。

当头耳孔横量，相离三寸许，相当灸有穴，日灸三壮，至第八日灸二七了。第三椎上，第二椎下，男取左手，女取右手，头指依两指头东西灸，日上七壮，至第八日，各灸五十壮，复五日，日灸各十五壮。胫取系鞋横大纹，量至膝䯎口亚切下中分，当胫骨外，日灸一七壮，满第八日，日灸满三十五日了。当臂上皆男左女右，取头指从腕文当指当头灸，日七壮，至第八日满百壮。妇人肚胀，月节不通，取右手头指，当脐量至下腹，当指头灸，日七，满三百壮。膈上午后灸，膈下午前灸。出第一卷中。

痃气骨蒸方三首

《广济》疗痃气,心忪,骨蒸热,暗风,鳖甲丸方。

鳖甲炙　芍药　蝮蛇脯炙　大黄各八分　人参　诃黎勒皮熬　枳实炙　防风各六分

上八味,捣筛为末,蜜和,丸如梧子。以酒饮下二十丸,渐渐加至三十丸,日再服,不利。忌苋菜、生菜、热面、荞麦、蒜、粘食。出第二卷中。

《备急》疗痃癖,鬼气疰忤,骨蒸秘验方。

大黄别渍,汤欲成下,一方四两　鳖甲炙　钓藤　升麻　甘草炙,各二两　丁香二七枚,汤欲成下

上六味,切,以水七升,煮取二升八合,去滓,分作三服。又用牛黄、犀角锉末、朱砂、麝香各一分,细研,分为三分,每服以一分内汤中服。经用多效。特忌猪肉、粘食、生冷、苋菜、海藻、菘菜。苏游同。出第三卷中。一方有黄芩二两。

《必效》疗痃癖气,壮热,兼咳,久为骨蒸,验方。

柴胡四两　茯苓　白术　枳实炙,各三两

上四味,切,以水七升,煮取二升半,分为三服。积热不歇,即加芒硝六分取利。热除之后,每三日服一剂。瘥后,每月一剂,肥白终身,永除。忌桃李、雀肉、大酢。出第二卷中。

虚损惨悴作骨蒸方四首

张文仲疗虚损惨悴不食,四体劳强,时翕翕热,无气力,作骨蒸候方。

童子小便一大升淡者,去前后　豉一合　葱白一合,切　杏

仁四十枚,去尖皮,碎

上四味,合煎,取三分中分之二服使尽,日别一剂,服之至十剂愈。若服经三四剂,觉四体益热,即服后方。

又方

小便一大升淡者,去前后 葱白一合,切 豉一抄 生姜一大两,切 生地黄一握,碎

上五味,合煎六七沸,绞取汁半升许。分为两服,或三服,每服空腹,服至二七日必瘥。瘥后停三四日将息,更服二七日神验。每服五六剂,觉内少冷,即服前方。二方以意斟酌间服,常夜合浸,顷久便即煎服,至五更半令服了,至欲明,更服后丸。服讫,至日出时不妨食,至晚间未食更一服。忌芜荑。

又方

人头骨三大两,炙 麝香一十两

上二味,捣筛和蜜,捣一千杵,丸如梧子。一服七丸,日再服,以粥饮送药。若胸前有青脉出者,以针刺看血色,未变黑者,服药七日必瘥。每日午时,能更服后丸一服亦好。药既无毒,于事不妨。

苏游疗骨蒸、肺痿,烦躁不能食,芦根饮子方。

芦根切讫秤 麦门冬去心 地骨白皮各十两 生姜十两,合皮切 橘皮 茯苓各五两

上六味,切,以水二斗,煮取八升,绞去滓。分温五服,服别相去八九里,昼三服,夜二服。覆取汗。忌酢物。未好瘥更作。若兼服,其人或胸中寒,或直恶寒及虚胀并痛者,加吴茱萸八两。

瘦病方五首

《病源》：夫血气者，所以荣养其身也。虚劳之人，精髓萎竭，血气虚弱，不能充盛肌肤，故羸瘦也。其汤熨针石，别有正方，补养宣导，今附于后。《养生方》云：朝朝服玉泉，使人丁壮，有颜色，去虫而牢齿也。玉泉，口中唾也。朝未起，早漱口吞之，辄琢齿二七过，如此者三乃止，名曰练精。又云：咽之三过乃止，补养虚劳，令人强壮。出第三卷中。

《广济》疗瘦病，每日西即赤色，脚手酸疼，口干壮热，獭肝丸方。

獭肝六分，炙　天灵盖烧，四分　生犀角四分，屑　前胡四分
升麻四分　松脂五分　枳实炙，四分　甘草五分，炙

上八味，捣筛，蜜和，丸如梧子。空腹以小便浸豉汁，下二十丸，日再，不利。忌海藻、菘菜、生葱、热面、炙肉、鱼、蒜、粘食、陈臭等物。

又疗瘦病方。

天灵盖一大两，炙　麝香半脐　桃仁一大抄，去皮　朱砂一两半，光明者　好豉一大升，干之

上五味，各别捣筛讫，然后总和令调。每晨空腹，以小便半升和散方寸匕，一服瘥止，不利。忌生血物。

又疗腹胀瘦病，不下食方。

柴胡　茯苓各十二分　枳实炙　白术　人参　麦门冬去心
生姜合皮切，各六分

上七味，切，以水六升，煮取一升八合，绞去滓。分温三服，服别相去七八里，吃一服，不利。忌生冷、油腻、小豆、粘食、桃李、酢物、雀肉等。

又知母丸,主瘦病及久阴黄等方。

知母　常山各三两　甘草炙　大黄　麻黄去节　黄芩　杏仁各二两,去尖皮,熬　蜀漆洗　牡蛎各一两,熬

上九味,捣筛,蜜和,丸如梧子。空心服,饮下七丸。忌猪肉及葱、酒、面。服后心闷即吐,是此病出候。不睡,更渐加两丸。日与诸人服,神验非一。忌海藻、菘菜、生葱、生菜等。此方云:是张文仲去英公处传。

《救急》疗瘦疾方。

甘草三两,炙

上每旦,以小便煮甘草三数沸,顿服甚良。忌海藻、菘菜。出第二卷中。

传尸方四首

苏游论曰:大都男女传尸之候,心胸满闷,背髆烦疼,两目精明,四肢无力,虽知欲卧,睡常不著,脊膂急痛,膝胫酸疼,多卧少起,状如佯病。每至旦起,即精神尚好,欲似无病。从日午以后,即四体微热,面好颜色,喜见人过,常怀忿怒,才不称意,即欲嗔恚,行立脚弱,夜卧盗汗,梦与鬼交通,或见先亡,或多惊悸,有时气急,有时咳嗽,虽思想饮食,而不能多餐,死在须臾,而精神尚好,或两肋虚胀,或时微利,鼻干口燥,常多黏唾,有时唇赤,有时欲睡,渐就沉羸,犹如水涸,不觉其死矣。

又论曰:传尸之疾,本起于无端,莫问老少男女,皆有斯疾。大都此病相克而生,先内传毒气,周遍五脏,渐就羸瘦,以至于死。死讫复易家亲一人,故曰传尸,亦名转注。以其初得,半卧半起,号为殗殜。气急咳者,名曰肺痿。骨髓中热,称为骨蒸。

内传五脏,名之伏连。不解疗者,乃至灭门。假如男子因虚损得之,名为劳极,吴楚云淋沥,巴蜀云极劳。其源先从肾起,初受之气,两胫酸疼,腰脊拘急,行立脚弱,食饮减少,两耳飕飕,欲似风声,夜卧梦泄,阴汗痿弱。肾既受已,次传于心。心初受气,夜卧心惊,或多忪悸,心悬乏气,吸吸欲尽,梦见先亡,有时盗汗,食无滋味,口内生疮,心常烦热,唯欲眠卧,朝轻夕重,两颊口唇悉红赤如敷胭脂;又时手足五心皆热。心既受已,次传于肺。肺初受气,时时咳嗽,气力微弱,有时喘气,卧即更甚,鼻口干燥,不闻香臭,假令得闻,惟觉朽腐物气,有时恶心,愦愦欲吐,肌肤枯燥,或时刺痛,或似虫行,干皮细起,状若麸片。肺既受已,次传于肝。肝初受气,两目膜膜,面无血色,常欲颦眉,视不及远,目常干涩;又时赤痛,或复睛黄,朝暮瞢_{莫红切},音蒙。䁈_{音登},常欲合眼,及至于卧,睡还不著。肝既受已,次传于脾。脾初受气,两肋虚胀,食不消化,又时渴利,熟食生出,有时肚痛,腹胀雷鸣,唇口焦干,或生疮肿,毛发干耸,无有光润,或复上气,抬肩喘息,痢赤黑汁,至此候者,将死之证也。

又论曰:毒气传五脏,候终不越此例,但好候之,百不失一。

又论曰:凡患症癖之人,多成骨蒸,不者即作水病,仍须依癖法灸之,兼服下水药瘥。

又论曰:此病若脊膂肉消,及两臂饱肉消尽,胸前骨出入即难疗也。若痢赤黑汁,兼上气抬肩喘息,皆为欲死之证也。此是脏坏故尔。

又论曰:童女年未至十三以上,月经未通,与之交接,其女日就消瘦,面色痿黄。不悟之者,将为骨蒸,因错疗之,屡有死者。有此辈者,慎勿疗之,待月事通,自当瘥矣。

又论曰:或有人偶得一方,云疗骨蒸,不解寻究根本,遂即轻用之,主疗既不相当,病愈未知何日了,不求诸鉴者,唯知独任己功,若此之人,寓目皆是。至如以主肺痿骨蒸方,将疗痃癖传尸者,斯乃更增其病,岂有得瘥之理?何者,主肺痿方中多是冷药,冷药非痃癖之所宜。若用以疗痃癖,此乃欲益反损,非直病仍未瘥,兼复更损其脾。脾唯宜温,不合取冷,如其伤冷,脾气即衰。脾衰之证,两肋虚满,食既不消,兼之下痢,如斯穿凿,欲益反损,终莫能悟,良可悲哉!夫略举一隅,他皆仿此。

又论曰:凡患骨蒸之人,坐卧居处,不宜伤冷,亦不得过热。冷甚则药气难通,兼之胀满,食不消化,或复气上。热甚则血脉拥塞,头眩目疼,唇干口燥,心胸烦闷,渴欲饮水。此等并是将息过度之状,深可诫也。将养之法,须寒温得所,先热而脱,先寒而著。若背伤冷,即令咳嗽。若手足伤热,即令心烦。若覆衣伤厚,即眠卧盗汗。若覆衣过薄,即心腹胀满。所是食饮不限时节,宁可少食保无宿痃,数数进之助药势也,必须伤软易消故也,不宜伤硬恐损胃气,致不消也,此皆以意消息之为佳。

又论曰:主疗之法,先须究其根本,考其患状,诊其三部,决其轻重,量其可不,与其汤药,指期取瘥。若能如此,方可措手,先疗其根,次其末。针灸汤散,必须相应。无容病根深远,少服即望瘥除。未及得瘥,便复罢药,乃言药病乖越,似不相当,如此怀疑,余所不取。亦有因疟后作,亦有因痢后为,此病根其源非一,略举纲纪,比类而取疗之。方法如后所言。

又论曰:骨蒸之病,无问男女,特忌房室,举动劳作,尤所不宜。陈臭酸咸,粘食不消,牛马驴羊,大小二豆,猪鱼油腻,酒面瓜果,野猪之属,葵笋蒜薤及生冷等,并不得餐,自非平复一月以后,乃渐开也。大略如此,触类而长之。此病宜食煮饭、盐豉、豆酱、烧姜葱韭、枸杞、苜蓿、酱菜、地黄、牛膝叶,并须煮烂食之。候病稍退,恐肌肤虚弱者,可时食干鹿脯,为味中间所有得食之者,按其条下具言之。

《广济》疗妇人腹内冷癖,血块虚胀,月经不调,瘦弱不能食,无颜色,状如传尸病方。张文仲方。

曲末二升　大麦蘖末二升　生地黄肥大者,切,三升　白术八两　牛膝切,三升　桑耳锉,三升,金色者　姜黄八两　当归十四分　生姜合皮切,二升　桃仁　杏仁各二升,去皮尖及双仁者,熬　近用加橘皮八两

上十二味,并细切,于臼中以木杵捣之如泥,内瓶中,以物盖口封之,勿令泄气,蒸于一大石米中,饭熟出之,停屋下三日,开出曝干,捣为散。酒饮服方寸匕,日二服,渐加至一匕半,不利。初服十日内,忌生冷难消之物,以助药势。过十日外,即百无所忌,任意恣口食之,唯忌桃李。若须桃李,宜去术。若不能散,蜜丸服之亦得,一服三十丸,日二服。去病,令人能食,肥健好颜色。忌桃李、雀肉、芜荑。出第四卷中。

文仲论:传尸病,亦名痎疟、遁疰、骨蒸、伏连、殗殜。此病多因临尸哭泣,尸气入腹,连绵或五年、三年,有能食不作肌肤,或二日、五日,若微劳即发。大都头额颈骨间,寻常微热翕翕然,死复家中更染一人,如此乃至灭门。疗之方。

獭肝一具,破,干炙　鳖甲一枚,炙　野狸头一枚,炙　紫菀四分　汉防己一两半　蜀漆洗　麦门冬去心　甘草炙,各一两

上八味,捣筛,以成炼烊。羊肾脂二分,合蜜一分烊,冷和,丸药如梧子大。服十丸,加至十五丸,日再,以饮下之。其药合

和讫,分一份头边著,一份悬门额上,一份系臂上。先服头边,次服臂上,次服门上者。大验。忌海藻、菘菜、苋菜。

又灸法。

立脚于系鞋处横纹,以手四指于纹上量胫骨外,逼胫当四指中节按之,有小穴,取一缕麻刮令薄,以此麻缓系上灸,令麻缕断,男左女右,患多减。

又方

青羚羊肺一具,破干布上干之　莨菪子一升,绢袋盛　醋一升,同渍经三日出,各于布上曝之,令至干,微火熬莨菪子,各捣筛,和以蜜,丸如梧子。服三丸,加至四丸。

地骨皮　白薇　芍药　甘草　犀角　升麻　茯神　麦门冬　黄芩　桔梗　枳实　大黄　前胡　茯苓　天门冬　生姜　桑根白皮　羚羊角　当归　柴胡　朱砂　芎䓖　鳖甲　蜀漆　知母　石膏　常山　乌梅　香豉　黄芪　地黄　橘皮

以上并可详度病状用之。并出第一卷中。

伏连方五首

《广济》疗瘦病、伏连、传尸、鬼气、疰忤、恶气方。

斑蝥去头足,熬　射干根各四分　石胆七分,别研　桂心牛黄各二分,别研　犀角三分,生者,屑　人参二分　石蜥蜴一枚,炙　紫石七分,别研　蜈蚣四寸,炙　麝香少许,别研

上十一味,捣筛为散,研相和。每日空腹服一寸匕,日三服,用井华水二合,温即顿服。勿临嗅,与白米粥吃好,觉小便涩好。如合药,勿使妇人、小儿、鸡狗见。忌热面、果子、五辛、酒、肉、生血、生葱。

又疗瘦病伏连,辟诸鬼气恶疰,朱砂丸方。

光明朱砂一大两　桃仁十枚,去皮尖双仁者,熬　麝香三分,研

上三味,研朱砂、麝香令细末,别捣桃仁如脂,合和,为丸如梧子。其和不合,以蜜少许合成讫。清饮服一七丸,日二服,不利。忌生血物。并出第十四卷中。

崔氏断伏连解法。

先觅一不开口葫芦,埋入地,取上离日开之,煮取三匙脂粥内其中。又剪纸钱财将向新冢上,使病儿面向还道,背冢坐,以纸钱及新综围冢及病人使匝,别将少许纸钱围外与五道将军,使人一手提葫芦,一手于坐傍以一刀穿地,即以葫芦坐所穿地,及坐葫芦了,使一不病人捉两个锁拍病人背,咒曰:伏连伏连解,伏连伏连不解,刀锁解。又咒曰:生人持地上,死鬼持地下,生人死鬼即各异路。咒讫,令不病人即掷两锁于病人后,必取二锁相背,不背更取掷,取相背止,乃并还勿反顾。又取离日,令病人骑城外车辙,面向城门,以水三升、灰三重围病人。又作七个不翻饼与五道将军,咒曰:天门开,地户闭,生人死鬼各异路,今五离之日,放舍即归。咒讫乃还,莫回头。此法大良。出第七卷中。

文仲疗伏连,病本缘极热气相易,相连不断,遂名伏连,亦名骨蒸传尸,比用此方甚验。

人屎五大升,湿者　人小便一升　新炊粟饮五大升　六月六日曲半饼,熬碎

上四味,取一瓷瓶盛,蜜封置一室中,二七日并消,一无恶气,每旦服一大合,尽二服无不瘥者。合药时,洁净烧香,勿令妇人、小儿、女子、鸡犬、孝子见之。出第一卷中。

《延年》桃奴汤,主伏连鬼气,发即四肢无力,日渐黄瘦,乍好

忤恶,不能方。

桃奴　茯苓各三两　鬼箭羽　芍药　人参　橘皮各二两
生姜四两　槟榔七枚　麝香一分,别研

上九味,切,以水九升,煮取二升七合,去滓,内麝香。温分
为三服,如行八九里久。忌大酢、生冷、五辛。出第十七卷中。

飞尸方三首

《病源》:飞尸者,发无由渐,忽然而至,若飞走之急疾,故谓
之飞尸。其状心腹刺痛,气息喘急胀满,上冲心胸。出第二十三
卷中。

《集验》疗飞尸,瓜蒂散方。

瓜蒂　赤小豆各一分　雄黄二分,研

上三味,捣下细筛,一服五分匕,稍增至半钱匕,以酪服药。
《广济》疗卒中恶,心腹绞刺,气急胀,奄奄欲绝。《广济》同。出第
七卷中。

《备急》张仲景疗飞尸走马汤方。

巴豆二枚,去心皮　杏仁二枚,去尖皮

上二物,绵缠,捶令极碎,投热汤二合,指捻取白汁便饮之,
食顷当下。老小量服之。通疗鬼击病。忌野猪肉、芦笋。此已
见卒疝中,正疗飞尸,故不删也。文仲同。出第一卷中。

《古今录验》附著散,疗飞尸在人皮中,又名恶脉,又名贼风,
发时急头痛,不在一处,针灸则移,发时一日半日乃微瘥,须臾复
发,皆疗之方。

细辛　天雄炮　莽草各一分　桂心三分　附子四分,炮　雄
黄二分,研　乌头四分,炮　干姜四分　真珠二分,研

上九味，捣下筛。服五分匕，不知稍增，当以好酒服之。忌猪肉、冷水、生葱、生菜。出第六卷中。

遁尸方三首

《病源》：遁尸者，言其停遁在人肌肉血脉之间，若卒有犯触则发动，亦令人心腹胀满刺痛，气息喘急，傍攻两胁，上冲心胸，瘥后复发，停遁不消，故谓之遁尸也。出第二十三卷中。

《广济》疗初得遁尸及五尸，经年不瘥，心腹短气方。

鹳骨三寸，炙　羚羊鼻二枚，炙令焦　干姜一两　麝香二分，研　蜥蜴一枚，炙　斑蝥十四枚，去翅足，熬　鸡屎白三两，熬　巴豆五枚，去心皮，熬令黑　芫青二十枚，去翅足，熬　藜芦一两，去芦头，熬令黄

上十味，捣筛，蜜和丸。空腹以饮服如小豆三丸，日二服，稍加至六七丸，以知为度，至吐利。忌生冷、油腻、猪肉、蒜、粘食、陈臭、芦笋。一方无斑蝥、鸡屎白、巴豆、芫青、藜芦。

又初得遁尸鬼疰，心腹中刺痛不可忍方。

青木香六分　丁香六分　鬼箭羽　桔梗　紫苏　橘皮　当归各八分　生姜十二分　槟榔十四分，合子碎　桃枭十四枚，去核

上十味，切，以水九升，煮取三升，绞去滓。分为三服，日晚再，以快利为度。忌如药法。一方无橘皮、桃枭。并出第四卷中。

《集验》疗遁尸，心腹刺痛不可忍方。

桂心一尺，准一两　干姜三分　巴豆二枚，去皮心，熬

上三味，合捣下筛，以好苦酒和之如泥，以涂痛处，燥即易之。忌野猪肉、芦笋。《千金》同，用干姜一两。出第一卷中。

五尸方一十一首

《肘后》疗卒中五尸。五尸者，飞尸、遁尸、风尸、沉尸、尸疰也。其状皆腹痛胀急，不得气息，上冲心胸，傍攻两胁，或磊块踊起，或挛引腰脊，今取一方而兼疗之。

捣蒺藜子，蜜丸如胡豆，服二丸，日三。

又方

捣商陆根，熬，以囊盛之，更番熨之，冷复易。

又方

粳米二升，水六升，煎二沸，服之。

又方

掘土作小坎，以水满坎中熟搅，取汁饮之。并出第一卷中。

《删繁》疗五尸蛊疰，中恶客忤，心腹刺痛，丹砂丸方。

丹砂研　干姜　芎䓖　芫花熬　乌头炮，各四分　芍药　桂心各八分　野葛皮三分，炙　吴茱萸一合

上九味，捣筛，蜜和，为丸如大豆。服三丸，日三，清饮进之。忌生血物、猪肉、生葱。一方无巴豆、栀子。出第十卷中。

《备急》疗卒中五尸，遁尸、风尸、飞尸、尸疰、沉尸，其状皆腹痛胀急，冲心攻胁，或磊块踊起，或牵腰脊方。

破鸡子一枚，取白生吞之，困者摇头令下。文仲、《肘后》同。

又方葛氏法。

雄黄　大蒜各一两

上二味，捣和，取如弹丸，内二合热酒中服之，须臾未瘥更服。有尸疹者，常蓄此药，用之验。文仲、《肘后》同。

又方

干姜　附子各一两　桂心二分　巴豆三十枚,去皮心,生用

上四味,捣筛,蜜和,又内臼中捣万杵,服如小豆二丸。此药无所不疗。忌野猪肉、芦笋、生葱。《肘后》同。并出第一卷中。

文仲疗卒中五尸方。

取屋四角茅,内铜器中,以三尺布覆腹,著器布上,烧茅令热,随痛追逐,蹑下痒便瘥。若瓦屋削四角柱烧,用之神验。《肘后》同。出第一卷中。

《古今录验》八毒赤丸,疗五尸症积,及恶心痛、蛊疰、鬼气,无所不疗。即是李子豫赤丸方。出胡录。

雄黄研　真珠研　礜石泥裹烧半日　牡丹皮　巴豆去皮心,熬　附子炮　藜芦炙,各一两　蜈蚣一枚,炙,去足

上八味,捣筛,蜜和丸。服如小豆二丸,日一,极得吐下。欲长将服者,可减一丸。忌猪肉、狸肉、芦笋、生血等物。

又五尸丸,疗诸尸疰方。

芍药　桂心各八分　吴茱萸一合　丹砂　芎䓖　乌头炮干姜各四分　蜀椒一两,去目汗　栀子仁五分　巴豆四十枚,去心皮,熬

上十味,捣下筛,蜜和,丸如大豆。一服三丸,日三。忌猪肉、生葱、芦笋、生血等物。并出第七卷中。胡洽有芫花四分、野葛皮二分,为十二味。

尸疰方四首

《病源》:尸疰者,即是五尸内之尸疰,而挟外鬼邪之气,流注身体,令人寒热淋沥,沉沉默默,不知所苦,而无处不恶。或腹痛

胀满,喘急不得气息,上冲心胸,傍攻两胁;或磊块踊起;或挛引腰脊;或举身沉重,精神杂错,常觉昏谬;每节气改变,辄致大患,积月累年,渐就顿滞,以至于死。死后复易傍人,乃至灭门。以其尸病痊易傍人,故曰尸痊。出第二十三卷中。

《删繁》疗尸痊损鼻,或闻哭声,或见尸常发,死人席汤方。

取死人眠席,斩棺内余弃路者,一虎口,长三寸,止一物,以水三升,煮取一升,为一服,立效。出第十卷中。

文仲疗尸痊方。

取新布裹椒,薄痊上,以熨斗火熨椒,令汗出,立验。

又姚氏方。

烧发灰　杏仁熬令紫色,等分

上二味,捣如脂,以猪膏和,酒服如梧子三丸,日三。神良。《千金》同。

又鹳骨丸,疗尸痊恶气,兼疗百病方。

鹳骨三寸,炙　桂心三寸　虻虫十四枚,去翅足,熬　巴豆三十枚,去心皮,熬　斑蝥十四枚,去翅足,熬

上五味,捣筛,蜜和,为丸如小豆。一服二丸,日三服,清饮进之。忌猪肉、芦笋、生葱。并出第一卷中。

五痊方四首

《病源》:注者,住也。言其连滞停住,死又注易傍人也。注病之状,或乍寒乍热,或皮肤淫跃,或心腹胀刺痛,或肢节沉重,变状多端,而方云三十六种、九十九种,及此等五注病,皆不显出其名,大体与诸注皆同。出第二十四卷中。

《删繁》《华佗录帙》五痊丸,疗中恶,五痊、五尸入腹,胸胁

急痛,鬼击客忤,停尸垂死者,入喉即愈。若已噤,将物强发开。若不可发,扣齿折以灌下药汤,酒随进之,即效方。

丹砂研 雄黄研 附子炮,各一两 甘遂半两,熬 豉六十粒,熬 巴豆六十枚,去心皮,熬令变色

上六味,捣下筛,巴豆别研令如脂,乃更合捣取调,白蜜和之,藏以密器。若有急疾,服胡豆二丸,不觉更益,以饮投之。此药多有所疗,杀鬼解毒,破积去水,良验。忌生血物、猪肉、芦笋。《古今录验》同。出第九卷中。

《小品》五疰汤,主卒中贼风、遁尸、鬼邪,心腹刺痛大胀急方。

大黄三两,别渍 甘草二两,炙 乌头十枚,炮,削皮 生姜半斤 桂心四两 芍药 当归各二两 蜜一斤

上八味,切,以水九升,煮取三升,乌头别内蜜中煎,令得一升,投著汤中,去滓。分服三合,如人行三十里又一服,日三,不知可至四合。王尹威数用之。忌海藻、菘菜、猪肉、生葱。《千金》同。出第四卷中。

《古今录验》五疰丸,一名神仙丸,一名千金丸,一名转疰丸,一名司命丸,一名杀鬼丸。疗万病,邪鬼疰忤,心痛上气,厌梦蛊毒,伤寒时疾疫疬方。

丹砂研 礜石泥裹烧半日 雄黄研 巴豆去心皮,熬 藜芦熬 附子炮,各二分 蜈蚣一枚,炙,去足

上七味,捣筛,蜜和,丸如小豆。服一丸,日一,即瘥。不解,夜半更服一丸定止。带一丸辟恶。忌猪肉、冷水、生血物、狸肉。出第七卷中。

又五野丸,疗五疰、尸疰、哭疰、冷疰、寒疰、热疰在身体,寒热短气,两胁下痛,引背腰脊,吸吸少气不能行,饮食少,面目痿

黄,小便难,项强,不得俯仰,腹坚癖,脐左右下雷鸣胀,手足烦疼,目不明,喜忘,久风湿痹,腰脊不随,喜梦寤,百病皆疗之方。

牛黄研　麝香研　蜀椒去目,汗　雄黄研　大黄　当归蜀乌头炮　蜀天雄炮　硝石熬,一方用芒硝,各一分　人参　桂心　朱砂　细辛　干姜各二分　石蜥蜴一枚,炙　巴豆五十枚,去心皮,熬　鬼臼二分

上十七味,捣筛,蜜和,丸如梧子。服三丸,日再。不知稍增,以知为度。忌猪肉、芦笋、生葱、生菜、生血物。出第六卷中。

江南九十九疰方二首

《集验》疗江南疰病,凡有九十九种。寒热尸疰,此病随月盛衰,人有三百六十脉,走入皮中,或左或右,或里或表,如刀锥所刺,乍寒乍热,喉咽如鲠,食如噎,胸中痛,绕脐苦痛,食不知味,腰中难以俯仰,两膝屈伸,面或黄、或青、或白、或黑,至死更相注易方。

取桑根白皮切三升,曝燥作汤,淋取汁,浸小豆二升,如此取汁尽,蒸豆熟,作羊鹿肉羹,啖此豆。出第一卷中。

崔氏金牙散,主邪魅,心腹刺痛,病状与前方同。

金牙别研　雄黄研　丹砂研　礜石泥裹烧半日　寒水石芫青熬　巴豆去心皮,熬　朴硝　桔梗　茯苓　人参　贯众附子炮　蜀椒去汗目　露蜂房炙　龙骨　干姜　牡桂　乌头炮　石膏研　莽草炙　苁蓉　大戟　芫花熬　防风　狸骨炙　商陆根　大黄　细辛　蛇蜕炙　玉支一作玉泉　贝母一作牙子,即狼牙也

上三十二味,等分,下筛。酒服五分匕,日三。忌猪肉、冷

水、生菜、生血肉、大酢、芦笋。《集验》同。出第七卷中。

江南三十六疰方三首

崔氏金牙散,疗江南三十六疰。人病经年,羸瘦垂死,服之皆瘥。并带之能杀鬼气,逐尸疰,诸恶疠不祥,悉主之方。出胡洽。

金牙研　曾青研　硝石研　礜石泥裹烧半日　石膏研　莽草　玉支一作玉泉　雄黄研　朱砂研　寒水石　龙骨　蛇蜕皮炙　芫青熬　当归　龙胆　大黄　细辛　防风　大戟　芫花熬　野葛炙　苁蓉　天雄炮　茯苓　附子炮　乌喙炮　干姜　人参　桔梗　桂心　椒去目,汗　贯众　巴豆去心皮,熬　狸骨炙　蜂房炙　鹳骨炙,各一两

上三十六味,捣筛为散。以酒服一钱匕,渐增五分匕,日三。并以三角绛囊贮散方寸匕,以系头及心上,大良。一方加蜈蚣、蜥蜴、雌黄、鉴鼻、麝香、毒公,合四十二味。忌猪肉、生血物、生菜、冷水、大酢、芦笋。出第七卷中。

《备急》疗尸疰、鬼疰者。葛氏云:即是五尸之中,尸疰又挟诸鬼邪为害也。其病变动,乃有三十六种至九十九种,大略令人寒热,沉沉嘿嘿,不的知其所苦,而无处不恶,累年积月,渐沉顿滞,以至于死,后复注易傍人,乃至灭门,觉如此候者,宜急疗之方。

獭肝一具

上一味,阴干捣末。水服一方寸匕,日三。如一具不瘥,更作。姚氏云:神良。《肘后》《崔氏》《千金》同。

又方

桑根白皮灰二升,蒸令气出,下以釜汤三四升,三遍重淋,取二升,渍赤小豆二升,一宿出,风干复渍,汁尽止。及湿蒸令熟,

以羊肉或鹿肉作羹,进此豆饭,食一升,渐至二三升,重者七八升乃愈。病去时,体中觉疼痒淫淫,或若根本不除,重为之。《肘后》同。并出第一卷中。

疰病相染易方三首

《深师》疗鬼物前亡,转相染,梦寤纷纭,羸瘦,往来寒热,嘿嘿烦闷,欲寝复不能,手足热,不能食,或欲向壁悲涕,或喜笑无常,牛黄散方。

牛黄研　鬼箭羽　王不留行　徐长卿一名鬼督邮　远志去心　干姜　附子炮　五味子　石韦刮去黄皮　黄芩　茯苓各二分　桂心一分　代赭三分　菖蒲四分　麦门冬六分,去心

上十五味,捣下筛,以蜜、生地黄汁相拌合,复令相得。以酒服方寸匕,日三。忌猪肉、冷水、生葱、羊肉、饧、酢物。出第九卷中。

崔氏疗江南三十六疰丸,疗转疰灭门绝族,族尽转逐,中外灭尽,复易亲友方。

雄黄研,二分　麦门冬去心,三分,一方用天门冬　皂荚去皮子,炙　莽草炙,各二分　鬼臼三分　巴豆去心皮,熬,二分

上六味,捣筛,蜜和,为丸如小豆。服二丸,日一服。忌鲤鱼、野猪肉、芦笋。

又赤丸,疗人久疰,室家相传,乃至灭族方。

雄黄二两,研　马目毒公鬼臼也　丹砂研　莽草炙　藜芦熬,各二两　巴豆八十枚,去心皮,熬　皂荚一两,去皮子,炙　真珠一两,研

上八味,捣筛,蜜和,丸如小豆。一服二丸,吐下恶虫数十枚。忌野猪肉、芦笋、生血物。并出第七卷中。

鬼疰方二首

《病源》：注之言住也，言其连滞停住也。人有先无他病，忽被鬼排击，时或心腹刺痛，或闷绝倒地，如中恶之类，其得瘥之后，余气不歇，停住积久，有时发动，连滞停住，乃至于死。死后注易傍人，故谓之鬼疰也。出第二十四卷中。

《古今录验》神秘丸，疗鬼疰邪忤，飞尸疰击，犬马啮，蜂蛇毒螫，尽皆消除方。

大黄四两　硝石三两，熬　巴豆去心皮，熬　雄黄研，各二两

上四味，捣筛，蜜和，丸如小豆。先食服二丸，日一服。忌野猪肉、芦笋。出第七卷中。

崔氏蜀金牙散，疗鬼疰风邪，鬼语尸疰，或在脊胁，流无常处，不喜见人，意志不定，面目脱色，目赤鼻张，唇焦爪甲黄方。

金牙一分，研　蜈蚣炙　蛜蝛石上者，炙　附子炮，各一枚
人参四分　蜣螂七枚，炙　徐长卿　芫青炙　斑蝥去翅足，熬，各十四枚　雄黄一分，研　桂心四分　鬼臼二分　野葛一分，炙
毒公三分　芎䓖二分　石长生　椒去目，汗　大黄　甘草炙　蛇蜕皮炙　露蜂房炙　曾青无，蓝青代，别研　真珠别研　丹砂各二分　鬼督邮　乌头炮　狼毒各二分　石膏五分，研　茴茹一分
芫荑　鬼箭　藜芦炙　鹳骨炙　雷丸　干漆熬　龟甲炙，各二分　狼牙四分　亭长七枚，炙　贝母二枚　凝水石五分　牛黄别研　胡燕屎各四分　桔梗三分　铁精一分，研　硝石二分，研

上四十五味，捣筛为散。先食酒服一刀圭，日再。不知稍增之，有蛊随大小便出也。忌猪肉、冷水、生葱、海藻、菘菜、生血物、狸肉。《深师》《千金》同。出第七卷中。

鬼疰心腹痛方一首

《古今录验》还命千金丸，疗万病。心腹积聚坚结，胸胁逆满咳吐，宿食不消，中风，鬼疰入腹，面目青黑，不知人方。

雄黄研　鬼臼　徐长卿　礜石泥裹，烧半日　瓜丁　雌黄研

干姜各四分　野葛七分，炙　斑蝥二十枚，去足翅，熬　蜀椒四分，去目汗　地胆十五枚，去翅，熬　射罔二分　丹参四分

上十三味，捣筛，蜜和捣三千杵，丸如小豆。先食服一丸，日三。不知渐增，以知为度。若百毒所螫，牛触践，马所蹋啮，痈肿瘰疬，以一丸于掌中，唾和涂痛上，立愈。正月旦，以椒酒率家中大小各服一丸，终岁无病。神良有验，秘不传。出第六卷中。

鬼疰羸瘦方二首

《古今录验》黄帝护命千金丸，疗羸瘦历年，胸满结疹，饮食变吐，宿食不下，中风鬼疰疾瘦方。

野葛七寸，炙　斑蝥二十枚，去足翅，熬　雄黄研　雌黄　鬼臼　瓜丁　丹砂研　礜石泥裹烧半日　沙参　莽草炙　椒去目，汗，各一两　地胆十五枚，去足翅，熬

上十二味，捣下筛，蜜和捣三千杵，丸如梧子。服五丸，日二。卒中恶气绝不知人，服如小豆二丸，老小半之。牛马所触践痈肿，若虫毒所啮，取一丸著掌中，唾和涂疮中毒上，立愈。正月旦，以酒率家中大小各一丸，一岁不病。若伤寒身热，服一丸。若欲视病，服一丸，病者共卧不恐。忌生血物。

又犀角丸，疗百病，鬼疰恶风入人皮肤，淫淫液液，流无常处，四肢不仁，牵引腰背，腹胀满，心痛，逆气填胸，不得饮食，噫

嗝短气,寒热羸瘦,喜恶梦与鬼神交通,热咳唾脓血,皆疗之方。

犀角屑 桂心各三分 羚羊角屑 牛黄 鬼臼 附子炮 獭肝炙,各二分 巴豆三十枚,去心皮,熬 蜈蚣四枚,去足,炙 麝香研 真珠 雄黄研 丹砂研,各四分 射肉一分 贝齿十个,烧

上十五味,捣筛,蜜和捣五千杵。平旦,服如胡豆二丸,日三。慎生葱、猪肉、冷水、芦笋、生血等物。并出第六卷中。

鬼气方三首

崔氏疗鬼气,辟邪恶,阿魏药安息香方。

阿魏药,即《涅盘经》云央匮是也。服法:旦取枣许大,研之为末,又取牛乳一大升,煎之五六沸,停令热定,取鸭子许大和搅服之,更以余乳荡盏,饮之取尽;至暮又取安息香亦如枣许大,分如梧子,还以熟牛乳服之令尽,每日旦暮常然。若无乳者,即以煮肉汁服之。患久者不过十日,近者不过五日,如过三十日不愈便停,只得食脯肉之属,但是一切菜不得近口,特忌! 特忌! 礼部孙侍郎家中有此病,所在访问,有人从梁汉来云,官人百姓服此得效者十余家,孙侍郎即令依方进服,七八日即效,便以此法传授亲知,得验者非一。余时任度支郎中,欲广其效,故录之。出第七卷中。

《延年》疗鬼气、骨蒸气,日渐羸方。

獭肝十六分,炙 人参 沙参 丹参各三分 鬼臼 苦参各二分

上六味,捣筛,蜜和,丸如梧子大。一服十丸,饮汁下,日三服,加至十丸。禁生冷、猪鱼肉、生血等物。

又五香丸,主天行瘟疫,恶气热毒,心肋气满胀急,及疰鬼气等方。

青木香　犀角屑　升麻　羚羊角屑　黄芩　栀子仁各六分

沉香　丁香　薰陆香各四分　麝香　鬼臼各二分　大黄　芒硝各八分

上十三味,捣筛,蜜和,丸如梧子。一服三丸,饮下,日三服,加至七丸,以瘥止。禁蒜、面、猪、鱼。并出第十一卷中。

鬼魅精魅方八首

《病源》:凡人有为鬼物所魅,则好悲而心自动,或心乱如醉,狂言惊怖,向壁悲啼,梦寐喜魇,或与鬼神交通。病苦乍寒乍热,心腹满,短气,不能食,此魅之所持也。出第二卷中。

《广济》疗传尸骨蒸,殗殜肺痿,疰忤鬼气,卒心痛,霍乱吐痢,时气鬼魅瘴疟,赤白暴痢,瘀血月闭,痃癖疔肿,惊痫鬼忤中人,吐乳狐魅,吃力迦丸方。

吃力迦即白术是也　光明砂研　麝香当门子　诃黎勒皮　香附子中白　沉香重者　青木香　丁子香　安息香　白檀香　荜拨最上者　犀角各一两　薰陆香　苏合香　龙脑香各半两

上十五味,捣筛极细,白蜜煎,去沫,和为丸。每朝取井华水,服如梧子四丸,于净器中研破服,老小每碎一丸服之。仍取一丸如弹丸,蜡纸裹,绯袋盛,当心带之,一切邪鬼不敢近。《千金》不传。冷水、暖水临时斟量。忌生血肉。腊月合之有神,藏于密器中,勿令泄气出,秘之。忌生血物、桃李、雀肉、青鱼、酢等。

又疗精魅病方。

水银一两

上取水银,内浆水一升,炭火上煎,三分减二,即去火取水银,如熟豆大,取当日神符裹水银空腹吞之,晚又吞一服,三日止,无所忌。并出第四卷中。

《肘后》疗卒中邪魅,恍惚振噤之方。

灸鼻下人中及两手足大指爪甲本,令艾丸半在爪上,半在肉上,各七壮。不止,至十四壮,便愈。《集验》同。出第三卷中。

深师五邪丸,疗邪狂鬼魅,妄言狂走,恍惚不识人,此为鬼魅,当得杀鬼丸方。

凡砂研　雄黄研　龙骨　马目毒公　鬼箭各五两　鬼臼二两　赤小豆三两　芫青一枚　桃仁百枚,去皮尖,熬,别研

上九味,捣下筛,别研雄黄、丹砂,细绢筛,合诸药拌令和调后,内蜡和之,大如弹丸。绛囊盛之,系臂,男左女右,小儿系头。合药勿令妇人、鸡犬见之。所服蜜和,丸如梧子,一服三丸,日三。忌五辛、生血物。出第九卷中。

《小品》疗鬼魅,四物鸢头散方。

东海鸢头是由跋根　黄牙石又名金牙　莨菪　防葵各一分

上药捣下筛,以酒服方寸匕。欲令病人见鬼,增防葵一分,欲令知鬼主者,复增一分,立有验。防葵、莨菪并令人迷惑恍惚如狂,不可多服。《备急》《千金》同。出第五卷中。

《集验》疗男子得鬼魅欲死,所见惊怖欲走,时有休止,皆邪气所为,不能自绝,九物牛黄丸方。

荆实人精也　曾青苍龙精也,研　玉屑白虎精也,研　牛黄土精也,研　雄黄地精也,研　空青天精也,研　赤石脂朱雀精也　玄参真武精也　龙骨水精也,各一两

凡九物,名曰九精,上通九天,下通九地。

上捣下筛,蜜和,丸如小豆,先食吞一丸,日三,稍加,以知为度。忌羊血。文仲、《千金》并《翼》同。出第三卷中。

《必效》辟鬼魅方。

虎爪　赤朱　雄黄　蟹爪

上四味,捣令碎,以松脂融及暖,和为丸,不然硬。正朝旦及有狐鬼处焚之,甚效。以熏巫人,即神去。王三师云奇效。忌生血物。出第四卷中。

《近效》大麝香丸,疗积年心痛,尸疰、蛊毒、症癖、气乘心,两肋下有块,温瘴精魅邪气,或悲或哭,蛇蝎蜂等所螫,并疗之方。

麝香　牛黄　藜芦炙　朱砂　蜀当归　茯苓　桔梗　鬼箭羽　金牙　乌头炮　桂心　吴茱萸　贯众　丹参各一分　蜈蚣去足,炙　干姜　人参　虎骨各二分　鬼臼半分　芍药　雄黄各一分半　巴豆二十枚,去心皮,熬　蜥蜴半枚,炙

上二十三味,捣筛,蜜和,丸如梧子。以饮下三丸,至辰时下利。若不利,热饮投之,即利三两行后,冷醋饮止之,即定。然后煮葱食之,勿食冷水,明日依前服之,永瘥。忌热面、生菜、柿子、梨等。蛇蝎蜂螫,取一丸研破,和醋涂之,便瘥。精鬼狐狸之属抛砖瓦,或如兵马行,夜发者是鬼魅,无早晚每日服前药两丸,只三两日服即瘥。仍每日烧一丸,熏身体及衣裳,宅中烧之亦好。无患人以三五丸绯绢袋盛,系左臂上,辟虎毒蛇诸精鬼魅等。忌狸肉、生血物、猪肉、生葱、芦笋。

鬼神交通方四首

崔氏疗梦与鬼神交通,及狐狸精魅等方。

野狐鼻炙　豹鼻炙,各七枚　狐头骨一具,炙　雄黄　腽肭脐

鬼箭羽　露蜂房炙　白术　虎头骨炙,各一两　阿魏药二两,炙
驴马狗驼牛等毛各四分,烧作灰,若骨蒸加死人脑骨一两,炙

上十五味,并大秤两,捣筛为散,搅使调匀。又先以水煮松脂候烊,接取以和散。和散之时,勿以手搅,将虎爪搅和,为丸如弹丸。以熏患者。欲熏之时,盖覆衣被,勿令药烟泄外。别捣雄黄为末,以藉药烧,药节度一如熏香法。其药欲分于床下烧熏弥善。忌桃李、雀肉等。出第七卷中。

《备急》陶氏疗女人与鬼物交通,独言笑,或悲思恍惚方。

松脂三两,烊　内雄黄末一两

上二味,用虎爪搅令调,丸如弹丸。夜内笼中烧之,令女裸坐笼上,被急自蒙,唯出头耳,过三熏即断。深师同。

又方

雄黄　人参　防风各二两　五味子一升

上四味,为散,早以井华水服方寸匕,日三服。

又若男女喜梦鬼通,致恍惚者方。

鹿角屑酒服三撮,日三。并出第二卷中。

白虎方五首

《近效》论:白虎病者,大都是风寒暑湿之毒,因虚所致,将摄失理,受此风邪,经脉结滞,血气不行,蓄于骨节之间,或在四肢,肉色不变。其疾昼静而夜发,发即彻髓,酸疼乍歇,其病如虎之啮,故名曰白虎之病也。

《广济》疗白虎方。

犀角屑　当归　芍药各六分　牛膝　沉香　青木香　虎头骨炙,各八分　麝香一分,研　槲叶脉一握,炙

上九味,切,以水六升,煮取二升六合,去滓。分温三服,如人行四五里进一服,别加麝香末服之,不利。忌生菜、热面、荞麦、蒜。出第四卷中。

苏孝澄疗白虎病云:妇人丈夫皆有此病,妇人因产犯之,丈夫眠卧犯之,为犯白虎尔。其病口噤手拳,气不出方。

灸脐中七壮。一云:灸膻中七壮。

《近效》疗白虎方。

炭灰五升,无炭灰桑灰亦得,纱罗罗之一遍 蚯蚓粪一升,捣之 红蓝花七捻

上三味,一处搅和,熬令热,取好酽醋暖之,拌令浥浥,以故布三四重裹,分作四份,更番当所患痛处熨之,数数转勿住手按之,冷热得所,宁令小热,不得作冷,冷即复熬令热,又熨之。并用后咒法曰:青儴皮,青毛出;黄儴皮,黄毛出;赤儴皮,赤毛出;白儴皮,白毛出;黑儴皮,黑毛出。急出吾口神,吾口圣,唾山山崩,唾石石裂,得汝字,汝不去,斫头,斫头,急急如律令。其咒法,先令人唾痛处,以手按之不住手,便即诵此咒,不限遍数,以瘥即停。当诵咒不得令病人及傍人闻咒,须先净漱口洁净。良效无比,《千金》勿传。

又疗风毒肿,一切恶肿,白虎病并瘥方。

取三年酽醋五升,热煎三五沸,切葱白三二升,煮一沸许,即爪篱漉出,布帛热裹,当病上熨之,以瘥为度。

又疗白虎方。

猪肉三串 大麻子一合 酒半盏

上三味,和麻子口含噀上,将猪肉三串手擘向痛处来去,咒曰:相州张如意,张得兴,是汝白虎本师,急出。咒讫,将肉安床

下瘥,送路头神验。

无辜方二首

崔氏无辜闪癖,或头干瘰疬,头发黄耸分去,或乍痢乍瘥,诸状既多,不可备说,大黄煎丸方。

大黄九两,锦文新实者,若微杇即不堪用,削去苍皮乃秤

上一味,捣筛为散,以上好米醋三升和之,置铜碗内,于大铛中浮汤上,炭火煮之,火不用猛。又以竹木篦搅药,候堪丸乃停,于小瓷器中密贮。儿年三岁,一服七丸如梧子,日再服。常以下青赤脓为度,若不下脓,或下脓少者,稍稍加丸。下脓若多,丸又须减。病重者,或至七八剂方尽根本。大人、小儿不等,以意量之。此药惟下脓及宿结,不令儿痢。禁牛马驴鸡猪鱼兔肉、生冷、黏滑、油腻、小豆、荞麦,乳母亦同此忌。

又疗无辜,脑后两畔有小络者方。

无辜之病,此结为根。欲疗者先看结之大小,然后取细竹斸酌笼得此结,便截竹使断,状如指环形,仍将此竹笼结,自然不得转动,以火针针结子中央,作两下,去针讫,乃涂少许膏药,无者杂油亦得。须待三两日,又如前报针。更经一两日,当脓水自出。若不出,复如前针。候脓溃尽,结便自散。俗法多用刀子头割者,谓之割无辜。比来参详,殊不如针之以绝根本。恐患者不悉,故复重说之。并出第七卷中。

除骨热方四首

范汪疗骨热,狸骨丸方。

狸骨　连翘各五分　土瓜　山茱萸　玄参　胡燕屎　黄芩

丹砂　马目毒公　鸢尾各二分　黄连　芍药　雄黄　青葙子
龙胆　栝楼各三分

上十六味，捣筛，蜜和，丸如梧子。先食服三丸，日三。不
知，稍稍增之，以知为度。禁食生鱼菜、猪肉、黄黍米、生血物。
《古今录验》同。

《古今录验》除热三黄丸，疗骨热，身多疮瘰疬痈肿者方。

大黄　黄芩　黄连　当归　茯苓　桂心　干姜　芍药各二
分　栀子一十四枚，擘　柴胡三分

上十味，捣筛，蜜和丸。先食服，如小豆三丸。不知，增至十
丸。欲取微利，以意增之。久服益良。忌生葱、酢物、猪肉、冷水。

又方

大黄　黄连　黄芩各一两　芒硝二两

上四味，捣筛，蜜和为丸。一服五丸，渐加，以知为度。忌猪
肉、冷水。并出第四卷中。

盗汗方七首

《病源》：盗汗者，因眠睡而身体流汗也。此由阳虚所致。久
不已，令人羸瘠枯瘦，心气不足，亡津液故也。诊其脉，男子平人
脉虚弱细微，皆为盗汗脉也。出第三卷中。

崔氏疗盗汗，夜睡中即汗，汗不休，必得风方。

麻黄根细切　小麦各二升

上二味，以水一斗二升，煮小麦得九升，内麻黄根煮之，得三
升，去滓。分为三服，常夜服之。不过两剂即止。

又方

甘皮　姜各一两　杏仁三两，去尖皮，熬　当归四两

上四味,捣合,蜜和丸,服如梧子五丸,渐渐增之。

又方

取死人席缘烧作灰,淋汁热洗,从头至足,愈。

又止汗粉方。朱规送

麻黄根　牡蛎粉　败扇灰　栝楼各三两　白术二两　米粉三升

上六味,捣诸药,下筛为散,和粉搅令调,以生绢袋盛,用粉身体,日三两度。忌桃李、雀肉。仍灸大椎五六百炷,日灸二七、五七任意。不能日,别灸亦得。汗即渐止。并出第三卷中。

《延年》主盗汗,夜卧床席衣被并湿方。

麻黄根　牡蛎碎之,绵裹,各三两　黄芪　人参各二两　枸杞根白皮　龙骨打碎,各四两　大枣七枚,擘

上七味,切,以水六升,煮取二升五合,去滓。分温六服,如人行八九里久,中间任食,一日令尽。禁蒜、热面等物。

又疗夜卧盗汗方。

左顾牡蛎　黄芪各三两　麻黄根五两　杜仲二两

上四味,捣筛为散。一服方寸匕,日三夜一服,用败蒲扇煮取汁下药。禁蒜、面。并出第一卷中。

《古今录验》疗盗汗,麻黄散方。

麻黄根三分　故扇烧屑,一分

上二味,捣下筛。以乳服三分,仍日三。大人方寸匕,日三,不知益之。又以干姜三分、粉三分捣合,以粉粉之,大善。出第十卷中。

第十四卷 中风上二十一门

中风及诸风方一十四首 灸法附

《病源》：中风者，风气中于人也。风是四时之气，分布八方，主长养万物。从其乡来者，而人中少死病；不从乡来者，人中多死病。其为病也，藏于皮肤之间，内不得通，外不得泄。其入经脉行于五脏者，各随脏腑而生病焉。

心中风，但得偃卧，不得倾侧。若唇赤流汗者可疗，急灸心俞百壮。若唇或青或黑，或白或黄，此是心坏，为水。面目亭亭，时悚动者，不可复疗，五六日而死。

肝中风，但踞坐，不得低头。若绕两目连额，色微有青，唇青面黄者可疗，急灸肝俞百壮。若大青黑面，一黄一白，是肝已伤，不可复疗，数日而死。

脾中风，踞而腹满，通身黄，吐咸汁出者可疗，急灸脾俞百壮。若手足青者，不可复疗。

肾中风，踞而腰痛，视胁左右，未有黄色如饼粢大者可疗，急灸肾俞百壮。若齿黄赤，须发直，面土色者，不可复疗。

肺中风，偃卧而胸满短气，冒闷汗出，视目下鼻上下两边，下行至口，色白者可疗，急灸肺俞百壮。若色黄为肺已伤，化为血，不可复疗。其人当妄，掇空指地，或自拈衣寻衣缝，如此数日而死。

诊其脉，虚弱者，亦风也；缓大者，亦风也；浮虚者，亦风也；

滑散者,亦风也。出第一卷中。

深师疗中风,汗出干呕,桂枝汤方。

桂心 甘草炙,各三两 大枣十二枚,擘

上三味,切,以水五升,煮取二升半,分三服。一方用生姜五两。忌生葱、海藻、菘菜。

又桂枝汤,疗中风,身体烦疼,恶寒而自汗出,头强痛急方。

桂心五两 生姜八两 甘草二两,炙 葛根八两 芍药三两 大枣十二枚,擘

上六味,切,以水七升,煮取二升半。服八合,日三,温覆取汁。陆伯庸用良。忌生葱、海藻、菘菜。人玉曰:此仲景桂枝加葛根汤方也。今云头强痛急,当作项强痛急才是。

又麻黄汤,疗中风,气逆满闷,短气方。

麻黄三两,去节 甘草二两,炙 石膏四两,碎,绵裹 杏仁五十枚,去两仁及尖皮,碎 人参三两 干姜五两 茯苓 防风各四两 桂心三两 半夏一升,洗

上十味,以水九升,煮取三升。先食服一升,日三服。甚良。忌海藻、生葱、羊肉、饧、菘菜。

又茯苓汤,疗中风入腹,心下如刺,不得卧,或在肋下,转动无常,腹满短气,惙惙欲死,此病或中虚冷,或素有宿食,食饮不消,或素风气在内,今得他邪,复往干五脏,故成此病方。

茯苓二两 芎䓖 干姜 芍药 白术 当归 人参各一两 枳实三分,炙 甘草炙,一两

上九味,细切,以水九升,煮取三升,日三。若病剧者,可相去如人行五里顷一服。胸中有气,可加人参二两。服一剂不瘥,不过两剂。神良。忌海藻、菘菜、桃李、大酢。并出第九卷中。

《千金翼》中风论:圣人以为风是百病之长,深为可忧,故避风如避矢。是以御风邪以汤药、针灸、蒸熨,随用一法,皆能愈疾。至于火艾,特有奇能,虽曰针汤散皆所不及。灸为其最要。昔者华佗为魏武帝针头风,但针即瘥。华佗死后数年,魏武帝头风再发。佗当时针讫即灸,头风岂可再发? 只由不灸,其本不除。所以学者不得专恃于针及汤药等,望病毕瘥,既不若灸,安能拔本塞源? 是以虽丰药饵,诸疗之要,在火艾为良,初得风之时,当急下火,火下即定,比煮汤熟,已觉眼明,岂非大要。其灸法先灸百会,次灸风池,次灸大椎,次灸肩井,次灸曲池,次灸间使,各三壮,次灸三里五壮。其炷如苍耳子大,必须大实作之。其艾又须大熟,从此以后,日别灸之,至随年壮止。凡人稍觉心神不快,即须灸此诸穴各三壮,不得轻之,苟度朝夕,以至殒毙。诚之哉! 诚之哉!

又论曰:学者凡将欲疗病,先须灸前诸穴,莫问风与不风,皆先灸之。此之一法,医之大术,宜深体之。要中之要,无过此术。是以常预收三月三日艾,拟救急危。其五月五日亦好,仍不及三月三日者。又有卒死之人,及中风不得语者,皆急灸之。夫卒死者气入五脏,为生平风发,强忍怕痛不灸,忽然卒死,谓是何病? 所以皆必灸之,是大要也。

又论曰:夫得风之时,则依此次第疗之,不可违越。若不依此,当失机要,性命必危。

又凡初得风,四肢不收,心神愦愦,眼不识人,言不出口。凡中风多由热起,服药当须慎酒、面、羊肉、生菜、冷食、猪鱼鸡牛马肉、蒜,乃可瘥。得患即服此竹沥汤方。

竹沥二升　生葛汁一升　生姜汁三合

上三味,相和,温暖。分三服,平旦、日晡、夜各一服讫,觉四体有异似好,以进后方。士弱曰:一云有荆沥一升。

又方

麻黄去节 防风各一两半 芎䓖 防己 附子炮 人参 芍药 黄芩 桂心 甘草炙,各一两 生姜四两 杏仁四十枚,去尖皮两仁者 羚羊角二两,屑 竹沥一升 生葛汁五合,一云地黄汁 石膏六两,碎,绵裹

上十六味,切,以水七升,煮取一半,乃下沥汁,煮取二升七合。分温三服,五日更服一剂,频与三剂。慎如上法。渐觉稍损,次进后方。忌猪肉、冷水、海藻、菘菜、生葱。

又方

竹沥二升 防己一两 麻黄三两,去节 防风 升麻 桂心 芎䓖 独活 羚羊角各二两,屑

上九味,切,以水四升,并沥,煮取三升。分为三服,两日进一剂,进三剂。若手足冷,加生姜五两、白术二两。若未除,次进后方。忌生葱等如前。

又方

防风 麻黄去节 芍药各一两半 防己 桂心 黄芩各一两 附子三分,炮 甘草炙 白术 人参 芎䓖 独活各一两 竹沥一升 羚羊角二两,屑 升麻一两 石膏二两,碎,绵裹 生姜二两

上十七味,以水八升,煮减半,下沥,煮取二升半。分三服,相去如人行十里再服。有气加橘皮、牛膝、五加皮各一两。若除退讫,可常将服后煮散。忌猪肉、冷水、海藻、菘菜、桃李、生葱、雀肉等。

又煮散方。

防风　独活　芍药　黄芪　人参　芎䓖　白术　丹参　薯
蓣　茯神　桂心　麦门冬去心　山茱萸　厚朴　牛膝　五加皮
天门冬去心　升麻　羚羊角屑　地骨皮　秦艽　石斛　防己
甘草各四分　麻黄三两,去节　甘菊花　薏苡仁各一升　石膏
六两　橘皮三两　生姜二两,切　干地黄六两　附子三两,炮
远志三两,去心

上三十三味,捣筛为散,每煮以水三升,内药三两,煮取一
升,绵滤去滓。顿服之,日别一服。觉心中烦热,以竹沥代水煮
之。《千金》有黄芩、槟榔、藁本、杜仲、犀角,无山茱萸、薯蓣、甘草、
麦门冬、附子。

又凡患风人多热,宜服荆沥方。

荆沥　竹沥　生姜汁各五合

上三味,相和。温为一服,每日旦服煮散,午后当服此荆沥,
常作此将息。

防风汤,主偏风,甄权处治安平公方。

防风　白术　芎䓖　白芷　牛膝　狗脊　萆薢各一两　薏
苡仁　杏仁去尖皮两仁者　人参　葛根　羌活各二两　麻黄四
两,去节　石膏碎,绵裹　桂心各二两　生姜五两,切

上十六味,切,以水一斗二升,煮取三升。分为三服,服一剂
觉好,更服一剂,一剂一度灸之,服九剂汤,九度灸之。灸风池一
穴、肩髃一穴、曲池一穴、支沟一穴、五枢一穴、阳陵泉一穴、巨墟
下廉一穴,合七穴,即瘥。仁寿宫备身患脚,奉敕灸环跳、阳陵
泉、巨墟下廉、阳辅,即起行。大理赵卿患风,腰脚不遂,不得跪
起,灸上髎二穴、环跳二穴、阳陵泉二穴、巨墟下廉二穴,即得跪

起。库狄钦偏风，不得挽弓，灸肩髃一穴，即瘥。前方忌桃李、生葱。《千金翼》本方并云针，此云灸者，盖王道不取针也。

又一切风虚方，常患头痛欲破者。

杏仁九升，去尖皮两仁者，曝干

上一味，捣作末，以水九升，研滤如作粥法，缓火煎，令如麻浮上，匙取和羹，粥酒内一匙服之，每食即服，不限多少。服十日后大汗出，二十日后汗止，慎风冷、猪、鱼、鸡、蒜、大酢。一剂后诸风减瘥。春夏恐酢少作服之，秋九月宜煎之。此法神妙，可深秘之。并出第十六卷中。《千金》同。

《备急》疗若卒觉体中恍恍，皮肉习习，此即欲中风方。

急取独活、桂心各五两，二味切，以酒三升渍，于火边炙之使暖。一服五合，日三，加至一升良。忌生葱。《千金》同。出第二卷中。

《近效》薏苡仁汤，疗诸风方。

薏苡仁五合　葳蕤　生姜　茯神各三两　生犀角末二两
乌梅七枚　麦门冬去心　竹沥各三合　白蜜一合

上九味，切，以水八升缓煮，取二升七合汁，绞去滓，内竹沥、白蜜搅调。细细饮之，不须限以回数多少，亦不限食前食后，亦不限昼夜冷暖。尽又合服，亦不限剂数多少。此饮但合服，勿轻尤佳。以防风候。忌食米醋、油脂、陈败难消等物。以前方疗暴风，手足瘫废，言语蹇涩，神情恍惚，游风散走，或出诸四肢痛痹，有所不稳，似缘风候，即合服之。十日服一剂甚佳。吴升处。

卒中风方七首

《千金》芎䓖汤，主卒中风，四肢不仁，善笑不息方。

芎䓖六分　杏仁二十枚，去两仁尖皮，碎　黄芩　当归灸

石膏碎,绵裹　麻黄去节　桂心　秦艽炙　甘草炙　干姜各四分

上十味,切,以水九升,煮取三升,分为三服。忌海藻、菘菜、生葱。

又主卒中风,四肢不仁,善笑不息方。

芎䓖六分　黄芩　当归　桂心　秦艽　干姜　甘草炙　麻黄去节　黄连各四分　杏仁二十枚,去皮尖两仁,碎

上十味,切,以水九升,煮取三升。温服一升,日三。大汗。忌生葱、海藻、菘菜、猪肉。并出第八卷中。

崔氏小续命汤,疗卒中风欲死,身体缓急,口目不正,舌强不能语,奄奄惚惚,神情闷乱,诸风服之皆验,不令人虚方。出《小品》。余昔任户部员外,忽婴风疹,便服此汤,三年之中,凡得四十六剂,风疾迄今不发。余曾任殿中少监,以此状说向名医,咸云此方为诸汤之最要。

麻黄去节　人参　黄芩　芍药　芎䓖　甘草炙　杏仁去两仁尖皮,碎　桂心各一两　防风一两半　附子一枚大者,炮　生姜五两

上十一味,切,以水九升,煮取三升,分为三服。甚良。不瘥,合三四剂必佳。取汗,随人风轻重虚实也。有人脚弱,服此方至六七剂得瘥。有风疹家,天阴节变辄合之,可以防瘖也。忌猪肉、冷水、海藻、菘菜、生葱。《千金》有防己一两。如恍惚者加茯神、远志。若骨节烦疼,本有热者,去附子、倍芍药服之。

又续命汤方。太府梁卿得效。

麻黄去节　茯神　生姜各三两　附子炮　防己　甘草炙,各一两半　芎䓖　细辛　白鲜皮　杏仁去皮尖两仁,碎　人参　羌活　桂心各三两

上十三味,切,以水八升,煮取二升八合,去滓。分三服,服别相去八九里许,覆取汗。可服三剂,间五日一进,慎如药法。本方云:间五日一进,若老弱虚羸,非间十日以上,不可频服。忌猪肉、冷水、海藻、菘菜、生葱、生菜、大酢。并出第六卷中。

《备急》疗卒得中风,急闷乱欲死方。

灸足大指下横文,随年壮。

又不能语者方。

灸第三或第五椎上,百五十壮。并出第六卷中。

《古今录验》小续命汤,疗卒中风欲死,身体缓急,目不停,舌强不能语,诸中风服之皆验,不令人虚方。

大附子一枚,炮　芍药一两　生姜五两　芎䓖一两　甘草一两,炙　麻黄三两,去节　白术一两　木防己一两　防风六分黄芩一两　桂心一两　人参一两

上十二味,㕮咀,以水一斗三升,煮取三升,分三服。甚良大善。可作三四剂,必佳。忌猪肉、海藻、桃李、生葱、菘菜。出第十四卷中。

四时中风方四首

《古今录验》疗中风发三春,脉浮短者多凶,大而长可疗,青龙汤方。

甘草一两,炙　麻黄二两,去节　桂心七寸　大枣二十枚,擘　生姜　芍药各二两

上六味,切,以水六升,煮取二升半。分为再服,初服覆取汗,后即止。忌海藻、菘菜、生葱等物。

又疗中风发三夏,脉沉紧,恶寒不汗,烦,三阳汤方。

当归一两　生姜二两　甘草五分,炙　麻黄五两,去节　杏仁四十枚,去尖皮两仁,碎　石膏二两,碎,绵裹

上六味,切,以水六升,煮取半,分再服。忌海藻、菘菜等物。

又疗中风发三秋,脉浮大而洪长,扶金汤方。

葛根三两　独活二两　附子一两,炮,四破　石膏二两,碎,绵裹

上四味,切,以水八升,煮取三升。服九合,昼二夜一。忌猪肉、冷水等物。

又疗中风发三冬,脉浮大者,温脾汤方。

芎䓖二两　石膏四分,碎,绵裹　甘草四分,炙　黄芩三两　杏仁十四枚,去尖皮两仁,碎　麻黄六分,去节　蜀椒二分,去目闭口,汗　防风四分　桂心五分

上九味,切,以水八升,煮取三升,分三服。忌海藻、菘菜、生葱等物。

中风发热方三首

深师十一味防风汤,疗中风发热无汗,肢节烦,腹急痛,大小便不利方。

防风　当归　麻黄去节　甘草炙,各三分　茯苓　天门冬去心　附子炮　干地黄　白术　山茱萸二两　黄芩五分

上十一味,㕮咀,以水九升,煮取二升半,去滓。分服七合,日三。大小便不利,内大黄、人参各二分,大枣三十枚擘,生姜三两。忌海藻、菘菜、猪肉、芜荑、大酢、桃李、雀肉等物。

又防风汤,疗中风发热,头痛面赤,吸吸苦热,恶风烦闷,身中惧惧而疼。其脉浮而数者方。

防风　白术　桂心　蜀椒汗　黄芩　细辛　芍药　人参　甘草炙,各一两　麻黄三两,去节　石膏二两,碎,绵裹　大枣三十枚,擘

上十二味,切,以水九升,煮取三升,分三服。忌海藻、菘菜、桃李、生葱、生菜。出第三卷中。

范汪疗中风发热,大戟洗汤方。

大戟　苦参

上二味,等分,捣筛药半升,用酢浆一斗,煮之三沸,适寒温洗之,从上至下,寒乃止。小儿三指撮之,酢浆四升,煮如上法。《肘后》同。出第一卷中。

贼风方一十二首

《病源》:贼风者,谓冬至之日,有疾风从南方来,名曰虚风。此风至能伤害于人,故言贼风也。其伤人也,但痛不可抑按,不得动转,痛处体平无热,伤风冷则骨解深痛,按之乃应骨痛,但觉身体内凛凛冷,欲得热物熨痛处即小宽,时有汗,久而不去,重遇冷风相抟,乃结成瘰疬及偏枯,遇风热气相抟,乃变作附骨疽也。出第一卷中。

深师疗贼风入腹,五脏四肢心胸急痛,背反寒,咽干口噤戴眼方。此故是大续命汤,药分两不同。

麻黄三两,去节　石膏碎,绵裹　当归　芎䓖　甘草炙　干姜　桂心各二两　黄芩一两　杏仁三十枚,去两仁尖皮

上九味,㕮咀,以水、酒各五升合煮,取四升,分为四服。忌海藻、菘菜、生葱。

又秦艽汤,疗贼风入腹,抢心拘急,四肢不遂,腹满欲死者方。

桂心　防风　黄芩　干姜　茱萸　秦艽　甘草各一两,炙

上七味,切,以水五升,煮取一升半,分再服,汤令热。不瘥更作。忌海藻、菘菜、生葱。

又竹沥汤,疗大虚挟风及贼风入腹,腹中拘痛,烦乱恍惚,妄语迷惑不知人,口噤不开,手足缓纵,饮食不作肉,卧惊见屋中光,口干恶风,时时失精,梦寐沉重,及妇人产后余病,体虚受风,躁愤欲死方。

秦艽　甘草炙　防风　当归各二两　茵芋　乌头炮　干姜　细辛　人参　黄芩　桂心　天雄炮　木防己　茯苓　白术各一两

上十五味,切,以竹沥一斗半,煮取五升,随病加后药。胸逆满,加前胡二两半、半夏二两洗、术、附子炮各一两。腹中痛,加芍药二两、椒一两汗。烦加知母一两。口干,加麦门冬一两去心。体痹,加麻黄二两去节。有方不用术、附子,用半夏二两。忌海藻、菘菜、猪肉、冷水、生葱、生菜、桃李、雀肉、酢物等。

又大续命汤,疗毒风贼风,身体不能自收,不知痛处,咽中卒不得语,若拘急腰痛,引颈目眩,不得见风,坐欲却倒,觉即反张,脊不著席,脉动不安,恍惚恐惧欲啼,上气呕逆面肿方。

杏仁三十枚,去双仁皮尖,碎　芎䓖　石膏碎,绵裹　甘草炙　桂心　当归　麻黄去节　黄芩各一两　干姜一两

上九味,切,以水六升,酒三升合煮,取三升。分为四服。取微汗,汗出粉之,勿见风。忌海藻、菘菜、生葱。

又茵芋酒,疗贼风湿痹,身体不能自动,四肢偏枯,火炙不热,骨节皆疼,手足不仁,皮中淫淫如有虫行,搔之生疮隐疹起,手不得上头,头眩目瞑,甚者狂走,历节肿及诸恶风,悉主之方。

茵芋　乌头炮　天雄炮　石南　女葳　附子炮　踯躅花熬
秦艽　木防己　防风各二两

上十味,㕮咀,以绢囊盛之,清酒三斗渍之,夏三日,春秋五
日,冬七日。平旦服一合,不知,稍增之可至二合,以意消息。忌
如常法。

又甘草汤,疗心腹绞痛,贼风入腹,胀满拘急,不得气息,并
转筋,寒中下重,温中止痛,利大小便方。

甘草炙　防风各一两半　吴茱萸　干地黄　芍药　当归
细辛　干姜各一两

上八味,㕮咀,以水五升,煮取三升,分再服良。忌海藻、菘
菜、生葱菜、芜荑。

又乌头膏,疗贼风,身体不遂,偏枯,口㖞僻,及伤风寒,身强
直方。

乌头炮　野葛各五两,去心　莽草一斤

上三味,㕮咀,以好酒渍令淹渐,再宿三日渍之,以不中水猪
肪五斤,煎成膏,合药,作东向露灶,以苇薪煎之,三上三下,药成
去滓,有病者向火摩三千过,汗出即愈。若触露,鼻中塞,对火摩
头顶、鼻中即通。药不可令入口眼也。并出第九卷中。

《千金》疗贼风所中,腹内挛急方。

麻黄四两,去节　甘草一两,炙,切　石膏如鸡子大,碎之,绵
裹　鬼箭羽削团如鸡子大

上四味,以东流水二杯,煮取一杯,顿服之。忌海藻、菘菜。

又大岩蜜汤,主贼风,腹中绞痛,并飞尸、遁疰,发作无时,发
则抢心,胀满,胁下如刀锥刺,并主少阴伤寒方。

甘草炙　干地黄　细辛　干姜　当归　羊脂青羊脂更胜

桂心　茯苓　吴茱萸　芍药各一两　栀子十五枚,擘

上十一味,切,以水八升,煮取三升,去滓,内脂,温分三服。忌海藻、菘菜、生葱、生菜、芜荑、酢物。深师同。《小品》治中恶。一方无桂心,有防风。

又乌头汤,主寒疝,腹中绞痛,贼风入腹,攻五脏,拘急不得转侧,叫呼,发作有时,使人阴缩,手足厥逆方。

乌头十五枚,炮　芍药四两　甘草二两,炙　大枣十枚,擘生姜一斤　桂心六两

上六味,切,以水七升,煮五味取三升,去滓,别取乌头去皮四破,蜜二升,微火煎令减五六合,内汤中两三沸,去滓。服一合,日三,间食,强人三合,以如醉状为知,不知渐增。忌海藻、菘菜、猪肉、冷水、生葱。深师同。

又仓公当归汤,主贼风口噤,角弓反张,身体强直方。

当归　细辛　防风各六分　独活三分　麻黄十分,去节　附子四分,炮,去皮

上六味,切,以清酒八升、水四升合煮,取四升,分为四服,口不开者,校口下汤,一服当苏,再服小汗,三服大汗。忌猪肉、生葱。《广济》同。并出第八卷中。

《古今录验》续命汤,疗中风,贼风入腹,角弓反张,口噤,舌不停,目视不见,不能语,举身不仁,或心腹绞痛方。

甘草炙　黄芩各二两　防风一两半　生姜五两　人参　芎藭　芍药　麻黄去节　木防己各一两　大附子一枚,炮

上十味,切,以水一斗二升,煮取三升。分为三服,一日令汗,可服三剂,不令人虚。本方有十三味,见药止有十味。忌海藻、猪肉、菘菜、冷水、鱼等物。出第十卷中。

历节风方一十首

《病源》:历节风之状,短气,白汗出,历节疼痛不可忍,屈伸不得是也。由饮酒腠理开,汗出当风所致。亦有血气虚,受风邪而得之者。风历关节,与血气相抟交击,故疼痛。血气虚,则汗出,风冷抟于筋,则不可屈伸,为历节风也。出第二卷中。

深师大风引汤,疗男女历节风大虚,手脚曲戾,或变狂走,或悲笑,言语错乱,无所不疗方。

茯苓　防风　当归　白前　干姜　甘草炙,各二两　大豆一升　生姜　独活各三两　远志去心　附子炮　人参各一两大枣三十枚

上十三味,切,先以水一斗五升,煮豆、枣取一斗,去滓,内诸药,煮取三升,分为五服。忌海藻、菘菜、猪肉、酢物、蒜、面、生菜等。出第九卷中。

《千金》论曰:夫历节风著人久不疗者,令人骨节蹉跌,变成癫病,不可不知。古今以来,无问贵贱,往往苦之,此是风之毒害者也。疗之虽有汤药,而并不及松膏、松节酒。若羁旅家贫不可急办者,宜服诸汤,犹胜不疗,但于痛处灸三七壮佳。

又防己汤,疗风发历节,四肢疼痛,如槌锻不可忍者方。

防己　茯苓　白术　桂心　生姜各四分　人参二两　乌头七枚,炮　甘草三两,炙

上八味,切,以苦酒一升,水一斗合,煮取三升半,一服八合,日三夜一,当觉热痹忽忽然,慎勿怪也。若不觉,复合服,以觉乃止。凡用乌头,皆去皮熬令黑,乃堪用,不然至毒,人宜慎之。忌

酢物、桃李、雀肉、生葱、猪肉、冷水、海藻、菘菜。《古今录验》同。

又大枣汤,疗历节疼痛方。

大枣十五枚,擘　黄芪四两　附子一枚,炮　生姜一两　麻黄五两,去节　甘草一尺,炙

上六味,切,以水七升,煮取三升,服一升,日三。忌猪肉、冷水、海藻、菘菜。《古今录验》同。

又疗历节诸风,百节酸疼不可忍方。

松脂三十斤,炼五十遍,不能五十遍,二十遍亦可用

上一味,以炼苏三升,温和松脂三升,熟搅令极调。旦空腹,以酒服方寸匕,日三,数数食面粥为佳。慎血腥、生冷、酢物、果子。百日瘥。

又松节酒,主历节风,四肢疼痛,犹如解落方。通按:酘音投,酒再酿也。

松节四十斤,细锉,以水四石,煮取一石　猪椒叶四十斤,细锉,以水四石,煮取一石

上二味,澄清,合渍干曲五斗候发,以糯米四石五斗酿之,依家酝法四酘,勿令伤冷热,第一酘时下后诸药。

柏子仁五两　磁石十二两,末　独活十五两　天雄五两,炮　茵芋四两,炙　防风十两　秦艽六两　芎䓖五两　人参四两草薢五两

上十味,细切,内饭中炊之,下酘为池,酘足讫,封头四十日,押取清,适性服之,勿令至醉吐。忌猪肉、冷水。

又方

松膏一升捣,酒三升浸七日。服一合,日再。数剂即愈。

又方

松叶三十斤,酒二石五斗,渍三七日。服一合,日五六。并出第八卷中。

《延年》疗历节风,四肢头面肿方。

黄芪十二分　独活八分　生地黄切,三升,曝干　豆豉一升,熬　鼠粘子三升,曝干

上五味,捣节为散。一服方寸匕,饮汁下,日二服,加至二三匕。忌芜荑、蒜、面、猪肉。一方无鼠粘子。

又疗历节风,流入腰脚方。

独活六两　玄参四两　犀角屑　升麻各三两　生地黄切,三升,曝干　豉三合,熬　鼠粘根切,三升,曝干

上七味,捣筛为散。服方寸匕,饮汁下,日二服,加至二三匕。忌芜荑、蒜、面。并出第十卷中。

《古今录验》防风汤,主身体四肢节解疼痛如堕脱,肿按之皮急一作陷,头眩短气,温温闷乱,如欲吐方。

防风　桂心　知母各四两　白术　生姜各五两　芍药　甘草各三两,炙　附子二枚,炮

上八味,切,以水一斗,煮取三升,分为三服。忌生葱、猪肉、海藻、菘菜、桃李、雀肉等。出第四卷中。《千金》有半夏、杏仁、芎䓖,为十味,无附子。

中风角弓反张方七首

《病源》:风邪伤人,令腰背反折,不能俯仰,似角弓者,由邪入诸阳经故也。出第一卷中。

《肘后》疗中风,无问男子妇人,中风脊急,身痉如弓,紫汤方。

鸡屎二升　大豆一升　防风三两,切

上三味,以水三升,先煮防风取三合汁。豆、鸡屎二味鐺中熬之令黄赤色,用酒二升淋之,去滓,然后用防风汁和。分为再服,相去如人行六七里。衣覆取汗。忌风。出第二卷中。

《小品》大岩蜜汤,疗中风,身如角弓反张,并主卒心腹绞痛方。

茯苓　芎䓖　当归　甘草各一两,炙　桂心二两半　栀子十四枚,擘　吴茱萸三两　细辛　干姜　干地黄各二两

上十味,切,以水八升,煮取三升。分为三服,相去如行十里顷。若痛甚者,加羊脂三两,当归、芍药、人参各一两。心腹胀满坚急者,加大黄三两。忌酢、生葱、生菜、海藻、菘菜、芜荑等。出第四卷中。

《千金》小岩蜜汤,主恶风,角弓反张,飞尸入腹,绞痛闷绝,往来有时,筋急,少阴伤寒,口噤不利方。

大黄二两　雄黄一两　青羊脂　干姜　桂心　芍药　甘草炙　细辛　干地黄各四分　吴茱萸三两　当归四两

上十一味,切,以水二斗,煮取六升,分六服。重者加药,用水三斗,煮取九升,分十服。忌海藻、菘菜、生葱、生菜。深师同。

又疗半身不遂,手足拘急,不得屈伸,体冷,或智或痴,身强直不语,或生或死,狂言不可名状,角弓反张,或欲得食,或不用食,大小便不利方。

人参　桂心　当归　独活　黄芩　干姜各三分　甘草二分,炙　石膏六分,碎,绵裹　杏仁四十枚,去皮两仁尖,碎

上九味，切，以井华水九升，煮取三升。分二服，日二。覆取汗，不汗更合服之。忌海藻、菘菜、生葱等物。

又疗贼风，口噤，角弓反张，痓者方。

当归　防风各三分　独活六分　麻黄去节，五分　附子一枚，炮　细辛二分

上六味，切，以酒五升，水二升，煮取三升，服一升。口不开，尺按口下汤，一服当开，二服小汗，三服大汗。又单服荆沥。忌猪肉、冷水、生菜。并出第八卷中。

《备急》疗若身体角弓反张，四肢不遂，烦乱欲死者方。

清酒五升　鸡屎白一升，熬

上二味，捣筛合和，扬之千遍，乃饮之。大人服一升，小儿服五合，更小者服三合良。《肘后》同。出第二卷中。

《必效》疗风入耳，角弓反张，及妇人风方。

乌豆二升，熬令声绝，酒三升，内铛中急搅，以绢滤，顿服，取汗，不过三剂。极重者，和鸡粪合熬。若口不开者，灌之良。《备急》、文仲同。出第三卷中。

《古今录验》疗卒中风，身体直，角弓反张，口噤，西州续命汤方。

麻黄去节　干姜各三两　附子一两，炮　防风　桂心　白术　人参　芎䓖　当归　甘草炙，各一两　杏仁四十枚，去皮尖及两仁，碎

上十一味，切，以水九升，煮取三升，未食分再服，覆令汗出。文仲同。出第一卷中。

风口噤方一十首

《病源》:诸阳经筋皆在于头,三阳之筋,并络入于颔颊夹于口。诸阳为风寒所客则筋急,故口噤不开,诊其脉迟者生。出第一卷中。

深师竹沥汤,疗卒中恶风噎倒闷,口噤不能语,肝厥方。

淡竹沥一斗　防风　葛根各一两　菊花　细辛　芍药　白术　当归　桂心　通草　防己　人参各一两　甘草炙　附子炮　茯苓　玄参各一两　秦艽　生姜各二两　枫寄生三两

上十九味,切,以淡竹沥一斗,煮药取四升,分为四服,忌海藻、菘菜、猪肉、生菜、生葱、酢、桃李、雀肉等物。

又甘竹沥汤,疗卒中恶风噎倒闷,口噤不能语,肝厥、尸蹶,死不识人,闭目,灸针不知痛,风狂,宜服此汤方。

甘竹沥一斗　生姜三两　防风　甘草炙,各三两　防己　麻黄去节　人参　黄芩　白术　细辛　茵芋　秦艽　桂心各一两　附子一枚大者,炮

上十四味,㕮咀,以汤渍药令赤,合竹沥煮取四升,分为四服,忌海藻、菘菜、桃李、雀肉、生葱、生菜、猪肉、冷水。并出第十九卷中。

《千金》排风汤,主诸毒风气邪风所中,口噤闷绝不识人,身体疼烦,面目暴肿,手足肿方。

犀角末　羚羊角　贝齿末　升麻末

上四味,各一两和匀,以方寸匕为一分,水二升半,内四匕,煮取一升,去滓,服五合。杀药者,以意增之。若肿,和鸡子敷

上，日三，老小以意，亦可多合用之。深师同。

又疗中风，口噤不能言者方。

防己二两　葛根三两　桂心　麻黄去节，各二两　甘草炙
防风　芍药各一两　生姜四两

上八味，切，以水六升，煮取二升，分为三服。瘖不能言皆
疗。忌海藻、菘菜、生葱。

又方

服淡竹沥一斗。

又方

白术四两，切　酒二升

上二味，合煮取一升，顿服之。忌桃李、雀肉。

又方

服荆沥一升。

又方

豉五升，绵裹　吴茱萸一升

上二味，以水七升，同煮取三升，渐渐饮之。并出第八卷中。

《备急》陶隐居效验方，疗人卒中风，口不开，身不著席，大豆
散方。

大豆二升，熬令焦　干姜　椒汗，各三两

上三味，为散，酒服一钱匕，日一，汗出即瘥。大良。文仲同。

又方

若口噤不开，大豆五升，熬令黄黑，以五升酒渍，开口灌之取
汗。《肘后》同。并出第二卷中。

风口㖞方九首

《病源》：风邪入于足阳明、手太阳之经，遇寒则筋急引颊，故使口㖞僻，言语不正，而目不能平视。诊其脉，浮而迟者可疗。《养生方》云：夜卧，当耳勿得有孔，风入耳中。喜口㖞。出第一卷中。

《广济》疗风著口面㖞，语不多转方。

生地黄汁一升　竹沥一升　独活三两，切

上三味相和，煎取一升，顿服之。未正更进药一剂。无所忌。出第一卷中。

深师续命汤，疗中风口僻噤诸疾，卒死不知人，补虚起死神方。

人参　木防己　麻黄去节　芍药　芎䓖　甘草炙　黄芩　白术各一两　桂心　防风各二两　大附子一枚，炮　生姜五两

上十二味，切，以水一斗二升，煮取三升，分为三服，不瘥复作。忌海藻、菘菜、猪肉、生葱、桃李、雀肉。

又疗中风，面目相引偏僻，牙车疼急，舌不得转方。

牡蛎熬　矾石烧令汁尽　附子炮　灶中黄土

上四味，等分，捣筛，以三岁雄鸡冠血和药，敷其急上，预持鉴及水著边照，才欲复故便洗去血，不速去便过不复还也。《肘后》、范汪同。出第九卷中。

《千金》附子散，主中风，手臂不仁，口面僻方。

附子炮　桂心各五两　细辛　防风　人参　干姜各六两

上六味，捣下筛。酒服方寸匕，日三，稍稍增之。忌猪肉、冷水、生葱、生菜。

又口㖞不正方。

取空青如豆一枚含之，即愈。范汪同。

又疗卒中风口㖞方。

以苇筒长五寸，以一头刺耳孔中，四畔以面密塞之，勿令泄气；一头内大豆一颗，并艾烧之令燃，灸七壮即瘥。患右灸左，患左灸右。千金不传。

又方

灸手交脉三壮，左灸右，右灸左，其炷如鼠矢形，横安之，两头放火也。

又方

炒大豆三升令焦，以酒三升淋取汁，顿服之。

又方

大皂荚五两，去皮子下筛，以三年大酢和，右㖞涂左，左㖞涂右，干更涂。并出第八卷中。

风失音不语方八首

《病源》：喉咙者，气之所以上下也。会厌者，声之户。舌者，声之机。唇者，声之扇也。风寒客于会厌之间，故卒然无音，皆由风邪所伤，故谓风失音不语。《养生方》云：醉卧当风，使人发瘖。出第一卷中。

《广济》疗风失音不得语方。

羌活十分　甘草炙　人参二分　荆沥　竹沥　生地黄汁，各二升　大附子一枚，炮八分

上七味，切，诸药内三汁中，煎取一升六合，去滓，分温二服。

未瘥,四五日更进一剂,取微利。忌热面、海藻、菘菜、猪肉、冷水、芜荑、鱼、蒜、粘食。出第一卷中。

深师防风汤,疗中风两目不开,不能言,短气欲死方。

防风　甘草炙　黄芩　茯苓　当归各一两　杏仁五十枚,去两仁尖皮　秦艽半两　生姜五两　干枣三十枚,擘　麻黄二两,去节

上十味,㕮咀,以清酒、水共四升,煮取三升,分三服,发汗。忌海藻、菘菜、大酢。

又四逆汤,疗卒中风不能言,厥逆无脉,手足拘急者方。

山茱萸　细辛　干姜炙,各一两　甘草三两,炙　麦门冬一升,去心

上五味,切,以水七升,煮取二升,分为四服。忌海藻、菘菜、生葱菜。出第九卷中。

《肘后》疗卒不得语方。

以苦酒煮芥子,薄颈一周,以衣包之,一日一夕乃解,即瘥。范汪、《千金》同。

又方

煮大豆,煎其汁,令如饴含之。亦但浓煮饮之。并出第一卷中。范汪同。

《千金》厥失音论曰:风寒之气客于中,滞不能发,故瘖不言及喉疼失声,皆风邪所为也。入脏皆能杀人。凡尸蹶如死,脉动如故,阳脉下坠,阴脉上争,气闭故也。疗之方。

取灶突墨弹丸大,浆和饮之。

又方

浓煮桂汁，服之一升，覆取汗。亦可末桂著舌下，渐咽汁。忌生葱。范汪同。

又方

浓煮豉汁，含之，亦佳。并出第八卷中。

风不得语方二首

《病源》：脾脉络胃，夹咽，连舌本，散舌下。心之别脉系舌本。今心脾二脏受风邪，故舌强不得语也。出第一卷中。

《救急》疗中风身体缓急，口目不正，舌强不能语，奄奄忽忽，神情闷乱，诸风服之皆验，不令人虚，汤方。

麻黄去节　防己　黄芩　桂心　芍药　甘草炙，各一两　防风　人参各六分　附子一枚，炮　生姜二两

上十味，切，以水九升，先煮麻黄三沸，去沫，内诸药煮，取二升五合，去滓。空腹分为三服，服别相去十里。能言别服十剂，诸风悉愈。禁生冷及风、劳、酒。出第六卷中。《千金》有芎䓖、杏仁，为十二味。

《古今录验》疗卒不得语方。

取人乳汁半合，以著美酒半升中合搅，分为再服。《肘后》、范汪同。出第十卷中。

风身体手足不遂方二首

《病源》：风身体手足不遂者，由体虚腠理开，风气伤于脾胃之经络也。足太阴为脾之经，脾与胃合。足阳明为胃之经，为水

谷之海也。脾候身之肌肉，主为胃消行水谷之气，以养身体四肢。脾气弱，则肌肉虚，受风邪所侵，故不能为胃通行水谷之气，致四肢肌肉无所禀受，而风邪在经络，抟于阳经，气行则迟，关机缓纵，故令身体手足不遂也。诊其脉，脾脉缓者，为风痿，四肢不用。又心脉、肾经俱至，即难以言，九窍不通，四肢不举。肾脉来多，即死也。其汤熨针石，别有正方，补养宣导，今附于后。《养生方导引法》云：极力左右振两臀，不息九通，愈臀痛劳倦，风气不遂。振两臀者，更互蹑踩，犹言蹶，九通中间，偃伏皆为之，名虾蟆行气不已，愈臀痛劳倦，风气不遂患，久行不觉痛痒，作种种形状。又云：偃卧，合两膝，布两足，生腰，口内气，振腹七息，除壮热疼痛，两胫不遂。又云：疗四肢疼闷及四肢不遂，腹内积气，床席必须平而且稳，正身仰卧，缓解衣带，枕高三寸，握固。握固者，必两手各自以四指把手拇指。舒臂令去身各五寸，两脚竖指，相去五寸，安心定意，调和气息，莫思余事，意专念气，徐徐漱醴泉。漱醴泉者，以舌舐略唇口牙齿，然后咽唾。徐徐以口吐气，鼻引气入喉，须微微缓作，不可卒急强作，待好调和。引气吐气，勿令自闻出入之声。每引气，心心念送之，从脚指头使气出。引气五息六息，一出之为一息。数至十息，渐渐增益，能至百息、二百息，病即除愈。不用食生菜及鱼、肥肉。大饱食后，喜怒忧患，不得辄行气。惟须向晓清静时行气佳，能愈万病。出第一卷中。

《千金》疗心虚寒，性气反常，心手不遂，语声冒昧，其所疾源，历风损心。白术酿酒，补心志定气方。

白术切　地骨根皮　荆实各三升　菊花

上四味，切，以水三石，煮取一石五斗，去滓，澄清取汁，酿米两石,用曲如常法,以酒熟随多少能饮,常取小小半醉。忌桃李。出第八卷中。

《古今录验》小续命汤,疗中风入脏,身缓急不遂,不能语方。

麻黄去节　桂心各三两　甘草炙　人参　芍药　芎䓖　黄芩　防风　当归　石膏各二两,碎,绵裹　白术一两　生姜五两　附子二枚,炮　杏仁三十枚,去皮尖两仁

上十四味,切,以水一斗,煮取三升,分三服。若不瘥,可服三四剂。一方石膏三两。忌海藻、菘菜、生葱、桃李、猪肉。出第四卷中。

风半身不遂方八首

《病源》:风半身不遂者,脾胃气弱,血气偏虚,为风邪所乘故也。脾胃为水谷之海,水谷之精,化为血气,润养身体。脾胃既弱,水谷之精,润养不周,致血气偏虚而为风邪所侵,故半身不遂也。诊其脉,寸口沉细,名阳中之阴。苦悲伤不乐,恶闻人声,少气,时汗出,臂偏不举。又寸口偏绝者,则不遂。其两手尽绝者,不可疗。出第一卷中。

深师疗风半身不遂,口不能言,十物独活汤方。

独活四两　桂心五两　生葛根八两　甘草炙　防风　当归各二两　生姜十两　芍药　附子一两,炮　半夏一升,洗

上药切,以水一斗,煮取三升。分为三服,日三。大验。忌海藻、菘菜、生葱、猪肉、羊肉、饧。出第九卷中。

《千金》疗卒暴风口面僻,半身不遂不转,竹沥汤方。

竹沥三升　防风　防己　升麻　桂心　芎䓖　羚羊角屑,

各二两　麻黄四两,去节

上八味,切,以水四升,合竹沥煮取二升半。分为三服,三日服一剂,常用。忌生葱。《广济》同。《集验》无羚羊角,余同。

又疗心虚寒风,半身不遂,骨节离解,缓弱不用,便利无度,口面㖞斜,姜附汤方。

干姜　附子炮,各八两　麻黄去节　芎䓖　桂心各四两

上五味,切,以水九升,煮取三升,三日一剂。忌猪肉、生葱、冷水。崔氏同。

又疗大风半身不遂方。

蚕沙两石

上一味,熟蒸,作直袋三枚,各受七斗,即热盛一袋著患处,如冷即取余袋,一依前法,数数换,百不禁,瘥止。须羊肚酿粳米、葱白、姜、豉、椒等,烂煮熟吃,日食一枚,十日止。千金不传。并出第八卷中。

《古今录验》疗大痹,一身不遂,或半身一手一臂,口不能言,习习不知人,不觉痛痒,续命汤方。

麻黄三两,去节　防风二两　石膏碎,绵裹　黄芩　干地黄　芎䓖　当归　甘草炙,各一两　杏仁四十枚,去皮尖双仁　桂心二两

上十味,㕮咀,以水一斗,煮取四升,服一升,日再服之,当汗出,气下自覆。当慎护风寒,不可见风。并疗上气咳逆,面目大肿,但得伏不得卧更善。忌海藻、菘菜、生葱、芜荑。

又独活汤,疗风半身不遂,口不能语方。

独活四两　生葛根半斤　芍药三两　防风二两　半夏一斤,

洗　桂心五两　当归　附子炮　甘草炙,各二两　生姜十两

上十味,切,以水一斗五升,煮取三升。服一升,日三。一方去半夏,用麻黄三两去节。忌羊肉、饧、生葱、海藻、菘菜、猪肉、冷水等。

又八风续命汤,疗半身不遂,手脚拘急,不得屈伸,体冷,或痴或智,身强直不语,或生或死,狂言不可名状,或角弓反张,或欲得食,或不用食,或大小便不利,皆疗之方。

麻黄八分,去节　人参　桂心　当归　独活　甘草炙,各三两　石膏六分,碎,绵裹　黄芩　干姜各三分　杏仁四十枚,去皮尖两仁

上十味,切,以井花水九升,煮取三升。分为二服,日二。覆令汗,汗解食白糜,慎风,不汗复更服,唯汗得瘥。忌生葱、海藻、菘菜。

又八风九州汤,疗男子妇人寒冷,不自爱护,当风解衣,汗出卧冷湿地,半身不遂,手足苦冷,或不遂,或俯仰屈伸难,周身淫淫痹,四肢不收,状如风狂,饮食损少方。

麻黄四两,去节　甘草炙　干姜　附子炮　防风　独活各三两　石膏绵裹　茯苓　白术　芎䓖　柴胡　当归　人参各二两　杏仁四十枚,去皮尖两仁　细辛二两

上十五味,切,以水一斗,清酒五升,渍三夜,煮取四升。分为三服,一日令尽。若病人赢瘦者,用水煎服。药讫,厚覆当汗出微微,去上衣,汗解以粉粉之。忌生菜、海藻、菘菜、酢、桃李、猪肉、雀肉。并出第四卷中。

瘫痪风方四首

《广济》疗瘫痪风及诸风,手足不遂,腰脚无力方。

驴皮胶五两,炙令微起

上一味,先煎葱豉粥一升,别贮。又香淡豉二合,以水一升,煮豉去滓,内胶更煮六七沸,胶烊如饧,顿服之,及暖吃前葱豉粥,任意多少,如吃令人呕逆,顿服三四剂即止,风并瘥。忌热面、炙猪肉、鱼、蒜。

又疗热风瘫痪常发者方。

羌活二斤　谷子一升五合,水中取沉者

上二味,捣筛为散。酒服方寸匕,日三服,稍加之。无忌。并出第一卷中。

文仲疗瘫痪风方。

生地黄汁　淡竹沥　荆沥各一升　防风四分　独活八分
附子一枚中形正者,炮

上六味,切三味,以和地黄等汁,煮取半升,去滓。空腹分再服,取暖,隔日一剂,若虚三日一剂。服可绝根,大神验。忌猪肉、芜荑。《备急》同。出第八卷中。

元侍郎《希声集》疗瘫痪风神验方。

侧子一两,去皮　五加白皮四两　磁石一斤,绵裹　甘菊花一斤　汉防己　羚羊角屑　杏仁去皮尖,各三两　干姜一方作干葛　芍药　麻黄去节,各四两　薏苡仁一升　防风　芎䓖　秦艽甘草炙,各一两

上十五味,切,以水一斗二升,煮麻黄,去上沫,内诸药煎,取

三升。分温三服,相去十里久。将息取汗讫,敷粉,勿当风,慎热物及猪、鱼、蒜、酒。出第一卷中。

风痱方三首

《病源》:风痱之状,身体无痛,四肢不收,神智不乱,一臂不遂者,风痱也。时能言者可治,不能言者不可治也。出第一卷中。

《千金》疗风痱方。风痱者,卒不能语,口噤,手足不遂,而不强直是也方。

伏龙肝五升,末

冷水八升,和搅,取其汁饮之能尽佳。范汪同。兼主中恶。出第八卷中。

《古今录验》西州续命汤,疗中风痱,身体不自收,口不能语,冒昧不识人,不知痛处,但拘急中外皆痛,不得转侧,悉主之方。

麻黄六两,去节　石膏四两,碎,绵裹　桂心　当归　甘草炙,各二两　芎䓖　干姜　黄芩各一两　杏仁四十枚,去皮尖两仁

上九味,切,以水一斗九升,先煮麻黄再沸,吹去沫,后下诸药,煮取四升。初服一升,稍能自觉者,勿熟眠也。可卧厚覆,小小汗出已,渐渐减衣,勿复大覆。不可,复服瘥。前服不汗者,更服一升,汗出即愈。汗后稍稍五合一服,饮食如常。唯忌生葱、海藻、菘菜。深师、胡洽、《集验》、文仲、《肘后》《千金》同。

又续命汤,治中风痱,身体不能自收,口不能言,冒昧不知人,不知痛处,或拘急不得转侧。姚云与大续命同,兼疗产妇大去血者,及老人小儿方。

甘草炙　桂心　当归　人参　石膏碎,绵裹　干姜各二两

麻黄三两,去节 芎䓖一两 杏仁四十枚,去皮尖两仁

上九味,㕮咀,以水一斗,煮取四升。服一升,当小汗,薄覆脊,凭几坐,汗出则愈,不更服,无所禁,勿当风。并疗但伏不得卧,咳逆上气,面目洪肿。忌海藻、菘菜、生葱。《范汪方》主病及用水升数、煮取多少并同。汪云:是仲景方,本欠两味。出第八卷中。

偏风方九首

《病源》:偏风者,风邪偏客于身一边也。人体有偏虚者,风邪乘虚而伤之,故为偏风也。其状或不知痛痒,或缓纵,或痹痛是也。其汤熨针石,别有正方,补养宣导,今附于后。《养生方导引法》云:一手长舒合掌,一手提颏,挽之向外,一时极势二七,左右亦然。手不动,两向侧势,急挽之二七,去头骨急强,头风脑旋,喉痹,膊内冷注偏风。又云:一足踏地,一手向后长舒弩之,一手提涌泉,急挽足,弩手挽一时,极势左右换易二七,去上下偏风,阴气不和。出第一卷中。

《广济》疗偏风,麻子汤方。

大麻子一升,净择,水渍一宿 麻黄去节 防风 生姜 橘皮 荆芥 芎䓖各三两 桂心二两 石膏五两,碎,绵裹 竹叶洗 葱白各一握 豉心一合 蜀椒三十枚,汗,去目 杜仲五两 独活四两

上十五味,切,以水二斗,煮麻子令牙出,去滓,取一斗,先煮麻黄三沸,去沫,内诸药,煎取三升,去滓。空腹顿服之,令尽。覆取汗,以粉粉身,勿冲风。此药补,必不虚人,亦不利。有患风

痃及大风者,不过三四剂,忌生葱、生菜、热面、荞麦、猪、鱼、笋、一切陈臭物。

又疗偏风不遂,服补麻子汤后,次服枳实丸方。

枳实炙　防风　羌活　人参　羚羊角各六分,屑　甘菊花　干葛　薏苡仁　桂心各四分　茯苓　升麻　黄连　干地黄各八分

上十三味,捣下筛,蜜和为丸。以酒空腹服如梧子二十丸,加至三十丸,日再。忌生葱、酢物、猪肉、冷水、芜荑、生菜、热面、荞麦、鸡、鱼、蒜、笋、陈臭物。并出第一卷中。

《千金》甘草汤,疗偏风积年不瘥,手脚枯细,口面㖞僻,精神不足,言语倒错方。

甘草炙　桂心　芎䓖　麻黄去节　人参　当归　芍药各一两　独活三两　秦艽一两半　茯神　生姜各四两　防风一两半　附子炮　侧子炮,各二枚　白术　黄芩　细辛各一两　甘菊花一升　淡竹沥四升

上十九味,切,以水一斗,煮麻黄去沫,取汁七升,内诸药并沥和煮,取三升。分为四服,前三服讫,间一杯粥,更后服,待药势自汗。忌海藻、菘菜、桃李、雀肉、猪肉、冷水、生葱、大酢物等。

又方

青松叶一斤,捣令汁出,清酒一斗,渍二宿,近火一宿。初服半升,渐至一升,头面汗即止。并出第八卷中。

《备急》徐玉疗偏风半身不遂,兼失音不语方。

取杏仁生吞,不去皮尖,日别从一七渐加至七七,周而复始,食后即以竹沥下之,任意多少,日料一升取尽。文仲同。出第二

卷中。

《延年》疗偏风半身不遂,冷痹痓等方。

桃仁一千七百枚,去两仁尖皮,以好酒一斗三升,并大升斗,浸经二十一日,出桃仁曝干,捣令极细,堪作丸即止。日别再服,服别三十丸,还将浸桃仁酒服之。禁食猪肉、苍耳,余并不禁。

又小续命汤,主偏风半身不遂,口眼㖞,不能言语,拘急不得转侧方。

麻黄去节　防己　附子炮,去皮　芎藭　桂心　黄芩　芍药　人参　甘草炙,各一两　杏仁四十枚,去皮尖两仁　生姜四两,切　防风一两半

上十二味,切,以水八升,煮取二升六合。分为三服,隔五日更服,频进十剂,病不愈,乃至二十剂。忌海藻、菘菜、生葱、猪肉、冷水。并出第十二卷中。

又急疗偏风,膈上风热经心脏,恍惚神情,天阴心中惛惛,如醉不醉方。

淡竹沥三升,若热多用竹沥,冷多用荆沥　羚羊角二分,屑　石膏十分,碎,绵裹　茯神六分,切

上四味,以水一斗合竹沥,煮取一升五合,去滓。食后欲消,分为三服。常能服之,永不畏风发。忌酢物。《经心录》、文仲同。

又方

生附子一两　无灰酒一升

上二味,㕮咀,附子内酒中,经一七日,隔日饮之一小合,有病出,无所怪。特忌猪肉、生冷、酢滑。并出第一卷中。

风猥退方三首

《病源》：风猥退者，四肢不收，身体疼痛，肌肉虚满，骨节懈怠，腰脚缓弱，不自觉知是也。皮肉薄弱，不胜四时之虚风，故令风邪侵于分肉之间，流于血脉之内，使之然也。经久不瘥，则变成风水之病。出第一卷中。

《千金》疗猥退，半身不遂，失音不语方。

杏仁三升，去两仁者及尖皮洗，入臼捣二升令碎，研如寒食粥法，取汁八升，煎取四升，口尝看香滑即熟，反此为不熟，唯熟为佳，停极冷，然后内好曲一升。炊时以前所留一升杏仁纳，取四升捣，下水一斗六升，煎取八升，第一遍酘也。次一炊，复取杏仁三升研，取一斗二升汁，煎取六升，第二酘也。次一炊准第二酘取杏仁汁多少，为第三酘也。疑米不足，别更取二升杏仁，研取八升，煎取四升，重劀酘炊米酘。若犹不足，研杏仁二升，取八升汁，煎取四升，更酘之，以熟为限。一石米杏仁三斗，所以节次研杏仁者，恐并煎汁酢故也。若冬日任意并煎，准计三斗杏仁，取一石六斗，煎取八斗四升，溃曲，以外分之酘馈，酒熟封四七日，开澄取清，然后押糟。糟可干末，和酒服之，大验。士弱氏曰：酘音豆，酘酒也，馈音分，一蒸饭也。

又方

蓖麻子脂一升　酒一升

上二味，铜钵盛，著酒中一日，煮之令熟，服之。并出第八卷中。

《千金翼》疗猥退风方。

苍耳子五升，苗亦得　羊桃二升，切　蒴藋切　赤小豆各二

升半　盐二升

上五味，以水两石五斗，煮取五斗，适寒温，内所患之脚渍，深至绝骨，勿过之，一度炊二斗米顷出之。慎风冷。汗从头出。出第八卷中。

风𤺺曳及挛躄方二首

《病源》：风𤺺曳者，肢体弛缓不收摄也。人以胃气养于肌肉经脉也，胃若衰损，其气不实，气不实则经脉虚，经脉虚则筋肉懈惰，故风邪抟于筋而使𤺺曳也。出第一卷中。

范汪疗中风躄不能起，逐水消食，平胃下气方。

百部四分　乌头炮　牛膝　白术各一分

上四味，捣下筛。以酒服方寸匕，日三，稍增，可至三匕，良。忌猪肉、冷水、桃李。出第二卷中。

《古今录验》疗风懿不能言，四肢不收，手足𤺺挛，独活汤方。

独活四两　生姜六两　甘草炙　桂心　生葛根　芍药　栝楼各二两

上七味，㕮咀，以水五升，煮取三升。服一升，日三。忌海藻、菘菜、生葱。出第四卷中。

柔风方二首

《病源》：血气俱虚，风邪并入，在于阳则皮肤缓，在于阴则腹里急。柔风之状，皮外缓，腹里急，四肢不能自收，里急不得伸息者，柔风候也。出第一卷中。

深师疗柔风，体疼白汗出，石膏散方。

石膏二两,研　甘草一两,炙

上二味,捣筛为散。以酒服方寸匕,可以七服。武家黄素方。出第九卷中。

《古今录验》疗中柔风,身体疼痛,四肢缓弱欲不遂,独活葛根汤。产后中柔风,亦用此方。

羌活　桂心　干地黄　葛根　芍药各三两　生姜六两　麻黄去节　甘草炙,各二两

上八味,切,以清酒三升,水五升,煮取三升。温服五合,日三。忌生葱、芜荑、海藻、菘菜。范汪同。出第八卷中。

许仁则疗诸风方七首

许仁则疗诸风病方。此病多途,有失音不得语,精神如醉人,手足俱不得运用者;有能言语,手足不废,精神昏恍,不能对人者;有不能言语,手足废,精神昏乱者;有言语、手足、精神俱不异平常,而发作有时,每发即狂言浪语,高声大叫,得定之后,都不自醒者;有诸事不异寻常,发作有时,每发即狂走叫唤者;有时每发即作牛羊禽兽声,醒后不自觉者;有诸事不异寻常,发作有时,发即头旋目眩,头痛眼花,心闷辄吐,经久方定者;有诸事不异平常,发作有时,每发即热,头痛流汗,不能自胜举者。此等诸风,形候虽别,寻其源也,俱失于养生,本气既羸,偏有所损,或以男女,或以饮食,或以思虑,或以劳役,既极于事,能无败乎? 当量己所归而舍割之,静思息事,兼助以药物,亦有可复之理。风有因饮酒过节,不能言语,手足不遂,精神昏恍,得病经一两日,宜合生葛根等三味汤服之方。

生葛根一挺,长一尺,径三寸 生姜汁一合 竹沥二大升,如不可得,宜用篁竹根一大升切,以水一大斗,缓少煎取二大升,以代竹沥;如竹根不可得,以篁竹叶细切一大升,以水一大斗,如上法煎取二大升,以代竹沥;如无竹叶,宜细切弩条一大升,以水一大斗,煎取二大升代之

上药,先取生葛根净洗刷,使捣极碎且空,榨取汁令尽讫,又捣,即以竹沥泼洒极榨取汁,汁尽又捣,泼洒不限遍数,以葛根粉汁尽为度。用生姜汁绵滤之。细细缓服之,不限遍数及食前食后。如觉腹内转作声又似痛,即以食后温服之。如此经七日以后,服附子等十味汤。

又附子汤方

附子二枚,共秤重一两半者,炮 生姜 干姜各三两 桂心一两 石膏六两,碎,绵裹 生犀角屑 地骨白皮 白术 独活
芎䓖各二两

上药,切,以水八升,煮取二升半,去滓。分温三服,服相去如人行十里久服。服汤后如觉欲汗,少覆之,令汗出,须臾歇汗后,以药末粉身。其汤须服五六剂,间三四日服一剂。其方一剂后,量患进退,临时加减药物。热多加生麦门冬一两去心,冷多加桂心一两,有痛加当归二两,不能食加人参二两,大便涩加槟榔七枚,合皮子用之。忌猪肉、生葱、桃李、雀肉等。

又疗风热未退,服汤日数未满,病后未堪服丸,宜合薏苡仁等十二味饮服之方。

薏苡仁一升 葳蕤五两 生麦门冬二两,去心 石膏八两,碎,绵裹 杏仁六两,去尖皮两仁,碎 乌梅四十枚,擘 生姜八两

生犀角屑　　地骨皮各三两　　人参二两　　竹沥一升　　白蜜二合

上药切，以水一斗煮十味，取三升，去滓，内竹沥、白蜜搅调，细细饮之，不限冷暖及食前后。若热多即食前冷饮，冷多即食后暖饮。如服丸药，以饮送弥佳。

又疗风热未退，频服汤饮，力不能攻，宜合苦参十二味丸服之方。

苦参　　干姜　　芎䓖各六两　　玄参　　丹参　　人参　　沙参　　白术各五两　　地骨白皮　　独活各四两　　薏苡仁二升　　蜀升麻二升

上药捣筛，蜜和为丸，用薏苡仁饮下之。初服十五丸，日再服，稍稍加至三十丸，如梧子大。若觉冷，即去玄参、沙参，加桂心四两、细辛三两。若觉热，别加十两生地黄。若觉有痛处，去沙参，加当归六两。若觉有气，去玄参，加橘皮四两。若大便涩，加大槟榔仁二十枚。忌桃李、生葱、生菜、芜荑。

又至九月以后，二月以前，宜合五加皮等八味药酒，细细用下前丸，饮之方。

五加皮　　薏苡仁　　大麻仁熬，各五升　　丹参五两　　生姜生地黄各四斤　　桂心五两　　大豆一斗，熬

上药切，以绢袋盛，用无灰清酒六斗，浸六七日，细细取下前丸。初服一二合，再服稍稍加至五六合，能至一升亦佳。忌生葱、芜荑。

又预防热病、急黄、贼风，干葛散方。

干葛　　干地黄各三斤　　新香豉心一升

上三味，曝令干，捣筛为散。每食后服一方寸匕，日再服，稍稍加至三匕，牛乳、蜜汤、竹沥、粥饮、梅浆任意下之。

又依前干葛等三味散服之，虽觉热气少退，热未能顿除，宜合黄连等八味散服之方。

黄连　黄芩　干姜　蜀升麻　知母　干地黄各一斤　栀子仁　大青各半斤

上药，捣筛为散。每食后饮服一方寸匕，日再服，稍加至二匕。若能食饮适寒温，男女节劳逸，候体气服前方，乃至终身无热病、急黄、暴风之虑。忌猪肉、冷水、芜荑。吴升同。并出上卷中。

张文仲疗诸风方九首

元侍郎《希声集》张文仲方九首。奉敕语张文仲等，诸患风气，医人处方多不同，可共诸名医修一本进来。仍令殿中监王方庆专勾当。臣文仲言：臣准敕诸名医集诸方为一卷。风有一百二十种，气有八十种，风则大体共同。其中有人性各异，或冷热，庸医不识药之行使，或冬药夏用，或秋药冬用，多杀人。唯脚气、头风、大风、上气，此四色常须服药不绝，自余诸患看发，即依方吃药。夫患者，但春夏三四月，秋八九月，取利一行甚妙。臣所进此方，不问四时皆得服。轻者服小方，重者服大方。药味虽同，行使殊别。谨上如后。

桑枝煎，疗偏风及一切风方。

桑枝锉，一大升，不用全新嫩枝

上一味，以水一大斗，煎取二大升，夏月井中沉，恐酢坏。每日服一盏，空腹服尽。又煎服。若豫防风能服一大升，终身不患偏风。无忌。

又疗风饮子方。

羌活三两　桂心半两　人参一两　蜀升麻　茯神　防风
生姜合皮,切　生犀角屑,各二两

上八味,切,以水一大升,煮取二大合,分温三服。如热,下
竹沥一盏。一无禁忌,惟忌生葱、酢。

又方仲云:四时俱服神方,十九味丸。

防风　羌活　五加皮　芍药　人参　丹参　薏苡仁　玄参
麦门冬去心　干地黄　大黄　青术香各六分　松子仁　磁石
各八分,研　槟榔子十分　枳实炙,八分　牛膝八分　茯神八分
桂心八分

上十九味,捣筛,蜜和,为丸如梧子。以酒服十五丸,日再
服,稍稍加至三十丸为度。忌猪肉、鱼、蒜、生葱、酢、芜荑。

又疗一切风及偏风发四肢,口目㖞戾,言语蹇涩,其汤不虚
人,胜于续命汤,故录传之,特宜老人用之方。

生地黄汁　竹沥　荆沥以上三味汁各取一升五合　羌活
防风各二两　蜀附子大者一枚,生用,去皮,八九破,重一两者有神

上六味,切,内前三沥汁中,宽火煎取一升五合,去滓。温分
二服,服别相去八九里。风甚,频服五六剂,验不可论。特宜老
小等。无问冬夏,并同服之。无忌。隔三日服一剂,益佳。忌猪
肉、芜荑。

又煮散方。

茯神六两　防风　牛膝　枳实炙　防己　秦艽　玄参　芍
药　黄芪　白鲜皮　泽泻　独活各四两　桂心三两　五味子一
升,碎　人参四两　薏苡仁一升,碎　麦门冬一两,去心　羚羊角二
枚,屑　石膏一斤,碎,绵裹　甘草三两,炙　磁石二十四两,绵裹

上二十一味，切如麻豆，分作二十四贴，每日取一贴，着杏仁十四枚，去尖皮两仁者碎，以水三升，煮取一升，去滓，空腹顿服。每春中夏初服，禁生冷。忌酢、生葱、海藻、生菜。

又疗一切风，乃至十年、二十年不瘥者方。

牛蒡根细切，一升　生地黄细切　牛膝细切　枸杞子微碎，各三升

上四味，取无灰酒三升渍药，以疏绢袋盛之。春夏一七日，秋冬二七日，每服皆须空腹，仍须稍稍令有酒色。

又寒水石煮散方。

寒水石　石膏　滑石　白石脂　龙骨各八两　桂心　甘草炙　牡蛎各三两，熬　赤石脂　干姜　大黄各四两　犀角一两，屑

上十二味，捣，以马尾罗筛之，将皮囊盛之，急系头，挂著高凉处。欲服，以水一升煮五六沸，内方寸一匕药，煮七八沸下火，澄清泻出，顿服服之，每日服亦得，百无所忌。小儿服之，即以意斟酌多少。忌生葱、海藻、菘菜。

又五粒松酒方。冬十月以去服。

五粒松叶七斤，并大片　麻黄七两，去节　防风　黄芪　独活　秦艽各二两　牛膝四两　生地黄二斤　芎䓖二两

上九味，切，以无灰清酒四大斗渍，春七日，冬二十日，夏五日。日别二三度服，服别大合四合以来。忌如药法。

又酿酒法。

糯米一升　曲一升半　防风半斤，切　苍耳子三升

上四味，以水八升，煎取六升，米曲一时拌，于瓷器中盛暖著，一周时即熟。若须重酿，任情，觉冷加五味子一升。并出上卷中。